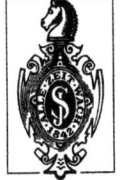

S. Hoth · Th. Lenarz

Elektrische Reaktions-Audiometrie

Unter Mitarbeit von K.-H. Jünemann

Mit 97 Abbildungen

Springer-Verlag
Berlin Heidelberg New York
London Paris Tokyo
Hong Kong Barcelona
Budapest

Dr. rer. nat. S. Hoth
Universität Heidelberg
Hals-Nasen-Ohren-Klinik
Im Neuenheimer Feld 400

69120 Heidelberg

Prof. Dr. med. Th. Lenarz
Medizinische Hochschule Hannover
Klinik und Poliklinik für
Hals-Nasen-Ohren-Heilkunde

30623 Hannover

ISBN-13:978-3-642-78800-0   e-ISBN-13:978-3-642-78799-7
DOI: 10.1007/978-3-642-78799-7

Dieses Werk ist urheberrechtlich geschützt. Die dadurch begründeten Rechte, insbesondere die der Übersetzung, des Nachdruckes, des Vortrags, der Entnahme von Abbildungen und Tabellen, der Funksendung, der Mikroverfilmung oder der Vervielfältigung auf anderen Wegen und der Speicherung in Datenverarbeitungsanlagen, bleiben, auch bei nur auszugsweiser Verwertung, vorbehalten. Eine Vervielfältigung dieses Werkes oder von Teilen dieses Werkes ist auch im Einzelfall nur in den Grenzen der gesetzlichen Bestimmungen des Urheberrechtsgesetzes der Bundesrepublik Deutschland vom 9. September 1965 in der jeweils geltenden Fassung zulässig. Sie ist grundsätzlich vergütungspflichtig. Zuwiderhandlungen unterliegen den Strafbestimmungen des Urheberrechtsgesetzes.

© Springer-Verlag Berlin Heidelberg 1994
Softcover reprint of the hardcover 1st edition 1994

Die Wiedergabe von Gebrauchsnamen, Handelsnamen, Warenbezeichnungen usw. in diesem Werk berechtigt auch ohne besondere Kennzeichnung nicht zu der Annahme, daß solche Namen im Sinne der Warenzeichen- und Markenschutz-Gesetzgebung als frei zu betrachten wären und daher von jedermann benutzt werden dürften.

Produkthaftung: Für Angaben über Dosierungsanweisungen und Applikationsformen kann vom Verlag keine Gewähr übernommen werden. Derartige Angaben müssen vom jeweiligen Anwender im Einzelfall anhand anderer Literaturstellen auf ihre Richtigkeit überprüft werden.

Satz: Storch GmbH, Wiesentheid
SPIN: 10024098   25/3130 - 5 4 3 2 1 – Gedruckt auf säurefreiem Papier

Vorwort

Akustisch evozierte Potentiale (AEP) umfassen die beim Hörvorgang auftretenden elektrischen Potentialschwankungen, die vom Innenohr und der Schädeloberfläche ableitbar sind. Sie haben in den letzten Jahren in zahlreichen Fachgebieten der Medizin weite Anwendung gefunden, was sich auch in der Vielzahl von Veröffentlichungen und Lehrbüchern niederschlägt. Obwohl den AEP in der Audiologie eine große Bedeutung für die Erkennung und Differenzierung von Hörstörungen zukommt, existiert bisher im deutschsprachigen Raum kein Lehrbuch, das die elektrische Reaktionsaudiometrie (ERA) umfassend darstellt.

Die Notwendigkeit einer an den Bedürfnissen der Praxis orientierten Darstellung hat sich den Autoren immer wieder bei den seit Jahren durchgeführten Fortbildungsseminaren gezeigt. Das vorliegende Buch ist aber auch das Resultat einer jahrelangen gemeinsamen Arbeit auf dem Gebiet der ERA und ihrer Anwendung in der Klinik. Die Vermittlung der dabei gewonnenen Erkenntnisse und Erfahrungen unter den Gesichtspunkten der praktischen Anwendung sehen die Verfasser als ihr eigentliches Ziel an. Dabei sollen die Möglichkeiten und Grenzen dieser Methode anhand eigener Befunde dargestellt werden. Der Vergleich mit der Literatur soll dem Leser eine kritische Beurteilung ermöglichen. Zahlreiche praktische Hinweise zur Durchführung der Messungen, der Befundung und Interpretation sowie die Angabe von Normwerten sollen dem vorliegenden Buch auch den Charakter eines Nachschlagewerkes geben.

Die Autoren hoffen, damit einen auf eigener Erfahrung und langjähriger praktischer Arbeit beruhenden Standard gesetzt zu haben, der zur Qualitätssicherung in diesem Bereich audiologischer Diagnostik beiträgt und dem Anwender in der Praxis als Leitfaden dient.

Heidelberg und Hannover S. Hoth
im September 1994 Th. Lenarz

Inhaltsverzeichnis

1	Einleitung	1
2	Anatomische und physiologische Grundlagen	5
2.1	Anatomie des auditorischen Systems	5
2.2	Physiologische Grundlagen der AEP	8
2.3	Elektroanatomie der Kochlea	8
2.4	Erregungsauslösung durch Schallverarbeitung in der Kochlea	9
2.5	Efferente Steuerung	11
2.6	Potentialgenerierung und -fortleitung in neuralen Strukturen	12
2.7	Nah- und Fernfeldregistrierung	13
2.8	Spontanaktivität und evozierte Potentiale	13
2.9	Erregungsfortleitung...............................	15
2.10	Verschaltung und Verarbeitung	15
2.11	Kortikale Potentiale und Verarbeitung	16
3	Eigenschaften des EEG	19
4	Meßtechnik	23
4.1	Erzeugung der akustischen Reize	24
4.2	Elektroden...	30
4.3	Verstärkung und Filterung des EEG.......	34
4.4	Digitale EEG-Verarbeitung	39
5	Durchführung der Messungen	45
5.1	Patientenvorbereitung.............................	45
5.2	Spezielle Untersuchungsverfahren	49
6	Signalverarbeitung..................................	61
6.1	On-line-Verfahren...................................	61
6.2	Off-line-Verfahren	67

7	Auswertung	73
7.1	Erkennung der Potentiale und Schwellenbestimmung	74
7.2	Ermittlung von Latenzen und Amplituden	81
7.3	Weitere Verarbeitung der Latenz- und Amplitudenwerte	93
8	Physiologische Eigenschaften der AEP	99
8.1	Einteilungskriterien und Nomenklatur	99
8.2	Sehr früh akustisch evozierte Potentiale (SFAEP)	101
8.2.1	Kochleäre Mikrophonpotentiale (CM)	102
8.2.2	Summationspotential (SP)	104
8.2.3	Summenaktionspotential des Hörnervs (SAP)	105
8.3	Frühe akustisch evozierte Potentiale (FAEP)	107
8.4	Potentiale mittlerer Latenz (MAEP)	114
8.5	Späte akustisch eovzierte Potentiale (SAEP)	117
8.6	Zusammenfassung	119
9	Klinische Einsatzgebiete der AEP	121
9.1	Allgemeine Zielsetzungen der objektiven Audiometrie	121
9.2	Objektive Hörschwellenbestimmung	122
9.2.1	Früherfassung einer Schwerhörigkeit im 1. Lebensjahr	126
9.2.2	Hörschwellenbestimmung bei Kleinkindern	129
9.2.3	Schulalter	131
9.2.4	Jugendliche und Erwachsene	132
9.3	Topodiagnostik und Differenzierung von Schwerhörigkeiten	133
9.3.1	Schalleitungsschwerhörigkeit	135
9.3.2	Kochleäre oder sensorische Schwerhörigkeit	135
9.3.3	Retrokochleäre Schwerhörigkeit	142
9.4	Klinische Befunde	145
9.5	Befunde bei primär nicht neurootologischen Krankheitsbildern	153
9.6	Intraoperatives Monitoring	156

10	Validität der ERA-Methoden	159
10.1	Zuverlässigkeit von Hörschwellenbestimmungen	159
10.2	Zuverlässigkeit der Topdiagnostik	164

Literatur 175

Anhang A:
Indikationsregeln für ERA-Untersuchungen 183

Anhang B:
Apparative Parameter und deren Einstellung 184

Anhang C:
Normalwerte für Latenzen und Amplituden 185

Anhang D:
Empfehlungen zur Durchführung der ERA 192

Anhang E: Hinweise zur Sedierung 205

Anhang F: Technischer Störungsbeistand 207

Sachverzeichnis 209

Abkürzungen

ABR	„auditory brainstem responses"
ADC	„analog-digital converter"
AEHP	akustisch evozierte Hirnstammpotentiale
AEP	akustisch evozierte Potentiale
AN	Akustikusneurinom
AP	Aktionspotential
BAEP	„brainstem auditory evoked potentials"
BERA	„brainstem electric response audiometry"
CAEP	„cortical auditory evoked potentials"
CAP	„compound action potential"
CERA	„cortical electric response audiometry"
CM	„cochlear microphonics"
CNV	„contingent negative variation"
CT	Computertomogramm
ECochG	Elektrokochleographie
EPSP	exzitatorische postsynaptisches Potential
ERA	elektrische Reaktionsaudiometrie
FAEP	frühe akustisch evozierte Potentiale
FFR	„frequency following responses"
FIR-Filter	„finite impulse response filter"
G	Störbefreiungsgewinn in dB
HL	„hearing level"
IIR-Filter	„infinite impulse response filter"
IOM	intraoperatives Monitoring
IOS	Innenohrschwerhörigkeit
IPL	„interpeak latency"
IPSP	inhibitorisches postsynaptisches Potential
ISI	Interstimulusintervall
IT	„interaural time"
L	Reizpegel
LAEP	langsame akustisch evozierte Potentiale
MAEP	mittlere akustisch evozierte Potentiale
MLR	„middle latency responses"
MLRA	„middle latency response audiometry"
MRT	Magnetresonanztomographie
MS	multiple Sklerose
NAP	Nervenaktionspotential
nHL	„normalized hearing level"

OAE	Otoakustische Emissionen
PNG	perstimulatorisches negatives Gleichspannungspotential
RMS	„root mean square"
SAEP	späte akustisch evozierte Potentiale
SAP	Summenaktionspotential
SFAEP	sehr frühe akustisch evozierte Potentiale
SLSH	Schalleitungsschwerhörigkeit
SMLR	„superposed middle latency responses"
SP	Summationspotential
SPL	„sound pressure level"
SSAEP	sehr späte akustisch evozierte Potentiale
TTS	„temporary threshold shift"
VBI	vertebrobasiläre Insuffizienz

1 Einleitung

Die Aufgabe der Audiometrie besteht darin, das Hörvermögen zu überprüfen. Eingebettet in den Gesamtzusammenhang von audiologischer Diagnostik und HNO-Heilkunde kommt ihr darüber hinaus die wichtige Aufgabe zu, im Falle einer manifesten Hörstörung Art und Ort der Schädigung möglichst genau zu ermitteln, um eine geeignete Therapie wählen zu können. Trotz einer – im Vergleich zu anderen Sinnesmodalitäten – sehr umfassenden Palette von Untersuchungsmethoden wird die moderne Audiometrie dieser Aufgabe nicht immer gerecht. Dies liegt einerseits an der Komplexität des heute bei weitem noch nicht in allen Details verstandenen Gehörs und andererseits daran, daß der Großteil der Hörprüfungen (nämlich die psychoakustischen Tests) eine intensive Mitarbeit des Patienten erfordern. Angesichts dieser Situation und der gravierenden Einbuße an Lebensqualität, die ein Verlust der normalen Hörfähigkeit mit sich bringt, ist es verständlich, daß neue audiometrische Untersuchungsmethoden, sobald sie ihre Aussagekraft unter Beweis gestellt haben, in breitem Rahmen praktisch angewendet werden.

Die Gesamtheit der audiometrischen Untersuchungsverfahren wird häufig unterteilt in subjektive und objektive Tests. Erstere beinhalten im eigentlichen Sinn keinen Meßvorgang; vielmehr wird der Patient nach seiner subjektiven Einschätzung der bewußten auditorischen Wahrnehmung befragt. Letztere erfassen eine physikalisch meßbare physiologische Reaktion, die normalerweise mit dem Hörvorgang einhergeht und nicht der willentlichen Steuerung durch den Patienten unterliegt. Zu ihnen zählt – neben der Impedanzaudiometrie und der Messung der otoakustischen Emissionen – die *elektrische Reaktionsaudiometrie (ERA)*. Alle unter diesem Begriff zusammengefaßten Methoden dienen der Messung der akustisch evozierten Potentiale (AEP), d.h. der durch Schallreize ausgelösten und im Normalfall mit auditorischen Wahrnehmungen verknüpften elektrischen Spannungen physiologischen Ursprungs. Wie die anderen objektiven Verfahren ermöglicht die ERA auch die Untersuchung kooperationsunfähiger oder -unwilliger Patienten.

Die Unterscheidung zwischen subjektiver und objektiver Audiometrie ist berechtigt, solange sie nicht als eine Bewertung aufgefaßt wird. Die Begriffe dürfen lediglich auf das Vorgehen zur *Gewinnung* der Testergebnisse bezogen werden. Bei der *Auswertung* der Ergebnisse kommt hier wie dort die Subjektivität des Untersuchers ins Spiel. Insofern kann kein vom Menschen auf den Menschen angewendetes Untersuchungsverfahren im strengen Sinne des Wortes objektiv sein. Hinzu kommt, daß der Nachweis einer subjektiven bewußten Wahrnehmung prinzipiell unmöglich ist und daß die Genauigkeit der Ergebnisse objektiver Hörprüfmethoden – verglichen mit Ergebnissen, die auf psychoakustischen Methoden beruhen – eingeschränkt ist. Der Grund für letzteres besteht darin, daß bei der Befragung eines (kooperativen und glaubwürdigen) Probanden Gebrauch gemacht wird von seinem gesamten Gehör, welches aus den zwei peripheren Sinnesorganen und einer sehr aufwendigen Signalverarbeitung zusammengesetzt ist. Bei der Anwendung „objektiver" Untersuchungsmethoden können wir immer nur die Funktion eines kleinen Teils dieses Systems überprüfen und müssen dann mit Hilfe von Regeln, die bestenfalls empirisch abgesichert sind, auf die eigentlich interessierende Größe, z.B. die Hörschwelle, zurückschließen. Hieraus sowie aus der Tatsache, daß bei den Messungen – in höherem Maße als bei den Befragungen – immer Störeinflüsse im Spiel sind, muß der Schluß gezogen werden, daß die Psychoakustik im Hinblick auf die Beurteilung der gesamten Hörleistung von den objektiven Methoden nicht verdrängt, sondern nur ergänzt werden kann. Konkurrenzlos ist die objektive Audiometrie ausschließlich in den Fällen, in denen subjektive Audiometrie wegen nicht erfüllter Voraussetzungen nicht durchführbar ist.

Die objektiven Verfahren sind unbestritten v.a. dann überlegen, wenn Unterscheidungen zwischen verschiedenen Ursachen einer Hörstörung getroffen werden sollen. Zwar läßt sich zwischen einer Schalleitungs- und einer Schallempfindungsschwerhörigkeit mit Hilfe der (subjektiv angegebenen) Schwellen für Luft- und Knochenleitung zuverlässig unterscheiden, es existiert aber einfach keine Befragungsstrategie (denn nichts anderes sind subjektive Hörtests), an deren Ende z.B. eine zuverlässige Aussage über das Vorliegen eines Akustikusneurinoms steht. Nur im Sinne dieser Unterscheidung zwischen sensorisch, neural und zentral bedingten Hörstörungen ist der im Zusammenhang mit der ERA häufig angetroffene Begriff „Topodiagnostik" zu verstehen. Neue, auf der Dipolquellenanalyse aufbauende Untersuchungen zeigen, daß ein über die übliche Routine weit hinausgehender Aufwand getrieben werden muß, um aus einer Potentialmessung auf den genauen Ort einer Hörstörung schließen zu können.

Dem Umstand, daß neue und praxistaugliche Untersuchungsverfahren in kurzer Zeit weltweite Anwendung finden, ist es zuzuschreiben, daß die Zahl der im Bereich der ERA üblichen Bezeichnungen und Abkürzungen unüberschaubar und die Systematik gering ist. In den historischen Pionierarbeiten (Davis 1976; Keidel 1976) steht die Abkürzung ERA für „electric response audiometry". Ins Deutsche übersetzt wurde hieraus die Bezeichnung „elektrische Reaktionsaudiometrie". Hierbei stand wohl die Bemühung im Vordergrund, die Abkürzung ERA beizubehalten, wobei die Ungenauigkeit in Kauf genommen wurde, daß dadurch die Audiometrie – und nicht die gemessene physiologische Reaktion – als elektrisch bezeichnet wird. Doch auch im angelsächsischen Sprachraum besteht keine allgemein akzeptierte Definition. Immer wieder wird die zum Begriff gewordene Abkürzung ERA gleichgesetzt mit „evoked response audiometry", ungeachtet des Umstands, daß einer Antwort *immer* eine Frage vorausgegangen sein muß (wohingegen ein Signal oder ein Potential durchaus evoziert werden, andererseits aber auch spontan vorliegen kann).

Noch weniger Einheitlichkeit besteht in der Bezeichnung der einzelnen Potentialgruppen und der zu ihrem Nachweis verwendeten Methode. Eine Untergliederung gemäß der Latenzzeit der Potentiale (z.B. MLR für „middle latency responses") wird etwa ebenso häufig angetroffen wie die Unterteilung gemäß dem (vermuteten) anatomischen Entstehungsort (z.B. ABR für „auditory brainstem responses"). Da die Zuordnung zwischen den beobachteten Potentialen und den erzeugenden anatomischen Strukturen auch heute noch nicht vollständig geklärt ist, die Kategorisierung anhand der Latenz hingegen von Modellen und Lehrmeinungen unabhängig ist, sollte letztere im Interesse einer dauerhaften Gültigkeit vorgezogen werden.

Auf diesen Überlegungen beruht die in diesem Buch gewählte Nomenklatur, bei welcher konsequent die physiologischen Phänomene mit AEP und die für den Nachweis dieser Phänomene geeigneten Meßverfahren mit ERA bezeichnet werden. Die Unterscheidung der einzelnen Potentialgruppen läßt sich konsistent und ohne das Problem der noch nicht genau identifizierten Potentialgeneratoren anhand der Latenz durchführen. So stehen dann etwa die Abkürzungen FAEP für „frühe akustisch evozierte Potentiale" und SAEP für „späte akustisch evozierte Potentiale" (oder „slow auditory evoked potentials"). Bei der Benennung der einzelnen Methoden muß, wenn die international akzeptierten Konventionen nicht verletzt werden sollen, von dieser Regel abgewichen und der – manchmal unscharf definierte – Entstehungsort der zugeordneten Potentiale in den Namen integriert werden. Dies ist insbesondere bei den Begriffen BERA („brainstem electric response audiometry") und CERA („cortical electric response audiometry") der Fall, da diese allgemein üblichen Abkürzungen beibehalten werden sollten.

2 Anatomische und physiologische Grundlagen

Wirkt ein akustischer Reiz auf das Ohr ein, so kommt es zu elektrophysiologischen Reaktionen in den Sinneszellen des Innenohrs, den Fasern des Hörnervs und der zentralen Hörbahn bis hin zur Hörrinde. Die elementaren elektrophysiologischen Prozesse der Haarzellen sowie der Nervenzellen und Nervenfasern der Hörbahn sind mit zeitlich veränderlichen elektrischen Spannungen verknüpft. Diese ergeben in der Summe elektrische Nah- und Fernfeldpotentiale, die von geeigneten Stellen des Ohrs und der Schädeloberfläche als akustisch evozierte Potentiale (AEP) abgeleitet werden können. Die Methoden zur Messung dieser Potentiale bezeichnet man als „electric response audiometry" bzw. elektrische Reaktionsaudiometrie (ERA).

Die physiologischen Entstehungsmechanismen der AEP sind nur z. T. geklärt. Eine wesentliche Schwierigkeit bei der Aufklärung liegt in der relativ großen Entfernung zwischen den Generatoren der Potentiale und dem Ableiteort. Während mit Hilfe der Elektrokochleographie Nahfeldpotentiale aus der Kochlea und dem Hörnerv ableitbar sind, werden mit den nicht-invasiven Verfahren sog. Fernfeldpotentiale gemessen. Sie kommen durch einen räumlich-zeitlichen Überlagerungsprozeß verschiedener Einzelpotentiale zu einem Summenpotential zustande, welches an der Schädeloberfläche ableitbar ist. Daraus können jedoch grundsätzlich die Elementarprozesse nicht eindeutig rekonstruiert werden.

Im folgenden sollen die anatomischen und physiologischen Grundlagen des auditorischen Systems im Hinblick auf die AEP kurz dargestellt werden.

2.1 Anatomie des auditorischen Systems

Der Schall erreicht durch den äußeren Gehörgang das Trommelfell. Die im Mittelohr gelegenen Gehörknöchelchen stellen die Schallübertragung zum Innenohr her. Sie bewirken eine Transformation von Schalldruck und Schallschnelle über die Auslenkungswege und das Verhältnis der Flächen von Trommelfell und Stapesfußplatte.

Das Innere von Vestibularorgan und Kochlea (Abb. 2.1) ist flüssigkeitsgefüllt. Der blind verschlossene Ductus cochlearis, die Scala tympani und die Scala vestibuli werden durch Membranen getrennt. Während der erstere die kaliumreiche, von der Stria vascularis gebildete Endolymphe enthält, sind die beiden letzteren mit der kaliumarmen, vom Liquor abgeleiteten Perilymphe gefüllt. Über den Ductus endolymphaticus fließt die Endolymphe in den Saccus endolymphaticus, wo die Resorption stattfindet.

Anatomische und physiologische Grundlagen

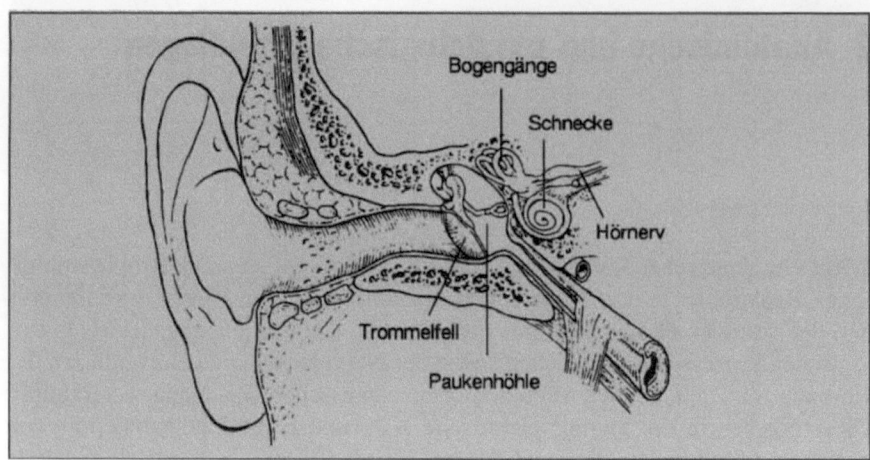

Abb. 2.1. Anatomischer Aufbau von Außen-, Mittel- und Innenohr. (Nach Boenninghaus 1993)

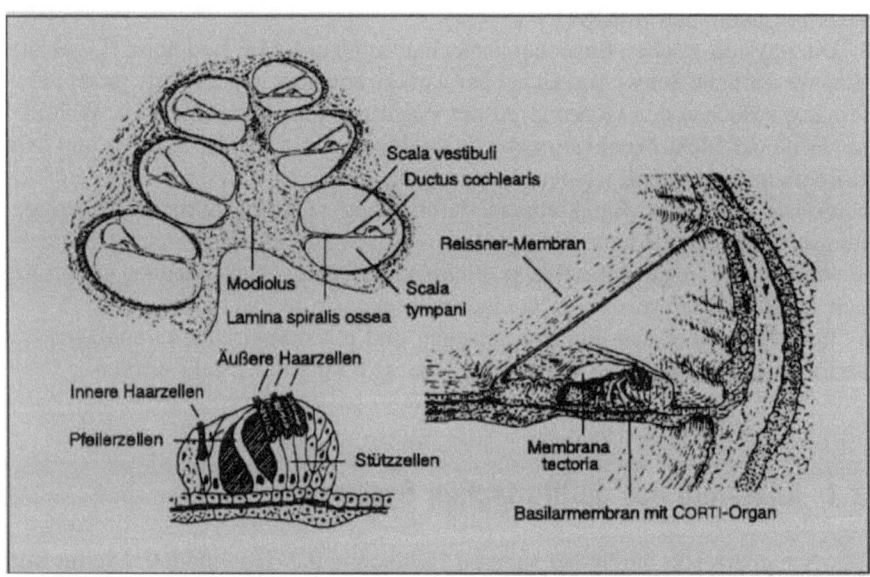

Abb. 2.2. Querschnitt durch das Innenohr (*links*) und den Ductus cochlearis (*rechts*). Die Sinneszellen sind Teil des unten dargestellten Corti-Organs. (Nach Boenninghaus 1993)

Auf der Basilarmembran, welche die Paukentreppe (Scala tympani) vom häutigen Schneckengang (Ductus cochlearis) trennt, befindet sich das Corti-Organ (Abb. 2.2). Es enthält neben extrasensorischen Zellen die eigentlichen Hörsinneszellen: die entlang der Schneckenwindung in 3 Reihen angeordneten äußeren und die in einer Reihe angeordneten inneren Haarzellen. Während die Sinneshaare (Stereozilien) der äußeren Haarzellen festen Kontakt mit der bedeckenden Tektorialmembran haben, flottieren die der inneren Haarzellen frei in der kali-

Anatomie des auditorischen Systems

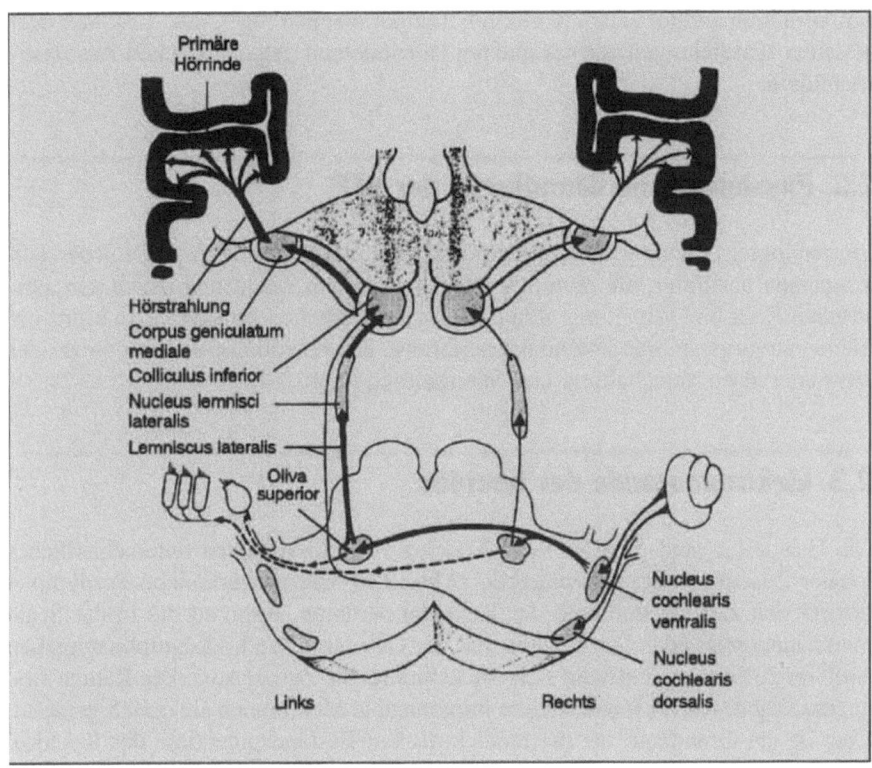

Abb. 2.3. Verlauf der Hörbahn vom Innenohr bis zum Schläfenlappen. Es sind die von der rechten Schnecke ausgehenden afferenten Bahnen dargestellt. *Gestrichelt* sind die von den Oliven ausgehenden efferenten Bahnen zu den Haarzellen des linken Ohrs eingezeichnet. (Nach Boenninghaus 1993)

umreichen Endolymphe. Die zylinderförmig gestalteten äußeren Haarzellen besitzen ein in der Zellmembran gelegenes Aktomyosinfilamentskelett, das aktive Bewegungen in Form von Kontraktionen zuläßt (Zenner 1986). Am basalen Pol dieser Zellen inserieren vorwiegend efferente (absteigende) Hörnervenfasern des olivokochleären Bündels, aber nur wenige afferente (aufsteigende) Fasern. Die bauchigen inneren Haarzellen besitzen kein Filamentnetzwerk und sind nicht zu aktiven Bewegungen fähig. Sie werden nahezu vollständig von den Stützzellen umschlossen. An ihrem basalen Pol inserieren vorwiegend afferente Fasern, die axodendritische Synapsen mit efferenten Fasern bilden.

Das Innenohr steht über die afferenten Fasern des Hörnervs mit dem ventralen und dorsalen Nucleus cochlearis im Hirnstamm in Verbindung. Nach Umschaltung verteilen sich mehrere Bahnen ungekreuzt auf derselben (ipsilateralen) und gekreuzt auf der gegenüberliegenden (kontralateralen) Seite. Dadurch steht jedes Ohr mit der Hörbahn beider Seiten in Verbindung. Nach Durchlaufen verschiedener Kerngebiete bis zum Colliculus inferior und dem Corpus geniculatum mediale des Zwischenhirns setzt sich die Hörstrahlung über die innere Kapsel zum primären auditorischen Kortex im Temporallappen fort (Abb. 2.3). Von dort bestehen Verbindungen zur sekundären Hörrinde und den akustischen Assoziationsfeldern.

2.2 Physiologische Grundlagen der AEP

Morphologie, Latenz und Amplitude der AEP werden von den physiologischen Vorgängen bestimmt, die räumlich-zeitlich zwischen Auslösung durch den akustischen Reiz und Ableitung ablaufen. Im wesentlichen handelt es sich um die Elementarvorgänge der Potentialgenerierung, der Potentialfortleitung sowie der zentralnervösen Verschaltung und Verarbeitung (Abb. 2.4).

2.3 Elektroanatomie der Kochlea

Die Haarzellen sind innerhalb der Kochlea von Flüssigkeiten unterschiedlicher ionaler Zusammensetzung umgeben (Abb. 2.5). Die natriumreiche Perilymphe umgibt den Zelleib unterhalb der Retikularmembran, während die in die Scala media hineinragenden Stereozilien von der kaliumreichen Endolymphe umgeben sind. Im Zellinneren befindet sich das kaliumreiche Zytoplasma. Die Räume sind gegenseitig durch für Ionen nahezu impermeable Membranen elektrisch getrennt. Dies ist die Grundlage für die bioelektrischen Bestandspotentiale der Kochlea. Die Zusammensetzung der Endolymphe wird aktiv durch Ionenpumpen der Stria vascularis kontrolliert. Als Bezugspunkt dient die Perilymphe (0 mV). Das Zytoplasma ist in Ruhe negativ geladen (–70 mV bei äußeren Haarzellen, –40 mV bei inneren Haarzellen), der Endolymphraum dagegen positiv (+85 mV). Dadurch

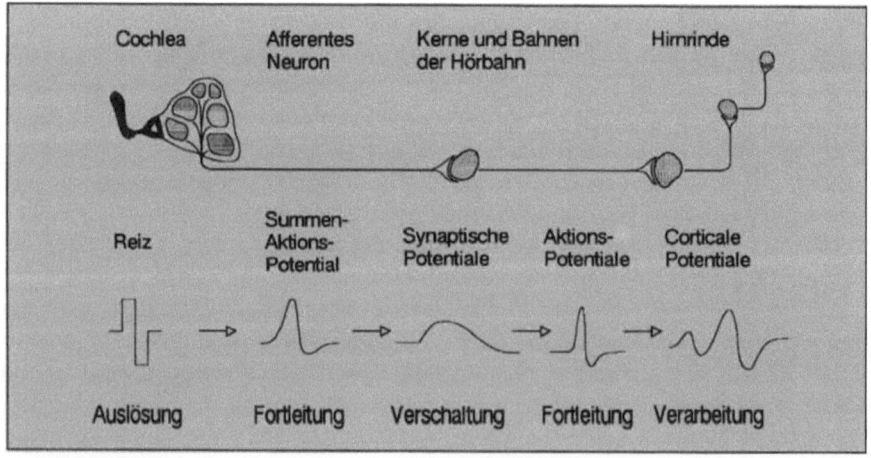

Abb. 2.4. Schematische Darstellung der elektrophysiologischen Elementarvorgänge bei der Entstehung der AEP

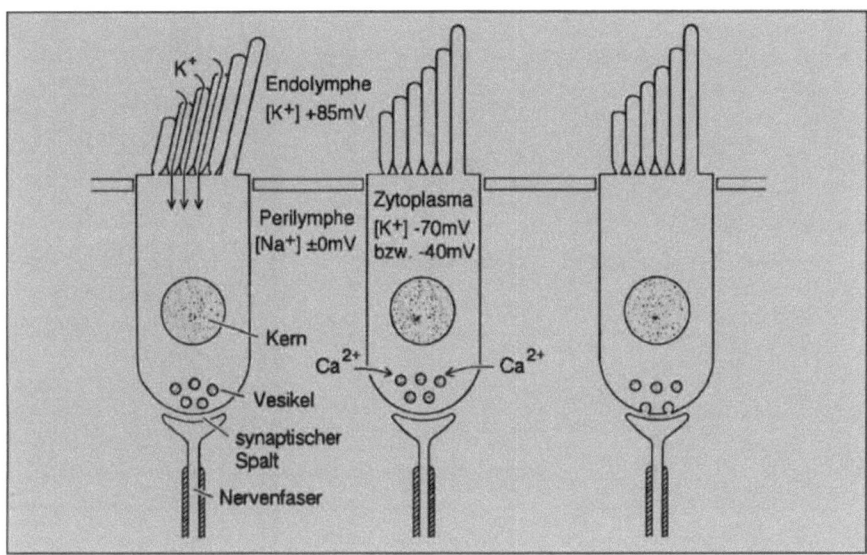

Abb. 2.5. Die Auslenkung der Stereozilien hat die Öffnung von K⁺-Ionenkanälen und den Einstrom von Kaliumionen in das Innere der Haarzelle zur Folge (*links*). In der depolarisierten lateralen Zellmembran öffnen sich Kalziumkanäle (*Mitte*). Das einströmende Kalzium veranlaßt die Vesikel an der Zellbasis, ihren Neurotransmitter in den synaptischen Spalt zu entleeren (*rechts*)

besteht über die apikale Haarzellmembran und entlang der Stereozilien eine Gesamtpotentialdifferenz von 155 mV bzw. 125 mV. Diese Spannungsdifferenz stellt die über eine größere Distanz wirksame elektrische Hauptenergiequelle der Haarzellen dar.

2.4 Erregungsauslösung durch Schallverarbeitung in der Kochlea

Ein akustischer Stimulus wird über den äußeren Gehörgang, das Trommelfell und die Gehörknöchelchenkette dem Innenohr zugeleitet und löst auf der Basilarmembran eine flache passive Wanderwelle aus. Die Stereozilien äußerer Haarzellen werden in dem Bereich des Amplitudenmaximums der Wanderwelle ausgelenkt und apikal gelegene Ionenkanäle geöffnet (Kim 1986). Kaliumionen der Endolymphe fließen entlang des elektrochemischen Potentialgradienten in das Zellinnere (Abb. 2.5). Dadurch kommt es zu einer Depolarisation der negativ geladenen Zelle (mechanoelektrische Transduktion, Zenner 1990).

Das Aktomyosinskelett verleiht der Zelle motorische Eigenschaften. Bei niedrigen und mittleren Schalldruckpegeln löst die Stimulation der äußeren Haarzellen aktive Bewegungen aus. Es kommt zu frequenzkonformen Längenänderungen (Kontraktionen) des Zellkörpers und Deflektionen der Stereozilien (Zenner 1986). Die Wanderwelle wird dadurch aktiv verstärkt (Abb. 2.6). Neben der

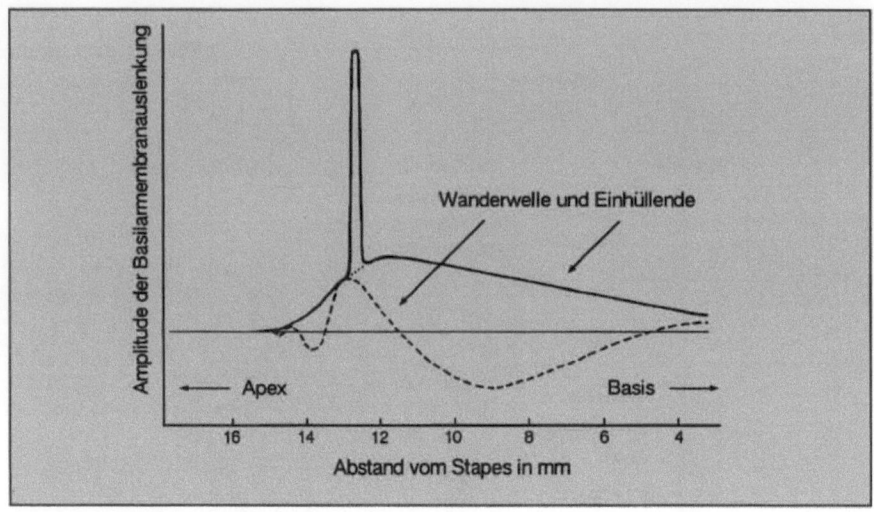

Abb. 2.6. Das Amplitudenmaximum der Wanderwelle wird durch die aktiven Bewegungen der äußeren Haarzellen räumlich eingegrenzt und erhöht

Amplitudenzunahme findet sich eine wesentlich schärfere Abstimmung als Grundlage der hohen Empfindlichkeit und Frequenzselektivität des Innenohrs. Der genaue Mechanismus ist unbekannt. Wahrscheinlich handelt es sich um elektrisch-physikalische Effekte auf die Zellmembran, z.B. durch das Rezeptorpotential oder die kochleären Mikrophonpotentiale.

In den äußeren Haarzellen löst die Depolarisation zusätzlich noch eine langsame mechanische Kontraktion durch Interaktion der Aktin- und Myosinfilamente aus (Flock et al. 1986). Dadurch kommt es zu Verschiebungen der Längsachse und der Kutikularplatte, wodurch sich die Lage der Stereozilien relativ zu Scala vestibuli oder Scala tympani verschiebt. Dies spielt bei der Anpassung der kochleären Empfindlichkeit an hohe Schallpegel eine Rolle und bewirkt einen Schutz gegen Überstimulation. Eventuell besteht darin auch die Grundlage für Adaptation und temporäre Schwellenabwanderung (TTS = „temporary threshold shift") bei Lärmbelastung. Schnelle und langsame Haarzellbewegungen stellen einen aktiven Prozeß auf einen Schallreiz hin dar (elektromechanische Transduktion).

Der Signaltransfer von den äußeren zu den inneren Haarzellen wird durch die aktiv verstärkte Wanderwelle geleistet. Die um 40 dB schlechtere Erregungsschwelle innerer Haarzellen äußert sich klinisch v. a. bei Ausfall der äußeren Haarzellen, der den meisten Formen sensorischer Schwerhörigkeit zugrundeliegt. Durch die aktive Verstärkungsleistung äußerer Haarzellen um den Betrag von 40 dB wird der schwellennahe akustische Reiz auf eine für innere Haarzellen adäquate Intensität angehoben. Die verschärfte Wanderwelle führt dann an sehr eng umschriebener Stelle zur Stimulation weniger benachbarter innerer Haarzellen. Dadurch wird eine hohe Frequenzselektivität erzielt (Abb. 2.7).

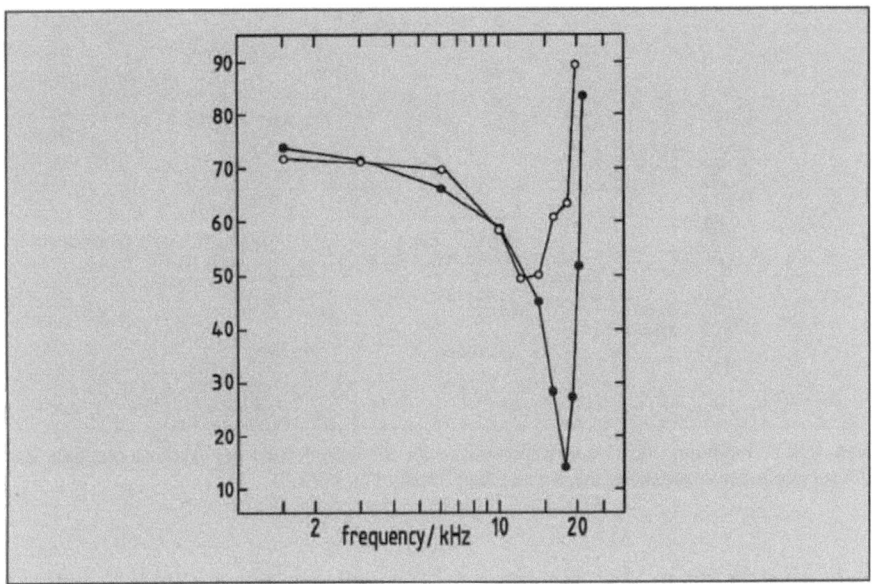

Abb. 2.7. Mit Hilfe des kernphysikalischen Mößbauer-Effekts lassen sich die Schallpegel ermitteln, die bei variabler Frequenz für eine gleichbleibende Auslenkungsgeschwindigkeit der Basilarmembran aufgebracht werden müssen. Der Vergleich der Kurven eines normalen Ohrs (*gefüllte Kreise*) mit der eines geschädigten Ohres (*offene Kreise*) demonstriert die frequenzauflösende Wirkung der äußeren Haarzellen. (Nach Sellick et al. 1982)

Die an der Sinneszellmembran ausgelösten Ionenaustauschvorgänge führen zum Aufbau eines Rezeptorpotentials, durch welches Transmitterquanten kalziumabhängig in den synaptischen Spalt zu den Hörnervenfasern freigesetzt werden. Als möglicher Transmitter zur Übertragung an die afferente Hörnervenfaser gilt Glutamat (Klinke 1986).

Nach Beendigung des Reizzyklus muß die Zelle durch Re- bzw. Hyperpolarisation wieder in den Ausgangszustand zurückkehren. Dies geschieht durch Zurücklenken der Stereozilien und Öffnen von Kaliumauswärtskanälen in der lateralen Haarzellwand, durch die die apikal eingeströmten Kaliumionen in die Perilymphe abgeleitet werden.

2.5 Efferente Steuerung

Über einen sensorineuralen Regelkreis unter Einschluß der oberen Olive stehen die Haarzellen unter einer zentralen Kontrolle. Die Information des afferenten Input wird ipsi- und kontralateral in Kernen des oberen Olivenkomplexes bewertet. Zusätzlich gehen hier zentrale Einflüsse und Einflüsse des vegetativen Nervensystems ein. Über das olivokochleäre Bündel, das gekreuzt (COCB = „crossed olivo-cochlear bundle") und ungekreuzt vorwiegend zu den äußeren Haarzellen und in geringerem Maße zu den afferenten Fasern der inneren Haarzellen

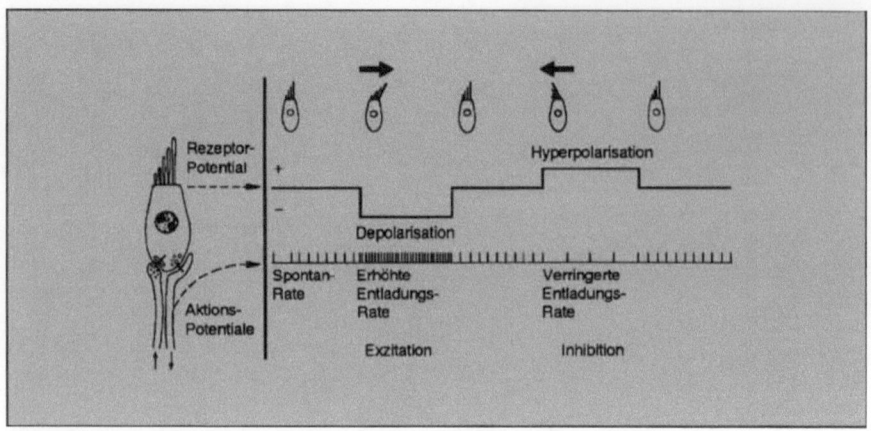

Abb. 2.8. Veränderung des Rezeptorpotentials der Sinneszelle und der Aktionspotentiale des Hörnervs mit der Auslenkung der Stereozilien. (Nach Flock 1965)

zieht, wird die aktive Mikromechanik der Haarzellen gesteuert. Durch Acetylcholinrezeptoren können Verkürzungen, über GABA-Rezeptoren[1] Elongationen induziert werden (Plinkert u. Zenner 1992).

2.6 Potentialgenerierung und -fortleitung in neuralen Strukturen

Die Hörnervenfasern sind polar organisiert und besitzen wie alle Neurone 2 verschiedene elektrische Generatorsysteme, das Dendritensystem unter Einschluß des Zellkörpers und das Axon. An der postsynaptischen Kontaktstelle kommt es zum Aufbau eines analogen Generatorpotentials, wenn Transmittersubstanz in den synaptischen Spalt ausgeschüttet wird. Diese dendritischen postsynaptischen Potentiale sind abgestuft gemäß der anfallenden Transmitterquantität. Es wird dabei zwischen exzitatorischen (EPSP) und inhibitorischen Potentialen (IPSP) unterschieden. Da mehrere Synapsen vorhanden sein können, addieren sich die Einzeleffekte zeitlich und räumlich (Summationseffekt). Die Potentialgenerierung erfolgt nicht pulsatil und weist keine Refraktärperiode auf. Diese langsamen dendritischen Potentiale stellen die Hauptquelle für die späten kortikalen AEP (SAEP) und das spontane EEG dar.

Die Erregungsfortleitung erfolgt entlang des Axons in Form von distinkten Aktionspotentialen. Diese entstehen immer dann, wenn eine durch das Generatorpotential ausgelöste Depolarisation einen bestimmten Schwellenwert übersteigt. Durch diese Alles-oder-nichts-Antwort wird das analoge Ausgangssignal der Sinneszelle digitalisiert und damit der weiteren neuronalen Verarbeitung

---

[1] Gamma-Amino-Buttersäure („gamma-aminobutyric acid").

zugänglich gemacht. Jedem Aktionspotential (AP) folgt eine Refraktärperiode, in der kein neues Potential generiert werden kann. Die einzelnen Aktionspotentiale können nur bei direkter intrazellulärer Elektrodenplazierung in der einzelnen Hörnervenfaser registriert werden (Abb. 2.8). Sie stellen die Basis für das Summenaktionspotential des Hörnerven (SAP) und z.T. für die Hirnstammpotentiale (FAEP) dar.

2.7 Nah- und Fernfeldregistrierung

Bei der Ableitung der AEP stellen sich zwei grundsätzliche Probleme. Erstens besteht eine große Distanz zwischen Ableiteort bzw. -achse und den Generatoren der Potentiale. Zweitens sind die AEP (Signal) immer von dem spontanen EEG anderer Hirnbereiche (Rauschen) überlagert. Um überhaupt AEP gewinnen zu können, muß entweder die Distanz vermindert (Nahfeldtechnik), das Signal durch Summation vergrößert (Synchronisation) oder das Rauschen verringert werden (s. Kap. 4).

Die Nahfeldtechnik ist beim Menschen nur begrenzt im Rahmen der Elektrokochleographie (ECochG) und beim intraoperativen Monitoring anwendbar (s. Kap. 9). Bei der ECochG befindet sich die Ableitelektrode in unmittelbarer Nähe der Potentialgeneratoren für die kochleären Potentiale und die Hörnervenpotentiale. Die Fasern des Hörnervs verlaufen dabei in der vorgegebenen Richtung des inneren Gehörgangs strikt parallel zueinander, was eine räumliche Summation der Einzelaktionspotentiale zur Folge hat. Das Aktionspotential weist einen diphasischen Charakter auf, mit Spannungsschwankungen relativ zur Ableitelektrode sowohl in negativer als auch positiver Polarität. Durch Verwendung von Synchronisationsreizen (vgl. Abschn. 4.1) wird eine ausreichende zeitliche Summation erzielt, um das Summenaktionspotential (SAP oder CAP = „compound action potential") ableiten zu können.

Alle anderen ERA-Methoden bedienen sich der Fernfeldtechnik (engl. „farfield-technique"), bei der sich die Potentialgeneratoren in einer ausreichend großen Distanz zur Ableitelektrode befinden und in einem ausreichend homogenen Medium, dem Volumenleiter liegen. Die abgeleiteten Potentiale entstehen im Schädel durch algebraische Summation zahlreicher vorwiegend dendritischer Einzelpotentiale. Aus der Summenaktivität kann nur begrenzt durch Verwendung bestimmter Modellrechnungen (z.B. Dipolquellenmodell, Scherg 1991) retrograd auf die Lage und Anzahl der Potentialgeneratoren geschlossen werden.

2.8 Spontanaktivität und evozierte Potentiale

Die ständig vorhandene spontane elektrische Aktivität des Gehirns kann in Form des EEG registriert werden. Die quasirhythmische Aktivität weist ihre Hauptenergieanteile im Frequenzbereich von 1–30 Hz auf, wobei sich die Grenzen in Abhängigkeit vom Vigilanzniveau verschieben. Es wird postuliert, daß diese

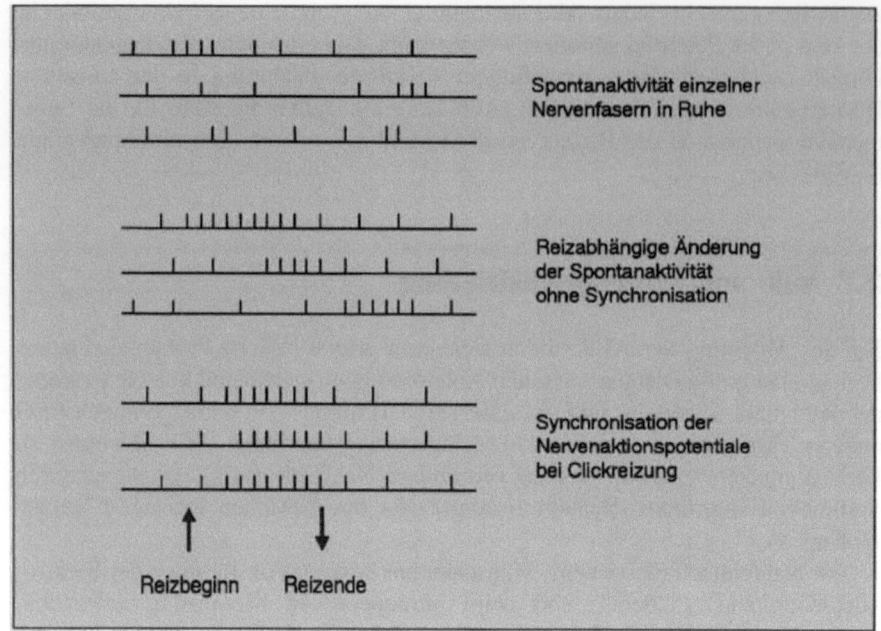

Abb. 2.9. Beeinflussung der Spontanaktivität einzelner Hörnervenfasern durch verschiedene akustische Reize (schematisch)

Spontanaktivität das Niveau physiologischer Aktivität und Erregbarkeit des Kortex reguliert. Unter dem Einfluß eines akustischen Reizes kommt es in Teilbereichen des Kortex zu einer zeitlich synchronisierten und getriggerten Aktivität, die an der Schädeloberfläche als akustisch evoziertes Potential ableitbar ist (Davis 1976). Derselbe Vorgang kann auch im Bereich des Hörnervs beobachtet werden.

Bereits in Ruhe besitzt jede Hörnervenfaser eine Spontanaktivität, die durch unregelmäßig auftretende Aktionspotentiale gekennzeichnet ist. Unter Reizeinwirkung kommt es zu einer geregelten Aktivitätsänderung, die in fester Beziehung zum Reiz steht. Allerdings reagieren während des normalen Hörvorgangs nicht alle Fasern gleichzeitig, sie sind nicht synchronisiert (Abb. 2.9). Daher kann bei extrazellulärer Registrierung außerhalb des Hörnervs an der Schädeloberfläche bei undefinierten akustischen Reizsituationen, wie z.B. während eines Gespräches, kein SAP abgeleitet werden.

Voraussetzung für die Meßbarkeit des Potentials ist die Verwendung eines zeitlich definierten akustischen Reizes, der erst zu einer synchronen Erregung einer hinreichend großen Anzahl von Nervenfasern führt. Durch diese Synchronisation überlagern sich die einzelnen Aktionspotentiale zu einem Summenaktionspotential (SAP), das auch weit entfernt vom Hörnerv – z.B. an der Schädeloberfläche – abgeleitet werden kann. Dies trifft auch für die nachfolgenden Hirnstammpotentiale zu.

Unter Verwendung eines akustischen Reizes kann eine ideale Synchronisation allerdings nicht erreicht werden. Selbst der Clickreiz besitzt ein breites Frequenzspektrum, das durch die Laufzeit der Wanderwelle entlang der Basilarmembran zeitlich um 6–8 ms streut und damit eine vollständige Synchronisation unmöglich macht.

2.9 Erregungsfortleitung

Die Aktionspotentiale werden verlustfrei entlang der Nervenfaser geleitet. Bei unmyelinisierten Fasern geschieht dies durch kontinuierliche Erregungsfortleitung mit langsamer Geschwindigkeit. Bei myelinisierten Fasern findet sich die saltatorische Erregungsleitung, bei der die elektrotonische Depolarisation nur an den Schnürringen stattfindet und damit eine schnellere Impulsfortleitung ermöglicht. Für die Erzeugung der AEP sind nur die myelinisierten Fasern verantwortlich, da bei den unmyelinisierten Fasern die langsame Erregungsfortleitung zu einer Desynchronisation der Erregung führt. Daraus erklärt sich die hohe Sensitivität der AEP bei pathologischen Prozessen mit Schädigung der Myelinscheiden, z.B. bei der multiplen Sklerose.

2.10 Verschaltung und Verarbeitung

Nach Eintritt der Erregung über den Hörnerv in den Hirnstamm laufen elementare neuronale Verarbeitungsprozesse an den Synapsen, Dendriten und Zellkörpern in den Kerngebieten der Hörbahn ab. Es kommt zu erregenden und hemmenden Vorgängen, die die Potentiale modulieren. Die synaptische Übertragung zwischen einzelnen Nervenzellen erfolgt unterschiedlich schnell. Dieser Vorgang kann mit einem Verzögerungsglied variabler Zeitkonstante verglichen werden, wodurch es zu einer unterschiedlich schnellen Fortleitung der elektrischen Erregung, d.h. einer Desynchronisation kommt. Andererseits führt die Aufteilung der Erregung von einzelnen Nervenfasern des Hörnervs auf viele Neurone in den Kernen der Hörbahn, die Dispersion der Erregung, zu einer Verstärkung der AEP durch Zunahme der elektrisch aktiven Elemente. Dendritische Potentiale gewinnen immer mehr an Bedeutung, während zentripetal der Anteil axonaler Potentiale an der Potentialentstehung abnimmt.

Die zunehmende zeitliche Dispersion der einzelnen Aktionspotentiale führt an der Ableitelektrode zu einer Summationskurve mit verschiedenen Gipfeln und Tälern (Abb. 2.10), die mit zunehmender Entfernung vom Hörnerv immer weniger topoanatomisch definierten Kerngebieten der aufsteigenden Hörbahn zugeordnet werden können. Schnelle Neurone aus weiter zentral gelegenen Stationen überlagern sich mit langsamen aus weiter peripher gelegenen. Damit wird verständlich, daß mit zunehmender Entfernung vom Hörnerv topodiagnostische Aussagen bei pathologischen Veränderungen immer ungenauer werden. Letztlich kann nur das Summenaktionspotential des Hörnervs (SAP) eindeutig seinem anatomischen Ursprung im distalen Hörnerv bei der Fernfeldableitung zugeordnet werden. Die eigentlichen Ursprungsquellen oder Generatoren können, da das

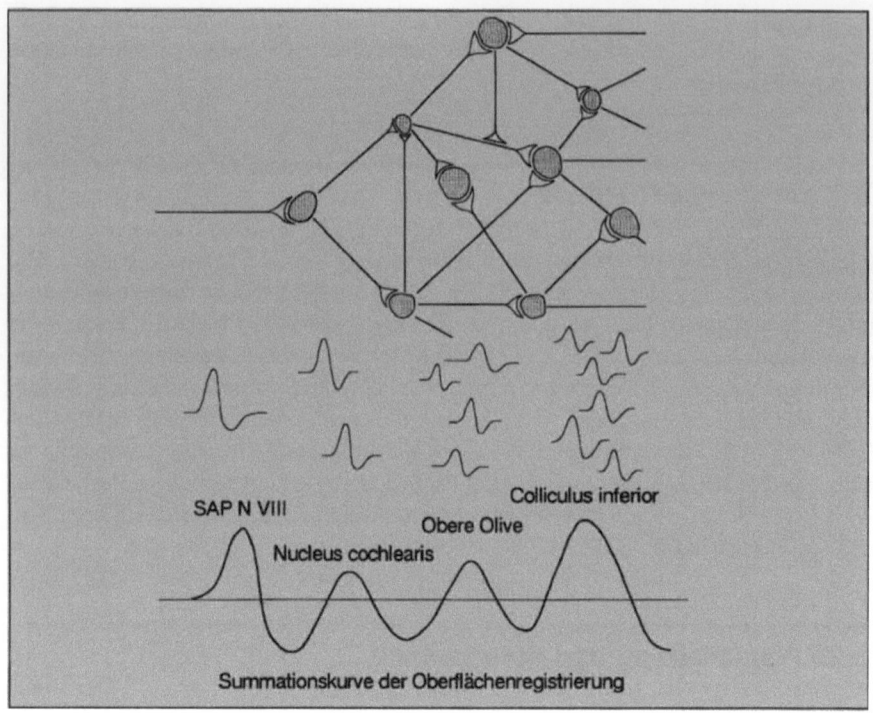

Abb. 2.10. Prinzip der räumlich-zeitlichen Dispersion der Einzelerregungen (*oben*) und ihrer Summation zu den an der Schädeloberfläche ableitbaren AEP (*unten*)

inverse Quellenproblem mathematisch nicht exakt lösbar ist, nur modellhaft durch elektrische Dipole beschrieben und analysiert werden (Scherg 1991).

2.11 Kortikale Potentiale und Verarbeitung

Die neuroanatomische Komplexität des Kortex bestimmt den Charakter der späten, kortikalen AEP. Anstelle der eher zweidimensionalen kabelähnlichen Struktur der Hörbahn im Hirnstamm- und Zwischenhirnbereich trift man hier auf die dreidimensional verzweigte Struktur kortikaler Untereinheiten. Die Erregungsfortleitung erfolgt nicht entlang parallel angeordneter Fasern unidirektional, sondern dreidimensional. Erregungs- und Hemmungsprozesse finden parallel und senkrecht zur Oberfläche einzelner Neurone in verschiedenen Richtungen statt. Diese komplexen Schaltkreise stellen die neuroanatomische Grundlage für die oberflächlich registrierten langdauernden dendritischen Potentialverläufe dar. Amplitude und Polarität variieren stark mit der Elektrodenposition. Den Hauptbeitrag liefern hier nicht Aktionspotentiale, sondern präsynaptische Potentiale der Axonendigungen, postsynaptische Dendritenpotentiale sowie Depolarisationen von Gliazellen des auditorischen Kortex. Hier finden die komplexen Hörfunktio-

Kortikale Potentiale und Verarbeitung

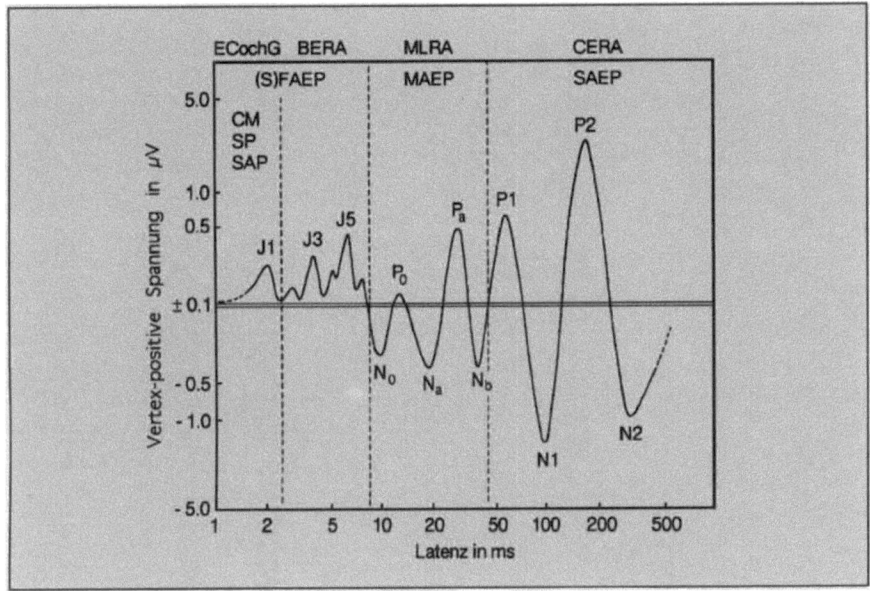

Abb. 2.11. ERA-Methoden (*oben*) und AEP-Gruppen (*unten*) im Überblick. CM, SP und SAP sind entsprechend ihrem zeitlichen Auftreten angezeigt, jedoch nicht dargestellt. Amplitude und Latenz sind auf logarithmisch geteilten Achsen aufgetragen (*CM* kochleäres Mikropotential, *SP* Summationspotential, *SAP* Summenaktionspotential) (Nach Picton et al. 1974)

nen wie Richtungshören, Zeitmusteranalyse, Sprachanalyse und Bedeutungsgebung statt. Die späten AEP stellen ein objektives Korrelat dieser Vorgänge dar.

Auf die beschriebene Weise kann eine Abfolge akustisch evozierter Potentiale gewonnen werden, die nach ihrer Latenz, d.h. dem Zeitabstand zum Reizbeginn, sowie ihrem Ursprung im Bereich des Hörsystems in 4 Gruppen unterteilt werden (Abb. 2.11). Die Zusammenfassung in Gruppen (SFAEP[2], FAEP, MAEP[3], SAEP) geschieht aus praktisch-klinischen Gründen, da sie jeweils mit derselben Meßmethode (ECochG, BERA, MLRA[4], CERA) registriert werden. Die zeitliche Abfolge der Potentiale entspricht in etwa der räumlichen Aufeinanderfolge der Potentialgeneratoren in der Hörbahn. Es sei nochmals daran erinnert, daß diese Fernfeldpotentiale, die weit vom Entstehungsort der Potentiale abgeleitet werden, keine exakte topoanatomische Zuordnung zulassen, da es sich um Überlagerungspotentiale räumlich und zeitlich disperser Aktionspotentiale handelt. Aus der klinischen Erfahrung und aus Läsionsexperimenten am Tier können jedoch unter Beachtung dieser grundsätzlichen Einschränkung brauchbare Zuordnungen zwischen einzelnen Potentialen und ihren Generatoren vorgenommen werden, was für die Topodiagnostik von Hörstörungen von großer Bedeutung ist.

---

[2] SFAEP = sehr frühe akustisch evozierte Potentiale
[3] MAEP = mittlere akustisch evozierte Potentiale
[4] MLRA = „middle latency response audiometry"

3 Eigenschaften des EEG

Das EEG (Elektroenzephalogramm) ist bei der Messung der akustisch evozierten Potentiale (AEP) von großer Bedeutung. Einerseits enthält es unter vielen anderen Signalen diese Potentiale und ist daher für deren Messung unentbehrlich, andererseits übertrifft es die Amplitude der AEP unter ungünstigen Umständen um ein Vielfaches und wird daher häufig als ein Rausch- oder Störsignal bezeichnet und wie ein solches behandelt. Wegen dieser in sich widersprüchlichen Situation, nämlich der Nutzung der evozierten Komponenten im EEG einerseits und dem Streben nach einer Minimierung der Amplitude des spontanen EEG andererseits, müssen dem ERA-Anwender einige grundsätzliche Definitionen und Eigenschaften bekannt sein. Auf diese soll sich dieses Kapitel in knapper Form beschränken.

Die Gesamtheit aller von der Kopfhaut mit Hilfe von Elektroden ableitbaren elektrischen Potentiale wird als das EEG bezeichnet. Der Nachweis der elektrischen Spannung gelingt über kleine elektrische Ströme, die durch den Verstärker fließen und auf einem Bildschirm oder einem Schreiber sichtbar gemacht werden können. Die Existenz solcher Spannungen physiologischen Ursprungs im Kopfbereich ist seit 1875 bekannt. Anwendungen beim Menschen sind erstmals von Berger in den 30er Jahren dieses Jahrhunderts aufgezeigt worden (Cooper et al. 1974).

Den größten Beitrag zur EEG-Spannung liefern synchronisierte exzitatorische und inhibitorische postsynaptische Potentiale, die in den Zellmembranen der Großhirnrinde (Kortex) entstehen. Keinen oder nur einen geringen Beitrag zum EEG leisten die Aktionspotentiale der Nervenzellen. Myogene (d.h. aus Muskelfasern stammende) Potentiale gehören der Definition zufolge nicht zum EEG. Sie sind aber bei der Registrierung des EEG dem elektrischen Signal überlagert und erfordern besonders im Zusammenhang mit sensorisch evozierten Potentialen besondere Beachtung.

Die Amplitude des EEG-Signals bewegt sich in der Größenordnung von etwa 1–100 µV. Die EEG-Spannung ist zeitabhängig und kann daher in eine Reihe von Sinuswellen unterschiedlicher Frequenz und Amplitude zerlegt werden. Die Frequenzen dieser Wellen liegen im Bereich weniger Hz (1 Hz = 1 Schwingung/s). Konventionsgemäß werden die folgenden Frequenzbereiche unterschieden:

- δ-Band: <4 Hz,
- ϑ-Band: 4– 8 Hz,
- α-Band: 8–13 Hz,
- β-Band: >13 Hz.

Dieser bei der EEG-Analyse relevante Frequenzbereich umfaßt von den akustisch evozierten Potentialen nur die späten (kortikalen) Komponenten. Bei der Registrierung mittlerer und früher Reizantworten spielen sehr viel höhere Frequenzen (bis hinauf in den kHz-Bereich) eine Rolle. In diesem Frequenzbereich liegen auch die myogenen Potentialanteile.

Die Anteile aus den verschiedenen Frequenzbändern können gleichzeitig auftreten, und zwar sowohl als regelmäßige Wellenformen als auch als ungeordnete oder gar paroxysmale Aktivitäten. Einige spezifische Signalformen treten mit besonders großer Amplitude an eng umschriebenen Ableiteorten auf und tragen diesen Ableiteort im Namen (z.B. steile Vertexwelle). Andere EEG-Muster werden ausschließlich in bestimmten Zuständen produziert, wie etwa die Schlafspindeln. Letztere sind definiert als eine kurz andauernde Aktivität ansteigender und abfallender Amplitude und einer Frequenz von etwa 14 Hz (β-Aktivität) und lassen sich mit großer Amplitude (bis 100 µV) am Vertex ableiten. Ansonsten verschwindet in allen Schlafstadien der α-Rhythmus zugunsten einer vermehrten Aktivität im Bereich niedrigerer Frequenzen im ϑ- und δ-Band.

Im Zusammenhang mit den akustisch evozierten Potentialen ist der Vergleich von spontanem EEG und akustisch evozierten EEG-Anteilen von besonderem Interesse. In Abb. 3.1 sind die zeitabhängigen Aufzeichnungen dieser 2 Signale miteinander verglichen. Die linke Spur entspricht dem EEG bei Abwesenheit eines akustischen Reizes, abgeleitet zwischen Vertex und Mastoid. Für die rechte Spur wurden 100 EEG-Abschnitte nach akustischer Reizung unter sonst unveränderten Bedingungen reizsynchron gemittelt (vgl. Kap. 4). Der Vergleich der beiden Kurven zeigt, daß das spontane EEG v. a. im Bereich hoher Frequenzen deutlich mehr Energie aufweist als die späten akustisch evozierten Potentiale.

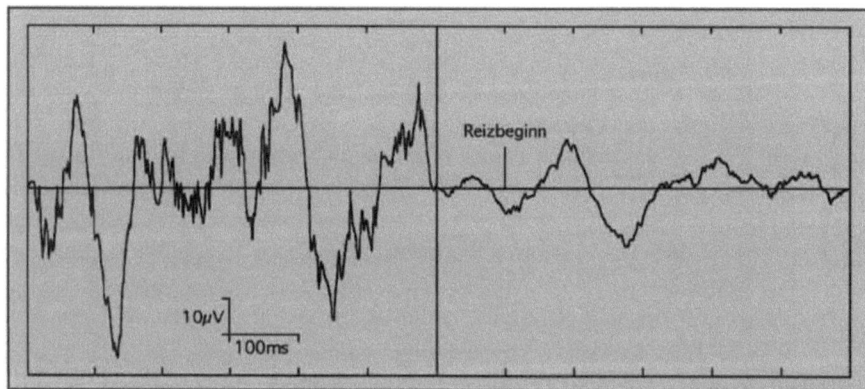

Abb. 3.1. Vergleich zwischen spontanem, ungemitteltem EEG (*links*) und der reizkorrelierten gemittelten, EEG-Aktivität (*rechts*). Beide Registrierungen erfolgten am selben Probanden mit denselben Verstärker- und Filtereinstellungen (Frequenzband 2 Hz–2 kHz). Der akustische Reiz bestand aus einem 500 ms-Tonpuls von 1000 Hz und einer überschwelligen Intensität von 80 dB HL[1]

---

[1] HL = „hearing level"

Eigenschaften des EEG

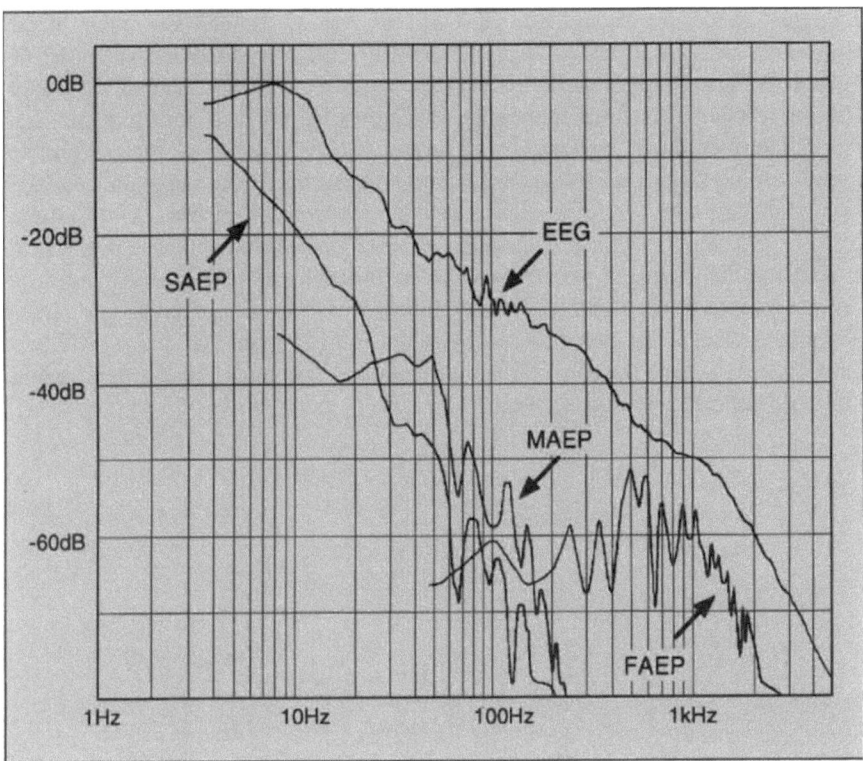

Abb. 3.2. Vergleich der Frequenzspektren von Spontan-EEG und reizkorreliert gemittelten EEG-Abschnitten aus verschiedenen Post-Stimulus-Zeitbereichen. Für die Messung der FAEP und MAEP wurde mit einem Clickreiz einer Dauer von 0,1 ms stimuliert, das Spektrum der SAEP entspricht der in Abb. 3.1 gezeigten zeitabhängigen Kurve. In allen Fällen betrug die Reizintensität 80 dB HL. Sowohl die Frequenz- als auch die Intensitätsachse sind logarithmisch geteilt (letztere ist in relativen dB-Einheiten beschriftet)

Die Größenordnungen von EEG und AEP sind anhand der Frequenzspektren besser miteinander vergleichbar als anhand der in Abb. 3.1 gezeigten Zeitfunktionen. Darüber hinaus gestattet die Darstellung im Frequenzbereich auch die gleichzeitige Betrachtung von Signalen, die sehr unterschiedliche Zeitspannen überdecken, wie dies bei den frühen, mittleren und späten akustisch evozierten Potentialen der Fall ist. Die Spektren all dieser gemittelten Reizantworten sind in Abb. 3.2 gemeinsam mit dem mittlerem Spektrum vieler (ungemittelter) EEG-Ableitungen gezeigt. Aus dieser Darstellung wird deutlich, daß die AEP aus den verschiedenen Zeitbereichen sich in ihren Amplituden und Frequenzen stark unterscheiden. Zur Verbesserung der Nachweisbarkeit der einzelnen Potentialgruppen kann also das EEG mit Hilfe von Filtern von bedeutungslosen Frequenzbereichen befreit werden (s. Kap. 4).

Die reizbezogene Mittelung einzelner EEG-Abschnitte ist ein grundlegendes Merkmal der Messung akustisch evozierter Potentiale. Sie ist in Kap. 4 detailliert beschrieben. Bei ihrer Anwendung ist das Langzeitverhalten des EEG zu berücksichtigen. Zeitliche Änderungen sowohl im Frequenzgehalt als auch in der Amplitude sind nur in engen Grenzen zulässig. Zwar sind EEG-Abschnitte, die zu verschiedenen Zeiten registriert werden, grundsätzlich verschieden, doch können aus solchen Abschnitten statistische Eigenschaften, wie die Frequenz- und Amplitudenverteilung, berechnet und miteinander verglichen werden. Wenn die Parameter, die diese Verteilungsfunktionen vollständig beschreiben, im Laufe der Zeit nicht variieren, wird das EEG-Signal als stationär bezeichnet. Weist zusätzlich die Amplitudenverteilung die Gestalt einer Gauß-Glockenkurve auf, so entspricht das EEG einem stationären Zufallsprozeß und erfüllt damit eine der Grundvoraussetzungen für die Anwendung des Mittelungsverfahrens. Diese Bedingung wird i. allg. vom physiologischen EEG in guter Näherung erfüllt, im Einzelfall (v. a. bei Patienten mit schwankender Vigilanz) kann die Anwendbarkeit der Methode aber fraglich sein.

4 Meßtechnik

Im Mittelpunkt der Messung akustisch evozierter Potentiale steht der Patient. Einerseits wird sein Gehör mit akustischen Reizen beschallt, andererseits wird ein vom Patienten stammendes elektrisches Signal, nämlich das EEG, zur Untersuchung seines Gehörs herangezogen. Der Patient kann also im Zusammenhang mit der Meßapparatur gleichzeitig als Empfänger und Generator von Signalen verstanden werden. Akustischer Reiz und die Einwirkung von vielfältigen elektromagnetischen Störungen sind die relevanten Signale auf der Eingangsseite des Patienten. Das (elektrische) Ausgangssignal besteht in dem EEG, das mit Hilfe von Elektroden am Kopf des Patienten abgegriffen wird und die akustisch evozierten Potentiale enthält.

Die zahlreichen und dem Anwender oftmals verborgenen Komponenten einer ERA-Meßapparatur lassen sich in einem Blockdiagramm darstellen (Abb. 4.1). Obgleich ein solches Diagramm die technische Realität bereits in grober Weise vereinfacht, lassen sich nochmals übergeordnete Strukturen bilden, indem jeweils mehrere Komponenten zu funktionellen Gruppen zusammengefaßt werden. In Abb. 4.1 ist die Einteilung von Apparatur und Patient in die Komplexe:

- akustische Stimulation,
- Patient, Abschirmung, Elektroden,
- analoge EEG-Verarbeitung,
- digitale EEG-Verarbeitung,

teilweise durch geschweifte Klammern angedeutet. Jede Gruppe steht für viele Einzelteile, die funktionell zusammengehören. Die Aufgaben der 4 wichtigsten Blöcke der Apparatur sind:

▶ Erzeugung und Darbietung des akustischen Reizes,
▶ Herstellung einer elektrischen Verbindung zwischen Patient und Apparatur,
▶ Verstärkung und Filterung des EEG,
▶ Steuerung des Untersuchungsablaufs, digitale Verarbeitung des EEG-Signals.

Die mit diesen Aufgaben verknüpften Geräte sind:

- Reizgenerator, dB-Teiler und Wandler,
- Abschirmung, Elektroden und Anschlußleitungen,
- Verstärker und Filter,
- Analog/Digitalwandler, Taktgeber, Datenprozessor und Programm.

Die Aufgabe und Funktion der einzelnen Komponenten soll unter Einhaltung dieser Blockeinteilung in den 4 Abschnitten dieses Kapitels beschrieben werden.

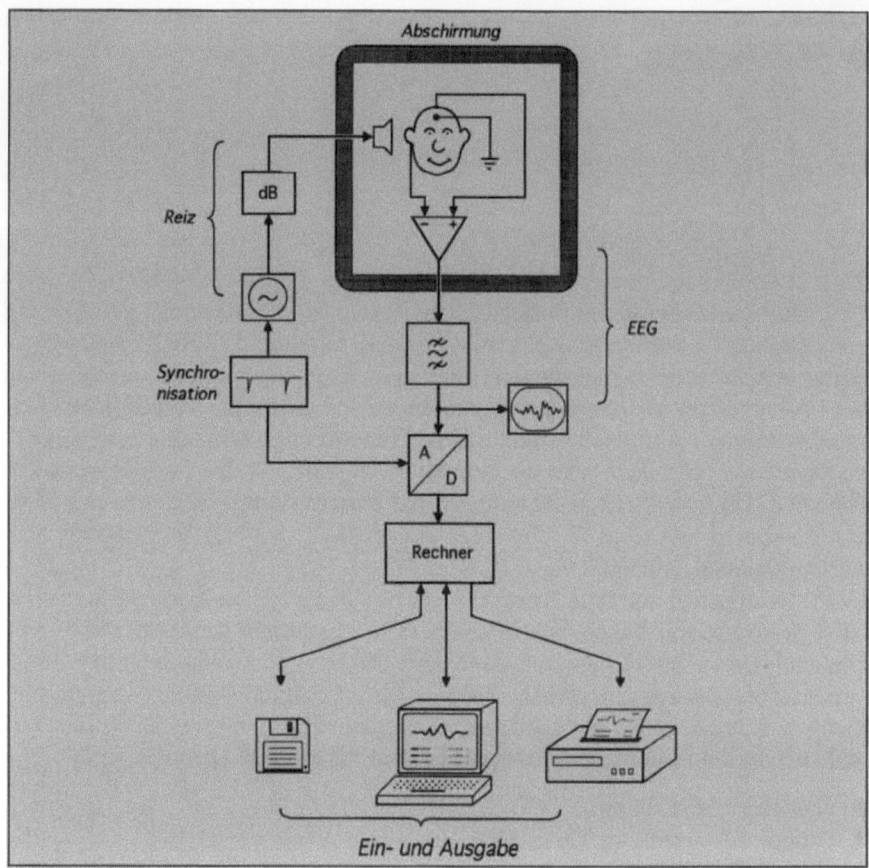

Abb. 4.1. Blockdiagramm einer Apparatur zur Messung der akustisch evozierten Potentiale

Die Ausführlichkeit der Beschreibung orientiert sich dabei immer an dem Grundsatz, daß der Anwender der ERA in erster Linie Diagnostik am Gehör des Patienten – und nicht Fehlersuche am Gerät – betreiben möchte. Hinweise zur Eingrenzung möglicher Fehlerursachen finden sich im Anhang dieses Buches, spezielle Reizmethoden und Ableitetechniken werden in Kap. 5 und weiterführende Details der Signalverarbeitung in Kap. 6 beschrieben.

4.1 Erzeugung der akustischen Reize

In der elektrischen Reaktionsaudiometrie werden nahezu ausschließlich zeitlich begrenzte oder zeitlich veränderliche Reize (also nicht konstante Dauertöne) verwendet, da nur diese eine Veränderung des EEG bewirken, wie sie für den Nachweis der AEP erforderlich ist. Frequenzselektive Kurzzeitreize, also zeitlich begrenzte Wellenzüge einer definierten Frequenz, werden als Tonimpulse oder

Erzeugung der akustischen Reize

Bursts bezeichnet. Für die Auslösung der FAEP haben sich einige weniger frequenzspezifische Reizformen als besonders effektiv erwiesen. Sie werden oft mit lautmalerischen Bezeichnungen versehen und heißen dann z.B. Click-, Chirp- oder Bloppreiz.

Der teilweise Verzicht auf die spektrale Reinheit ist ein Tribut an die physiologischen Fakten, die ein Zustandekommen deutlicher Hörnerven- und Hirnstammpotentiale bei Verwendung von tonalen Reizen verhindern. Grundsätzlich ist das Frequenzspektrum eines Schallereignisses um so breiter, je kürzer die Dauer dieses Ereignisses ist. Primär erforderlich für die Auslösbarkeit der frühen Potentiale scheint die kurze Reizdauer und die damit verbundene schnelle Änderung des Schalldrucks zu sein. Der Verlust an Frequenzspezifität ist dann aufgrund des erwähnten Zusammenhangs zwischen Reizspektrum und Reizdauer eine notwendige Konsequenz, die wiederum die gleichzeitige Anregung sehr vieler Sinneszellen und damit eine hohe neurale Aktivität zur Folge hat.

In der Audiometrie werden akustische Reize mit Hilfe von Signalgeneratoren und elektroakustischen Wandlern erzeugt. Der Signalgenerator liefert ein elektrisches Signal, das den gewünschten Zeitverlauf hat, der Wandler (Lautsprecher, Kopfhörer, Knochenhörer, Einsteckhörer etc.) macht aus dem elektrischen Spannungsverlauf ein akustisches Signal. Zwischen Signalgenerator und Wandler befindet sich außerdem ein Abschwächer (oder dB-Teiler), der das elektrische Signal auf die gewünschte Amplitude transformiert. Die in der ERA verwendeten Signalgeneratoren sind heute häufig digital arbeitende programmierbare Geräte, d.h. die zu erzeugende Signalform liegt intern zunächst als Folge von binär kodierten Zahlen vor, die von einem internen oder externen Prozessor berechnet und in einem Speicher abgelegt wurde. Solche digitalen Generatoren haben gegenüber solchen, die mit analoger Elektronik aufgebaut sind, den Vorteil geringen Rauschens und großer Flexibilität in der Wahl der Reizform. Sie sind allerdings technisch aufwendig und werden daher nur dort eingesetzt, wo mit einem Gerät sehr verschiedene Reizmuster erzeugt werden sollen.

Die wichtigsten in der ERA verwendeten Reizmuster sind der Clickreiz und der Bloppreiz für die frühen Potentiale (ECochG und BERA) sowie verschiedene Tonbursts für die späteren Potentiale (MLRA und CERA). Zur Definition dieser Reizformen wird der zeitabhängige Verlauf der *elektrischen* Eingangsspannung des Wandlers herangezogen, da das *akustische* Ausgangssignal des Wandlers sehr von dessen Details abhängt und daher stark variiert. Für einige gebräuchliche Reize zeigt Abb. 4.2 diesen Spannungsverlauf und die Definition einiger Kenngrößen.

Abgesehen vom Grenzfall des Clickreizes, der aus einem ein- oder zweiphasigen Rechtecksignal hervorgeht, bestehen die in Abb. 4.2 gezeigten Zeitfunktionen aller Reize aus Sinuswellen oder Teilen davon. Da alle in der ERA verwendeten Reize zeitlich begrenzt sind, muß sowohl dem Anfang als auch dem Ende eines jeden Reizmusters eine den jeweiligen Anforderungen entsprechende Gestalt gegeben werden. Der plötzliche Beginn einer Sinusschwingung mit voller Amplitude bringt zusätzlich zur Frequenz dieser Schwingung weitere spektrale Komponenten mit sich, die sich akustisch als Nebengeräusche (Klicken oder Knacken) bemerkbar machen. Zur Einschränkung dieser Effekte wird die

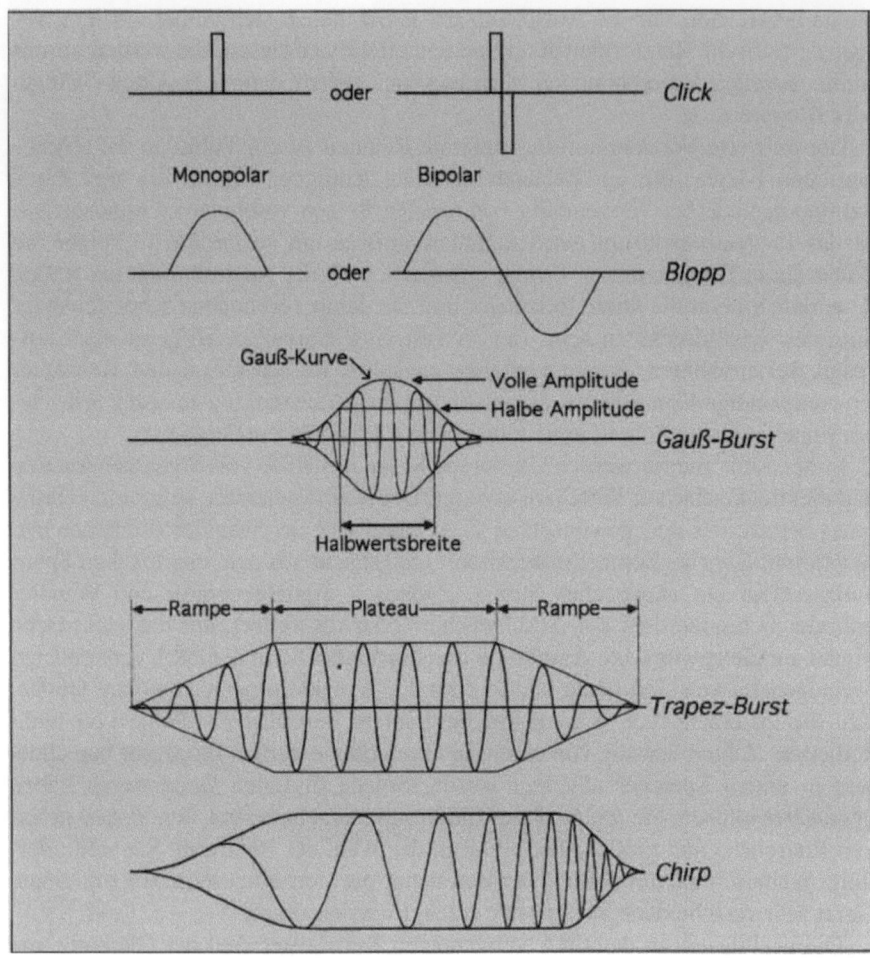

Abb. 4.2. Zeitlicher Verlauf der elektrischen Spannung am Wandlereingang bei verschiedenen Reizformen (nähere Erläuterungen im Text)

Schwingung mit Hilfe von einhüllenden Funktionen sanft ein- und ausgeschaltet. Durch diese Maßnahme kann zwar die allgemeingültige Regel, daß zeitliche Schärfe und Reinheit des Frequenzspektrums sich gegenseitig ausschließen, nicht umgangen werden, doch können die Auswirkungen der begrenzten Reizdauer auf ein Minimum begrenzt werden.

Soll einem sinusförmigen akustischen Signal eine Tonhöhe entsprechen, so muß es mindestens eine vollständige Schwingung enthalten: die Reiz*frequenz* legt also gemäß der Formel T = 1/f (T = Schwingungsdauer, f = Frequenz) eine untere Grenze für die Reiz*dauer* fest, und diese Grenze liegt um so höher, je kleiner die Frequenz ist. Bei Tieftonreizen wie dem Blopp wird daher manchmal auf ansteigende und abfallende Rampen zugunsten einer vertretbaren Reizdauer verzichtet und ein Signal verwendet, das aus einer einzigen (bipolarer Blopp) bzw. nur aus $1/2$ Sinusschwingung (monopolarer Blopp) besteht.

Unter allen denkbaren einhüllenden Funktionen stellt die Gauß-Glockenkurve wegen ihrer Transformationseigenschaften bei der Frequenzzerlegung vom mathematischen Standpunkt gewissermaßen das Ideal dar. Die Erzeugung des gaußförmigen Tonburst (von Gabor 1947 als Logon bezeichnet) ist aber – ebenso wie die Definition des Reizbeginns – nicht unproblematisch, weswegen häufig auf Näherungen zurückgegriffen wird. Eine brauchbare und auf digitalem Wege ohne weiteres realisierbare Näherung ist die Verwendung einer Rampe, die mathematisch die Gestalt einer zur 4. Potenz erhobenen Cosinusfunktion hat.

Einfacher zu verwirklichen und daher sehr häufig anzutreffen ist der Trapezreiz, bei dem die einhüllende Funktion aus ansteigenden, konstanten und abfallenden Geraden besteht. Die Dauer von Rampen und Plateau wird entweder in ms oder in Einheiten der Schwingungsdauer der zugrundeliegenden Reizfrequenz angegeben. So beträgt etwa die Gesamtdauer eines 1-2-1-Reizes 4 ms bei einer Reizfrequenz von 1 kHz und 1 ms bei einem 4 kHz-Burst. Die Verwendung einer aus linearen Funktionen zusammengesetzten einhüllenden Kurve bringt den Nachteil mit sich, daß Nebengeräusche auftreten können. Daher werden häufig zusätzliche Tiefpaßfilter mit geeigneten Grenzfrequenzen verwendet, um die Knickstellen in der einhüllenden Funktion zu glätten.

Eine Sonderstellung unter den in Abb. 4.2 gezeigten Reizmustern nimmt der ganz unten gezeigte Chirpreiz ein. Dieser von sinusförmigen Rampen eingehüllten Schwingung kann keine einheitliche Trägerfrequenz zugeordnet werden. Vielmehr nimmt die Frequenz von Beginn bis Ende des insgesamt 6 ms langen Reizes kontinuierlich in einer so gewählten Weise zu, daß die Laufzeit der kochleären Wanderwelle ausgeglichen wird und somit basale und apikale Bereiche der Kochlea nahezu simultan erregt werden (Lütkenhöner et al. 1990). Das Ziel bei der Verwendung dieses Reizes besteht also nicht in der Gewinnung frequenzspezifischer Hörschwellen, sondern darin, die zeitliche Dispersion des Clickreizes gegen besser definierte Verhältnisse einzutauschen.

Vor allem bei den Reizen von kurzer Dauer spielt die Polarität des Reizes eine große Rolle. Positive und negative Spannungen erzeugen entgegengesetzte Auslenkungen der Wandlermembran. Wenn die positive Phase eines Reizes zu einer Membranbewegung in Richtung auf das Trommelfell führt (Druckreiz), so hat die negative Phase eine Sogwirkung zur Folge.

Die Richtung der Auslenkung von Trommelfell und Basilarmembran ist daher durch die Polarität des Reizes festgelegt. Bei Click- und Bloppreiz wird oft von der Möglichkeit Gebrauch gemacht, die Wirkung von Druck- und Sogreizen getrennt zu untersuchen. Hierzu verwendet man die monopolaren Reizformen, wie sie in Abb. 4.2 jeweils links gezeigt sind. Wenn Druck- und Sogwirkung nicht getrennt untersucht werden sollen, werden die Reize abwechselnd mit initialer positiver und negativer Polarität präsentiert (alternierende Reizung), oder es wird der bipolare Reiz verwendet. Letzteres bringt allerdings bei Bloppreizen niedriger Frequenz das Problem der 2maligen Stimulation und damit das Auftreten multipler Antworten mit sich.

Die Einstellung der gewünschten Reizintensität besorgt der dB-Teiler, der auch als Eichleitung oder Abschwächer bezeichnet wird. Er ist dem eigentlichen Reizgenerator und seiner Verstärkerendstufe i. allg. nachgeschaltet, weil durch eine solche Anordnung der Einfluß des Verstärkerrauschens begrenzt wird. Der Abschwächer ist ein passives Bauteil, in welchem Spannungsteiler mit geeichten Präzisionswiderständen die Amplitude des Eingangssignals in definierter Weise reduzieren.

Wie in allen Bereichen der Audiologie wird für die Angabe der Stärke akustischer Reize der Terminus Pegel und das logarithmische Verhältnismaß Dezibel (dB) verwendet. Es ist definiert als der mit 10 multiplizierte dekadische Logarithmus aus dem Verhältnis zweier Intensitäten (I): derjenigen des Reizes und einer Bezugsgröße. Wird der Schall*druck* oder die Schall*schnelle* anstelle der Intensität zur Definition der Pegel herangezogen, so ist wegen des quadratischen Zusammenhangs zwischen Amplitude und Leistung der Logarithmus aus dem Quotienten dieser Amplituden mit 20 statt mit 10 zu multiplizieren. Insgesamt lautet also die Formel für den Reizpegel L:

$$L/dB = 10 \cdot {}^{10}\log (I/I_0) = 20 \cdot {}^{10}\log (p/p_0).$$

Die Bezugsgröße p_0 (bzw. I_0) kann verschiedene Werte annehmen, wodurch auch für L unterschiedliche Werte resultieren. Deshalb muß die verwendete Bezugsgröße streng genommen immer mit angegeben werden. Üblicherweise geschieht das durch eine nachgestellte Abkürzung. So bedeutet die Angabe „sound pressure level" (dB SPL), daß die Konstante p_0 unabhängig von der Reizfrequenz den Wert 20 µPa (das ist bei 2 kHz der mittlere für Normalhörende gerade noch wahrnehmbare Schalldruck) bzw. I_0 den Wert 10^{-16} W/cm^2 hat. Vor allem in der angelsächsischen Literatur ist eine weitere Schreibweise gebräuchlich, bei der die Bezugsgröße explizit angegeben wird (z.B. dB re 20 µPa). Da der minimale wahrnehmbare Schalldruck von der Frequenz abhängig ist, hat sich in der Audiometrie die Angabe des „hearing level" (dB HL) durchgesetzt, der so definiert ist, daß der mittlere von Normalhörenden gerade noch wahrgenommene Pegel unabhängig von der Frequenz 0 dB HL beträgt.

Vor allem bei der Charakterisierung von Reizen sehr kurzer Dauer werden darüber hinaus häufig weitere Einheiten verwendet. Der kurzzeitig erreichte Spitzenwert des Schalldrucks bei einem Clickreiz wird als p.e.SPL „peak equivalent sound pressure level" angegeben. Das bedeutet, daß der gemessene Spitzenwert so groß ist wie bei einem Sinusdauerton der gleichen Amplitude (bezogen auf $p_0 = 20$ µPa). Wegen der kurzen Reizdauer ist ein solcher Reiz aber subjektiv sehr viel schwächer wahrzunehmen als der Dauerton gleicher Amplitude. Experimentell stellt man für eine Plateaudauer von 100 µs eine Differenz von ca. 30 dB fest. Führt man diese Korrektur in die Pegelangabe ein, so gelangt man zum „normalized hearing level" (dB nHL). Es gilt also die Beziehung:

$$L \text{ in } dB \text{ p.e.SPL} = (L \text{ in } dB \text{ nHL}) + 30.$$

Die physikalische Intensität des üblichen Clickreizes ist also etwa 1000mal so groß [30 = 10 · log (1000)] wie die Intensität eines subjektiv gleich laut erscheinenden Dauertons. Der Umrechnung von dB p.e.SPL in dB nHL liegt keine allgemeine Gesetzmäßigkeit zugrunde. Vielmehr ist die Korrektur von den Reizparametern, insbesondere der Dauer des Clicks, abhängig. Zur Ermittlung der für einen speziellen Reiz erforderlichen Korrektur muß eine psychophysikalische Eichung anhand einer möglichst großen Anzahl von normalhörenden Probanden vorgenommen werden.

Die akustischen Wellenformen der Reize weichen je nach dem verwendeten Wandler mehr oder weniger stark von der Form des elektrischen Signals ab. Daher sind auch die Frequenzspektren von elektrischem und akustischem Signal u. U. sehr verschieden. Vor allem bei Reizen von extrem kurzer Dauer treten im Zeitbereich sehr steile Flanken auf, und der Unterschied zwischen Eingangs- und Ausgangssignal des Wandlers ist sowohl im Zeitverlauf als auch im Frequenzspektrum ganz erheblich. Der physikalische Grund dafür besteht darin, daß jeder Wandler eine schwingende Masse besitzt, die durch das elektrische Signal zu einer erzwungenen Schwingung angeregt wird. Erzwungene Schwingungen weisen allgemein erst nach einer gewissen Einschwingzeit (im sog. stationären Zustand) eine Kongruenz zwischen anregender und angeregter Zeitfunktion auf. Nach Beendigung der Anregung schließt sich ein Ausschwingvorgang an, der lediglich durch Masse, Reibung und Elastizität des schwingenden Systems festgelegt ist. Ein- und Ausschwingen folgen beispielsweise bei einem Clickreiz so schnell aufeinander, daß der dabei entstehende akustische Reiz nahezu ausschließlich von den Eigenschaften des Wandlers bestimmt wird. Bei einem langandauernden Tonimpuls, dessen Ein- und Ausschaltrampen „weich", d. h. ohne Sprünge und Knicke verlaufen, besteht Gelegenheit zur Ausbildung einer stationären mechanischen Schwingung, die nahezu identisch mit der anregenden elektrischen Schwingung ist.

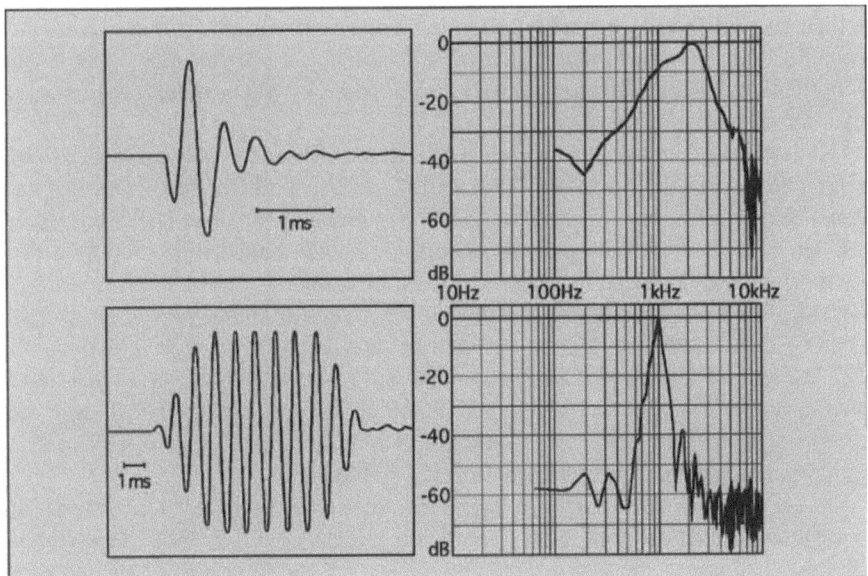

Abb. 4.3. Zeitverlauf des Schalldrucks (*links*) und akustisches Frequenzspektrum (*rechts*) von bipolarem Clickreiz einer Plateaudauer von je 125 µs (*oben*) und 1 kHz-Tonburst (*unten*)

Der Vergleich von elektrischem Eingangssignal des Wandlers (Abb. 4.2) mit der in Abb. 4.3 gezeigten akustischen Wiedergabe verdeutlicht die beschriebenen Sachverhalte. Die Messungen zu dieser Abbildung wurden mit einem Audiometriekopfhörer des Typs Beyer DT-48 ausgeführt. Präzisionsmikrophone (Brüel & Kjær 4135 mit Kathodenfolger Brüel & Kjær 2615), in einem künstlichen Ohr montiert, sowie ein Mikrophonverstärker (Brüel & Kjær 2603) dienten zur Schallaufnahme und Verstärkung. Wie oben begründet, erfährt v. a. der kurzzeitige Clickreiz durch die elektroakustische Wandlung ganz drastische Veränderungen. Die durch die elektroakustische Wandlung verursachten Veränderungen sind stark von der Bauart des Kopfhörers abhängig und wären sicherlich viel geringer bei Verwendung eines Wandlers mit einer kleineren schwingenden Masse.

4.2 Elektroden

Die akustisch evozierten Potentiale entstehen in verschiedenen neuralen Strukturen, die sich innerhalb des Kopfes weit unterhalb der Oberfläche befinden. Dadurch, daß das Gewebe elektrisch leitend ist, sind die in den neuralen Generatoren entstehenden Ströme durch eine Fernfeldableitung als elektrische Spannungsdifferenz an der Kopfhaut meßbar. Die Amplitude dieser Spannungen ist allerdings sehr klein, nämlich im Bereich von µV und darunter. Wegen dieser Kleinheit ist auf die Behandlung des Signals vor der elektronischen Verstärkung sehr große Sorgfalt zu verwenden.

Aufgabe der Elektroden ist es, einen elektrischen Kontakt zwischen der Haut des Patienten und dem Eingang des Verstärkers herzustellen. Die inneren Hautschichten sind gute elektrische Leiter, die äußerste Hautschicht wirkt in trockenem Zustand wie ein Isolator. Um diese Isolierung zu überwinden, gibt es die Möglichkeit, Nadelelektroden zu verwenden oder Oberflächenelektroden zusammen mit einer Elektrolytpaste.

Nadelelektroden werden vorwiegend bei der Elektrokochleographie eingesetzt. Die Nadel wird durch das Trommelfell gestochen und in der Nische des runden Fensters plaziert. Sie muß mit einer isolierenden Schicht (z.B. Tetrafluoräthylen = Teflon®) überzogen sein, damit sie keinen Kurzschluß zwischen Promontorium und Trommelfell herstellt. Nur die vorderste Spitze ist frei von Isolierung. Am besten bewähren sich wegen der interindividuell sehr unterschiedlichen Größenverhältnisse solche Nadelelektroden, die in der Länge verändert werden können. Während der Messung muß die Nadel mit Hilfe einer speziellen Konstruktion (z.B. ein mit einem Klettband am Kopf befestigter Haltering, der die Ohrmuschel frei läßt) fixiert sein. Die Kopfhörerkapsel kann mit demselben Ring magnetisch oder mechanisch befestigt werden.

Außer bei der Elektrokochleographie werden in der ERA zur Vermeidung von Verletzungen fast ausschließlich Oberflächenelektroden verwendet. Ihr prinzipieller Aufbau ist in Abb. 4.4 gezeigt. Bei diesen auf die Kopfhaut geklebten Elektroden spielt die elektrisch leitende Elektrodenpaste eine wesentlich Rolle. Sie stellt eine Elektrolyt-Brücke zwischen der Elektrodenplatte und den tieferen

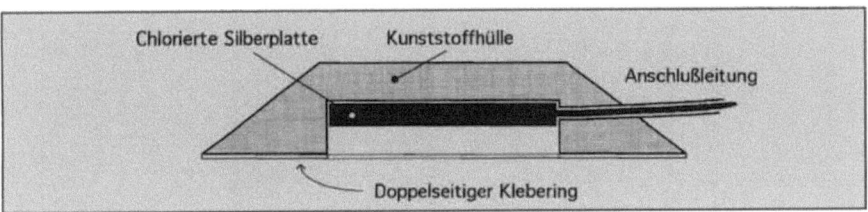

Abb. 4.4. Aufbau einer EEG-Oberflächenelektrode im Querschnitt

Hautschichten her und muß die Hornhaut durch Diffusion überwinden, weswegen erst nach einigen Minuten optimaler Kontakt vorhanden ist. Die Elektrodenplatte selbst besteht meistens aus einer oberflächlich chlorierten Silberplatte. Durch die Chlorierung entsteht eine Schicht von unlöslichem Silberchlorid (AgCl), welche die Diffusion von Ag^+-Ionen erschwert und damit die Entstehung einer Grenzflächenspannung verhindert. Die Eigenschaften der Elektrode werden dadurch, v. a. für Gleichspannungsableitungen, günstig beeinflußt. Die Chlorierung der Elektrodenplatte muß dann erneuert werden, wenn an der Oberfläche dunkle Silberflecken sichtbar werden. Das Verfahren ist bei Cooper et al. (1974) beschrieben.

Die Güte des Kontaktes zwischen der Elektrode und dem inneren Gewebe kann überprüft werden, indem der elektrische Widerstand zwischen 2 Elektroden gemessen wird. Weil dieser Widerstand in der in Abb. 4.5 gezeigten Weise von der Frequenz des an der Elektrode anliegenden elektrischen Feldes abhängt, muß man korrekter von der komplexen Impedanz des Übergangs zwischen Haut und Elektrode sprechen. Es empfiehlt sich, die Impedanz zwischen jeweils 2 Elektroden vor Beginn jeder Untersuchung zu messen. Bei dieser Messung müssen Bedingungen vergleichbar denen bei der AEP-Ableitung hinsichtlich Strom, Spannung und Frequenz vorliegen. Daher muß das Impedanzmeßgerät einen sehr hochohmigen Eingangskreis haben und mit einem Signal einer Maximalamplitude von etwa 1 mV und wählbarer Frequenz (ca. 5 Hz bei SAEP, ca. 1 kHz bei FAEP) arbeiten. Arbeitet das Gerät mit wesentlich höheren Spannungen, so wird u. U. das Grenzflächenpotential der Elektrode überwunden und dadurch v. a. bei geringen Zeitkonstanten das Meßergebnis verfälscht. Arbeitet das Gerät mit einer Frequenz, die bei der Ableitung der AEP keine Rolle spielt, dann ist das Meßergebnis für die Potentialableitung wenig relevant. Impedanzwerte deutlich unterhalb 10 kΩ sind Voraussetzung für brauchbare AEP-Ableitungen. Wichtiger als möglichst *kleine* Widerstände ist im Hinblick auf die Gleichtaktunterdrückung des Differenzverstärkers, daß alle an der Messung beteiligten Elektroden möglichst *gleiche* Werte aufweisen.

Bei der Ableitung des EEG (und der AEP) wird die Differenz der elektrischen Spannung zwischen 2 Punkten an der Kopfhaut des Patienten gemessen. Außer den 2 Verbindungen der entsprechenden Elektroden mit dem Plus- und Minus-Eingang des Differenzverstärkers wird ein Potentialnullpunkt benötigt, auf den die Potentialdifferenz bezogen wird. Dieser Bezugspunkt ist das Erdpotential, an den das komplette Meßgerät über den Schutzleiter angeschlossen ist. Einzelhei-

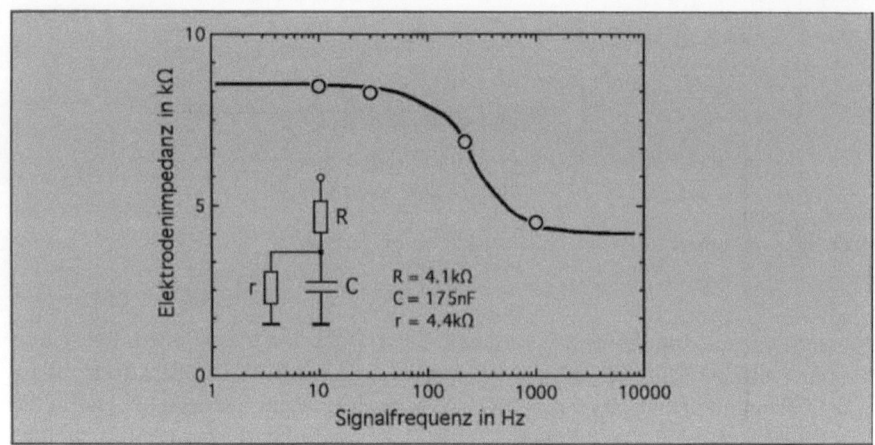

Abb. 4.5. Abhängigkeit der Impedanz einer Oberflächenelektrode von der Signalfrequenz. Die *Punkte* stellen die an einem Probanden bei verschiedenen Frequenzen gewonnenen Meßwerte dar, die *Linie* ist das Ergebnis der Impedanzberechnung nach dem gezeigten Elektrodenersatzschaltbild

ten hierzu legt die Medizingeräteverordnung (MedGV) von 1985 fest (vgl. etwa Böckmann u. Winter 1985). Die Erdung des Patienten erfolgt über eine eigene Elektrode. Deshalb sind bereits bei einer einkanaligen Ableitung 3 Elektroden erforderlich. Auch bei mehrkanaligen Ableitungen, d.h. bei Messung mit mehreren Verstärkern, ist die Erdung immer nur einmal vorhanden, die anderen Verstärkereingänge können jeweils an eigene Elektroden angeschlossen werden oder aber mit gemeinsamen Elektroden verbunden sein.

Zur Unterscheidung der Elektroden sind die Bezeichnungen Plus- und Minuselektrode – je nach dem zugeordneten Verstärkereingang – am wenigsten irreführend. Die Bezeichnungen „aktive Elektrode" oder „passive Elektrode" sollten vermieden werden, da bei der Messung von Hirnpotentialen niemals eine Elektrode aktiv ist. Die Unterscheidung gemäß der Polarität des Verstärkereingangs läßt überdies Rückschlüsse auf die Polarität der gemittelten Potentialkurven zu (ob also beispielsweise vertexpositive oder vertexnegative Spannungen nach oben aufgetragen werden).

Die Anordnung der Elektroden auf der Kopfhaut erfolgt nach dem System der International Federation of Societies for Electroencephalography and Clinical Neurophysiology. Es wird kurz auch als 10-20-System bezeichnet und ist z.B. bei Cooper et al. (1974) beschrieben. Diese Konvention definiert ein Koordinatensystem zur Auffindung bestimmter Orte, ausgehend von den Standardpunkten Nasion, Inion und präaurikulärem Punkt. Einige wichtige bei der Ableitung von AEP verwendete Orte sind folgendermaßen definiert:

- ▶ A_1 und A_2: präaurikuläre Punkte links und rechts (näherungsweise sind die Mastoide gleichwertig),
- ▶ F_{pz}: 10 % auf der Strecke von Nasion zu Inion (Stirn),
- ▶ C_z: 50 % auf der Strecke von Nasion zu Inion (Vertex).

Für die verschiedenen ERA-Methoden haben sich u. a. die folgenden Anordnungen bewährt (die Bezeichnungen „ipsilateral" und „kontralateral" beziehen sich auf die Reizseite):

- **ECochG:** Pluselektrode (Nadel) auf dem Promontorium bzw. im Gehörgang, Minuselektrode am ipsilateralen Mastoid (A_1 bzw. A_2) oder am Vertex (C_z), Erdungselektrode an der Stirn (F_{pz}) oder am kontralateralen Mastoid (A_2 bzw. A_1);
- **BERA:** Pluselektrode am Vertex (C_z), Minuselektrode am ipsilateralen Mastoid (A_1 bzw. A_2), Erdungselektrode an der Stirn (F_{pz});
- **MLRA:** Pluselektrode am Vertex (C_z), Minuselektrode am ipsilateralen Mastoid (A_1 bzw. A_2), Erdungselektrode an der Stirn (F_{pz});
- **CERA:** Pluselektrode am ipsi- oder kontralateralen Mastoid (A_1 bzw. A_2), Minuselektrode am Vertex (C_z), Erdungselektrode an der Stirn (F_{pz}).

Viele Varianten in der Elektrodenanordnung sind versucht und beschrieben worden. Allgemein erweisen sich im Experiment Stirn und Vertex oft als nahezu gleichwertig, so daß die oftmals etwas schwierige Befestigung einer Elektrode auf dem Scheitel umgangen werden kann. Beim Ausweichen auf die Stirn mit der Plus- oder Minuselektrode ist natürlich die Erdungselektrode von der Stirn zu entfernen und kann beispielsweise am kontralateralen (BERA) oder ipsilateralen Mastoid (CERA) befestigt werden. Statt am Mastoid können allgemein, ebenfalls ohne eine bedeutende Veränderung der Ergebnisse, die Elektroden am Ohrläppchen befestigt werden. Vergleichende Untersuchungen der Ableitungsergebnisse an verschiedenen Elektrodenorten sind von Gerull et al. (1972) sowie von Zöllner u. Karnahl (1975) veröffentlicht worden.

Aus historischen Gründen wird die Polarität der Potentiale bei ECochG und CERA anders gehandhabt als bei BERA und MLRA: Bei den ersteren werden allgemein vertex*negative*, bei den letzteren vertex*positive* Spannungen nach oben aufgetragen. Dadurch ergibt sich die manchmal verwirrende Situation, daß ein mit N1 oder N2 bezeichnetes Hirnrindenpotential nach *oben* weist (obwohl der Buchstabe N auf „negativ" hindeutet). Andererseits wird das – in der ECochG manchmal mit n_1 bezeichnete (und mit dem FAEP J1 identische) Summenaktionspotential des Hörnervs – konventionell nach *unten* aufgetragen. Die Frage der Polarität muß insbesondere beim Vergleich von ECochG und BERA (etwa zum Zweck der Bestimmung der Hirnstammlaufzeit) sorgfältig beachtet werden.

Außer den transtympanalen Nadelelektroden werden für die Elektrokochleographie zunehmend Gehörgangs- oder Trommelfellelektroden verwendet. Deren Plazierung ist für den Patienten weniger schmerzhaft, jedoch ist die Amplitude der gemessenen evozierten Potentiale geringer, und die EEG-Einstreuungen sind stärker als bei der Ableitung vom Promontorium oder der Nische des runden Fensters. Stabile und inter- wie intraindividuell reproduzierbare Ableitungen lassen sich dennoch erzielen, und es gelingt auch der Nachweis von Potentialveränderungen bei Vorliegen eines endolymphatischen Hydrops (Margolis et al. 1992).

Die Befestigung der Elektroden auf der Haut erfolgt entweder mit doppelseitigen Kleberingen oder mit Hilfe einer speziellen Elektrodenpaste, die außer der elektrolytischen auch eine adhäsive Wirkung hat. Zur Erhöhung der Festigkeit, aber auch zur Verringerung der Impedanz ist die Hautregion vorher mit einem fettlösenden Mittel zu reinigen. Einzelheiten hierzu werden in Abschn. 5.1 beschrieben.

Nirgends im Verlauf der weiteren Signalverarbeitung ist das EEG so empfindlich gegen externe Störungen wie auf der Strecke zwischen Elektrode und Eingang des Vorverstärkers. Es sind daher nach Möglichkeit Vorkehrungen zu treffen, um solche Störungen gering zu halten. Außer der Messung in abgeschirmten Räumen (s. Kap. 5) zählt die Verwendung von abgeschirmten Elektrodenleitungen zu diesen Maßnahmen. Meist ist die direkt an der Elektrode befestigte Leitung nicht mit einer Abschirmung ausgestattet. In solchen Fällen ist dafür zu sorgen, daß dieses nicht abgeschirmte Stück möglichst kurz ist und die verschiedenen Leitungen keine Schleifen bilden, in denen durch Induktion v. a. Einstreuungen von Magnetfeldern eingefangen werden. Alle in der Nähe des Patienten stehenden netzbetriebenen Geräte sind potentielle Störsignalgeneratoren und sollten, sofern sie nicht zur Messung benötigt werden, abgeschaltet werden.

4.3 Verstärkung und Filterung des EEG

Die von der Kopfhaut mit Hilfe der Elektroden abgegriffene zeitabhängige elektrische Spannung entsteht aus physiologischen Prozessen und Störeinflüssen. Sie muß zur weiteren Verarbeitung zunächst verstärkt werden. Zu diesem Zweck muß in dem Eingangskreis des Verstärkers ein (sehr kleiner) elektrischer Strom fließen, der mit Hilfe der Verstärkerelektronik in eine elektrische Spannung im Bereich einiger Volt umgewandelt wird. Um Verzerrungen gering zu halten, müssen die Werte verschiedener elektrischer Widerstände im Eingangsstromkreis aufeinander abgestimmt werden. Diese sind der eigentliche Eingangswiderstand des Verstärkers, die Übergangswiderstände zwischen Haut und Elektroden sowie ein geringer Widerstand im Inneren des Gewebes. Nur wenn der Innenwiderstand des Verstärkers sehr groß ist im Vergleich zu den Elektrodenübergangswiderständen, ist die Spannung, die über dem Innenwiderstand abfällt, näherungsweise proportional zur physiologischen Potentialdifferenz zwischen den 2 Elektroden. Daher muß der EEG-Verstärker einen möglichst hochohmigen Eingang haben (typisch 10–100 MΩ), und gleichzeitig ist für möglichst niedrige Übergangswiderstände (1–10 kΩ) zu sorgen.

Den neuronalen, zerebralen und muskulären Spannungsanteilen des EEG sind auch bei aufwendiger Abschirmung grundsätzlich Störspannungen nichtphysiologischen Ursprungs überlagert. Häufige Quellen dieser extern induzierten Störungen sind Netzspannungen und statische Aufladung. Bei der Bekämpfung dieser Störsignale macht man sich die Tatsache zunutze, daß die induzierten Potentiale in guter Näherung an allen Elektrodenpunkten dieselbe Größe, Phase und Zeitabhängigkeit haben (Gleichtaktsignale). Hierin unterscheiden sie sich wesentlich vom eigentlichen EEG, denn die Verschiedenheit der Potentiale ist ja eine Voraussetzung für die Auswahl der Elektrodenorte. Die Verarbeitung der abgeleiteten Spannung mit Hilfe von Differenzverstärkern sorgt dafür, daß Gleichtaktsignale sehr viel weniger verstärkt werden als Gegentaktsignale. Diese Eigenschaft der Verstärker wird als Gleichtaktunterdrückung (englisch „common mode rejection ratio" = CMRR) bezeichnet und üblicherweise in dB angegeben. Typische Werte liegen um 120 dB bei 50 Hz; dieser Angabe zufolge wird ein 50-Hz-Signal, das mit gleicher Phase und Amplitude an beiden Eingängen des Differenzverstärkers anliegt, um den Faktor 10^6 weniger verstärkt als eine Spannungs*differenz* zwischen den beiden Eingängen.

Zu den von außen induzierten Signalen kommt als weitere nichtphysiologische Störung das Eigenrauschen des Verstärkers hinzu. Dies ist eine am Ausgang des Verstärkers meßbare elektrische Spannung, die auch bei verschwindendem Eingangssignal (also kurzgeschlossenem Eingang) vorhanden ist. Die Ursachen für dieses Rauschen sind thermische Prozesse und Stromschwankungen in den Widerständen und anderen Bauteilen des Verstärkers. Auch wenn thermisches Rauschen und Stromschwankungen nur sehr geringe Amplituden haben, können sie doch ein ernstes Problem darstellen, wenn sie in der ersten Stufe des Verstärkers entstehen und gemeinsam mit einem Eingangssignal vergleichbarer Amplitude verstärkt werden. Zur Verringerung des Eigenrauschens trägt (neben der Auswahl möglichst rauschfreier Bauteile) v. a. die Eingrenzung des Frequenzbandes durch geeignete Filter bei. Für anspruchsvolle Messungen läßt sich das Rauschen durch die Verwendung mehrerer Vorverstärker weiter verringern. Weil sich die verstärkten Eingangssignale mehrerer parallelgeschalteter Vorverstärker *linear*, die einzelnen Rauschamplituden dagegen *quadratisch* addieren, bewirkt die Parallelschaltung von 4 gleichartigen Verstärkern eine Halbierung des Eigenrauschens.

Der erforderliche Verstärkungsfaktor oder Gewinn („gain" = G) eines Verstärkers ist durch die Größe der Eingangsspannung und die Anforderungen der nachfolgenden Geräte (A/D-Wandler, Oszilloskop, Schreiber oder ähnliches) festgelegt. Er wird üblicherweise in dB angegeben. Der allgemeinen Definition zufolge erhält man diese Zahl G aus der Spannungsverstärkung v gemäß der Formel

$$G/dB = 20 \cdot \log v.$$

Gängige Werte liegen zwischen 80 dB und 120 dB (entsprechend 10000- bis 1-Mio.-facher Spannungsverstärkung). Wegen der starken Streuung individueller EEG-Amplituden kann der Verstärkungsfaktor bei vielen ERA-Geräten vom Benutzer gewählt und in groben Stufen geändert werden. Selbstverständlich muß eine Änderung der Verstärkung in der Kalibrierung der Meßergebnisse berücksichtigt werden.

Über die Elektroden besteht zwischen Verstärker und Patient eine direkte galvanische Verbindung. Wenn auch die Anordnung nur zur *Messung* von Spannungsdifferenzen zwischen den Elektroden dienen soll, so ist doch grundsätzlich die Möglichkeit gegeben, daß der Patient durch einen technischen Defekt gefährlichen Spannungen ausgesetzt wird. Der Vorverstärker muß daher als erstes Glied in der EEG-Verarbeitung den von der Medizingeräteverordnung für die BRD und die EG-Länder vorgeschriebenen Sicherheitsvorschriften hinsichtlich der Isolation gegenüber Fremdspannungen genügen (s. Böckmann u. Winter 1985).

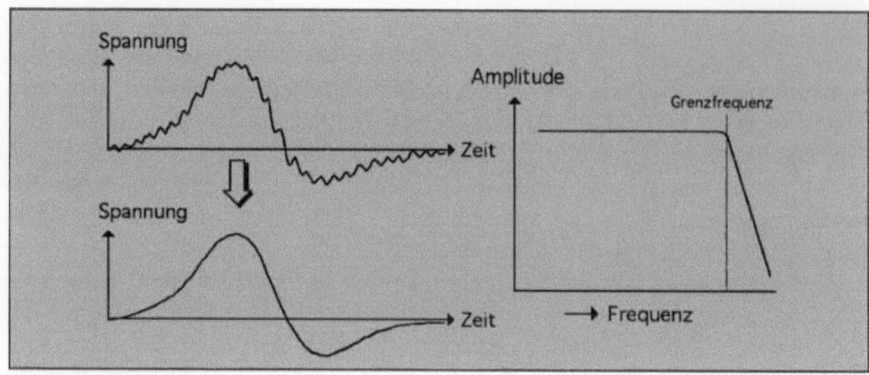

Abb. 4.6. Schematische Darstellung der Wirkung (*links*) und Übertragungsfunktion (*rechts*) eines Tiefpaßfilters

Die verstärkte EEG-Spannung wird von einem Filter weiterverarbeitet. Das Filter eliminiert Signalanteile, die außerhalb des Durchlaßbereiches, also unterhalb der unteren oder oberhalb der oberen Grenzfrequenz liegen, und verbessert damit – bei richtiger Wahl der Grenzfrequenzen – das Verhältnis von Nutzsignal zu Störsignal. Der Durchlaßbereich muß so gewählt werden, daß das akustisch evozierte Potential möglichst wenig in der Amplitude verringert oder in der Phase verändert wird. Empfehlungen für die Wahl der Grenzfrequenzen bei den verschiedenen ERA-Methoden sind im Anhang zu finden. Die Problematik der richtigen Wahl dieser Grenzfrequenzen sowie möglicher Verfälschungen der Meßergebnisse ist von Scherg (1982 a) sowie Elton et al. (1984) ausführlich behandelt worden.

Verschiedene Filtertypen unterscheiden sich in ihrer Charakteristik, d.h. im Absolutbetrag ihrer Übertragungsfunktion. Filter, die tiefe Frequenzen passieren lassen, heißen Tiefpaß (wie in Abb. 4.6), solche, die tiefe Frequenzen eliminieren, heißen Hochpaß (s. Abb. 4.7).

Bandpaßfilter entsprechen einer in Reihe geschalteten Kombination von Hoch- und Tiefpaß und sind nur durchlässig für die innerhalb des gewählten Bandes liegenden Frequenzen. Das Kerbfilter stellt für einen nach oben und unten begrenzten Frequenzbereich eine Sperre dar. Die Grenzfrequenz (oder Eckfrequenz) eines Filters ist definiert als diejenige Frequenz zwischen Durchlaß- und Sperrbereich, bei der die Ausgangsspannung noch etwa 70 % ihres Maximalwertes aufweist. Weil eine Abschwächung auf 70 % einer Dämpfung von etwa 3 dB entspricht, werden die Frequenzwerte auch als die 3-dB-Punkte bezeichnet.

Der Betrag der Übertragungsfunktion eines idealen Filters hat im Durchlaßbereich den Wert 1 und außerhalb dieses Bereiches den Wert 0. Reale Filter weichen von diesem Ideal immer insofern ab, als der Durchlaßbereich eine gewisse Restwelligkeit aufweist und die Flankensteilheit im Übergang zum Sperrbereich nicht unendlich groß ist. Außerdem wird durch jedes reale Filter die Phase eines Signals verändert, d.h. Maxima und Minima von Eingangs- und Ausgangssignal sind gegeneinander zeitlich verschoben. Verschiedene Filtertypen kommen dem Ideal-

Verstärkung und Filterung des EEG

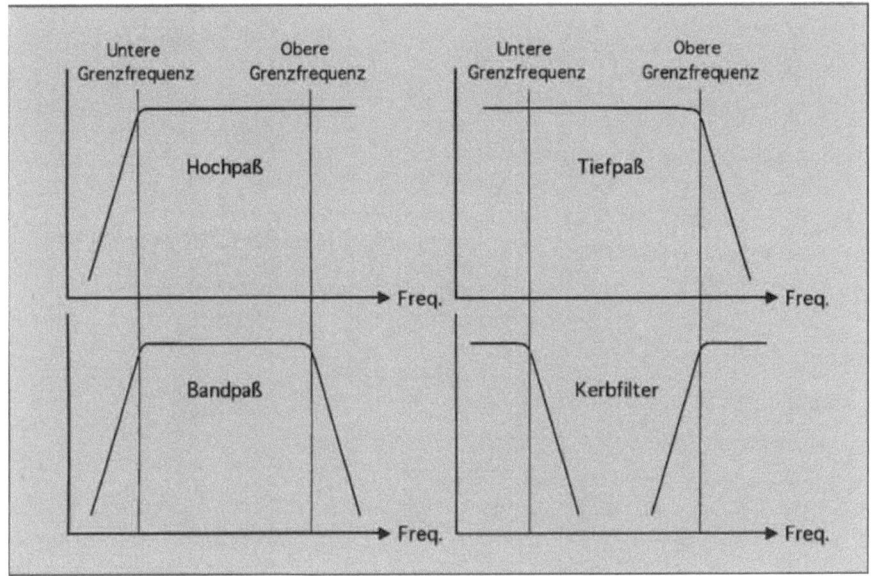

Abb. 4.7. Übertragungsfunktionen verschiedener Filtertypen (schematisch)

fall entweder hinsichtlich der Restwelligkeit im Durchlaßbereich (Butterworth-Filter) oder hinsichtlich der Frequenzunabhängigkeit der Phasenverschiebung (Bessel-Filter) oder hinsichtlich der Flankensteilheit (Tschebyscheff-Filter) nahe. Sie unterscheiden sich lediglich in der Dimensionierung der Widerstände und Kondensatoren, aus denen sie aufgebaut sind, nicht aber im grundsätzlichen Aufbau. Da die Phasenverschiebung von Hochpaß- und Tiefpaßfiltern gegenläufig ist, läßt sie sich durch geeignete Kombination der Grenzfrequenzen für Bandpaßfilter näherungsweise kompensieren.

Im Hinblick auf die in Abschn. 6.2 angesprochene Option einer mit weniger Signalverfälschung einhergehenden *digitalen* Filterung sollte die analoge Filterung auf das notwendige Minimum beschränkt, also möglichst breitbandig gewählt werden. Hierbei sollte das Hochpaßfilter nur einpolig, mit einer Flankensteilheit von 6 dB pro Oktave, ausgelegt sein. Die Grenzfrequenz des Tiefpaßfilters, welches steilflankig realisiert werden sollte (z.B 4polig entsprechend 24 dB pro Oktave), ist entsprechend den aus dem Abtasttheorem folgenden Regeln auf die Abtastrate der Analog/Digitalwandlung abzustimmen.

Am Ende der analogen Verarbeitung muß das EEG-Signal dem Rechner zur digitalen Verarbeitung zugeführt werden. Die Schnittstelle ist ein Analog/Digitalwandler (A/D-Wandler oder auch ADC für „analog to digital converter"), der die an seinem Eingang anliegende elektrische Spannung in binär kodierte Zahlen umwandelt (s. Abb. 4.8). Die Wandlung geschieht nicht kontinuierlich, sondern in festen zeitlichen Abständen, die von einem Taktgeber festgelegt und als das Abtastintervall bezeichnet werden. Das Ergebnis der Konversion eines EEG-Abschnitts ist also eine Folge von Zahlen, die den Momentanwerten des EEG in

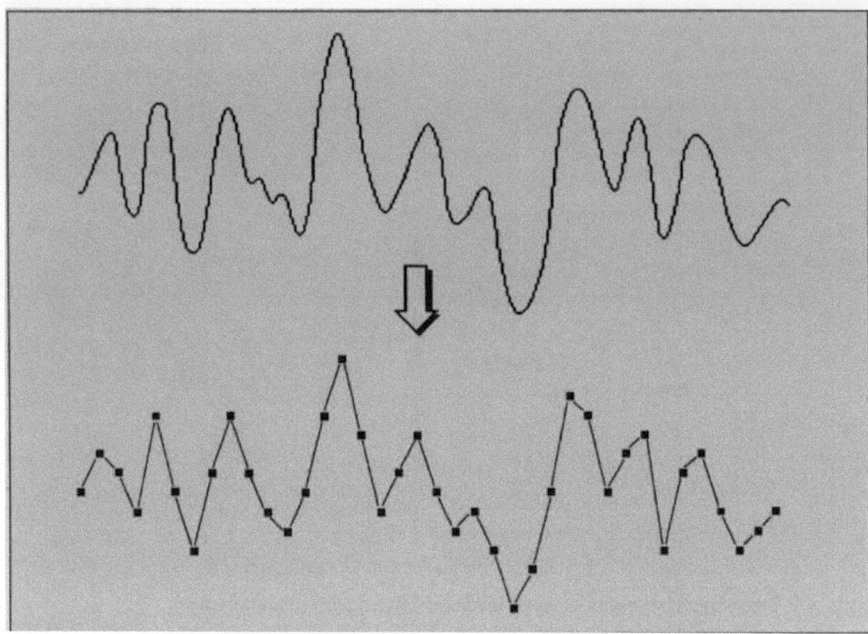

Abb. 4.8. Wandlung einer analogen Kurve (*oben*) in eine digitale Zahlenfolge (*unten*)

einem zeitlichen Raster entsprechen. Für die BERA typisch sind 256 Konversionen im zeitlichen Abstand von 0,05 ms, woraus sich 12,8 ms als Länge des EEG-Abschnitts (Zeitfenster) und 20 kHz für die Abtastrate ergibt.

Aufgrund des getakteten Abtastens geht die Information über den Verlauf der EEG-Spannung *zwischen* 2 Abtastpunkten verloren. Deshalb kann die binäre Zahlenfolge grundsätzlich keine EEG-Anteile wiedergeben, deren Frequenz in der Größenordnung der Abtastrate oder darüber liegt. Das ist, in vereinfachter Formulierung, der Inhalt des Abtasttheorems. Eine genauere Betrachtung zeigt, daß die Abtastrate mindestens doppelt so groß sein muß wie die höchste noch zu messende Signalfrequenz. In der Praxis empfiehlt sich, v. a. wegen der endlichen Flankensteilheit der analogen Filter, die Wahl einer Abtastrate, die mindestens das 4fache der oberen Grenzfrequenz des Analogfilters beträgt. Eine solche Überabtastung („oversampling") ist auch unter dem Gesichtspunkt der Minimierung des Quantisierungsrauschens von Bedeutung: Jeder Eingangsspannungswert erleidet bei der Wandlung einen Konvertierungsfehler, der maximal ein Bit ausmachen kann. Je nach der Zahl der für die binäre Kodierung verfügbaren Bits ist damit ein kleinerer oder größerer relativer Fehler verbunden – die gewandelte Kurve ist gegenüber dem Original verrauscht. Die Energie dieses Quantisierungsrauschens ist gleichmäßig zwischen 0 und der Abtastfrequenz konzentriert. Eine hohe Abtastfrequenz bewirkt also eine Verringerung der Rauschamplitude, da die gesamte (und konstante) Energie des Quantisierungsrauschens auf einen breiteren Frequenzbereich verteilt wird.

4.4 Digitale EEG-Verarbeitung

Als Ergebnis der Serie von Analog/Digitalwandlungen liegt im Arbeitsspeicher des Digitalrechners nach jeder akustischen Stimulation ein EEG-Abschnitt (Sweep) in Form eines Datenfeldes von endlich vielen (z.b. 256) binär kodierten Zahlen einer Genauigkeit von beispielsweise jeweils 14 Bit vor. Die erste Aufgabe des Rechners besteht darin, diesen Sweep auf Artefakte, d.h. auf übermäßig starke Störungen hin zu überprüfen. Das einfachste Vorgehen besteht darin, den ganzen Sweep zu verwerfen, wenn die EEG-Spannung eine vorgegebene Amplitudengrenze überschreitet. Man erreicht damit, daß bei plötzlich erhöhter EEG-Amplitude – etwa wegen Muskelanspannung oder Bewegung des Patienten – der Meßvorgang automatisch für die Zeit der Amplitudenüberschreitung unterbrochen wird. Auf diese Art wird unter allen EEG-Abschnitten eine Auswahl getroffen. Für die weitere Verarbeitung bleiben nur Sweeps übrig, deren Maximalamplitude unterhalb der gültigen Grenze liegen. Statistisch betrachtet bewirkt diese Maßnahme eine Beschränkung der weiterverwendeten EEG-Amplituden auf kleinere Werte, sie kommt also einer effektiven Verringerung der Standardabweichung gleich.

Um die Unterschiedlichkeit der EEG-Amplituden verschiedener Patienten zu berücksichtigen, muß die für die Artefaktprüfung maßgebliche Amplitudenschranke veränderbar sein, und zwar wegen der Nichtstationärität des EEG möglichst auch *während* der Messung. Ein Problem bei der Artefaktunterdrückung stellt der v. a. bei Clickreizung mit hohen Reizpegeln auftretende Reizartefakt dar, dessen Amplitude so groß werden kann, daß *alle* EEG-Abschnitte als artefaktbehaftet erkannt und verworfen werden. Da dieser Artefakt aber immer exakt zum Zeitpunkt der Reizgebung auftritt und zeitlich eng begrenzt ist, kann das Problem dadurch gelöst werden, daß sich die Amplitudenüberprüfung auf den artefaktfreien Post-Stimulus-Bereich beschränkt.

Neben der EEG-Amplitude wird vereinzelt auch die *Steilheit* des EEG als Selektionskriterium für die verwendeten Signalabschnitte verwendet. Hierbei liegt die Überlegung zugrunde, daß Muskelpotentiale sich nicht nur durch ihre Größe, sondern auch durch ihren schnellen Anstieg von neurogenen Potentialen unterscheiden. Das Verfahren (vgl. Scherg 1982 b; Döring 1985) ist gleichwertig mit einer Amplitudenüberprüfung des zeitlich differenzierten EEG-Signals und erfordert entweder zusätzliche elektronische Komponenten zur Differenzierung des Signals oder zusätzliche Rechenzeit zur Berechnung und Wertung der Differenz zwischen benachbarten EEG-Abtastwerten.

Die einzelnen EEG-Abschnitte, mit dem Index i durchnumeriert, können aufgefaßt werden als zeitlich begrenzte zeitabhängige Funktionen $e_i(t)$, die sich additiv zusammensetzen aus den voneinander unabhängigen Anteilen $s_i(t)$ (AEP-Signal) und $n_i(t)$ (EEG-Rauschen):

$$e_i(t) = s_i(t) + n_i(t).$$

Ziel der ERA ist die möglichst reine Darstellung des akustisch evozierten Potentials $s_i(t)$. Hierbei ist die Anwesenheit des Rauschens $n_i(t)$ das größte Hindernis;

seine Amplitude übertrifft in den meisten Fällen die des eigentlichen Signals. Signal und Rauschen sind untrennbar miteinander verbunden, sie können nicht einzeln gemessen werden und werden immer gemeinsam verarbeitet. Zwar ist bei verschwindendem akustischem Reiz die Funktion $s_i(t)$ identisch 0, und das gemessene EEG ist daher eine reine Rauschfunktion $n_i(t)$:

$$e_i(t) = n_i(t), \text{ da } s_i(t) = 0;$$

in einem weiteren, unter akustischer Stimulation gewonnenen EEG-Abschnitt (mit der Nummer j):

$$e_j(t) = s_j(t) + n_j(t)$$

hat die Rauschfunktion $n_j(t)$ gegenüber $n_i(t)$ eine völlig andere Gestalt und ist daher für eine Gewinnung des AEP mittels Differenzbildung nicht geeignet.

Durch die Verstärkung wird die Amplitude der Abschnitte $e_i(t)$ linear erhöht, es werden also sowohl das Signal als auch das Rauschen verstärkt. Die Filterung sorgt für die Eliminierung einzelner Frequenzbereiche aus dem EEG und kann daher das Signal/Rausch-Verhältnis verbessern, wenn Signal und Rauschen verschiedene Frequenzen enthalten. Die Artefaktunterdrückung bewirkt die Verwerfung von EEG-Abschnitten mit übermäßig großer Gesamtamplitude. Wenn die Amplitude des Signals als konstant angesehen wird, ist die Artefaktunterdrückung also gleichwertig mit einer Auswahl der rauschärmsten EEG-Abschnitte.

Filterung und Artefaktunterdrückung tragen also bereits zur Befreiung des EEG von Störsignalen bei. Diese Maßnahmen reichen jedoch i. a. nicht aus, um das AEP deutlich hervortreten zu lassen. Eine Störsignalbefreiung mittels Differenzbildung ist, wie oben erwähnt, *nicht* möglich, da die zu verschiedenen Zeiten vorliegenden Rauschfunktionen $n_i(t)$ und $n_j(t)$ verschieden sind. Wenn aber gewisse *statistische* Eigenschaften des EEG-Rauschens zeitlich konstant sind, ist die Summation oder Mittelung vieler EEG-Abschnitte ein für die Störbefreiung geeignetes Verfahren. Man geht bei ihrer Anwendung von der Voraussetzung aus, daß das akustisch evozierte Potential in allen EEG-Abschnitten die gleiche Gestalt hat:

$$s_i(t) = s_j(t).$$

Die Signalfunktionen s(t) können also ohne Index geschrieben werden. Dagegen unterscheiden sich die *nicht* durch den Reiz ausgelösten EEG-Anteile verschiedener Sweeps:

$$n_i(t) \neq n_j(t) \text{ für } i \neq j.$$

Die Verhältnisse werden mathematisch besonders übersichtlich, wenn die Amplitude des Rauschens als normalverteilt und die Varianz dieser Verteilung als zeitunabhängig angenommen wird (stationärer Gauß-Prozeß). Die Addition mehrerer

Digitale EEG-Verarbeitung

EEG-Abschnitte $e_i(t)$ zu einer Summe $E(t)$ führt unter diesen Voraussetzungen zu einer Vervielfachung des akustisch evozierten Potentials und daher zu einer relativen Abschwächung des Rauschens, letzteres deshalb, weil sich bei der Addition zweier zeitabhängiger Rauschterme die Varianzen σ^2 (und nicht die Standardabweichungen s) addieren:

$$E(t) = \sum_{i=1}^{N} [s(t) + n_i(t)] = N \cdot s(t) + n_1(t,\sigma) + \cdots + n_N(t,\sigma) = N \cdot s(t) + n(t,\sigma \cdot \sqrt{N}).$$

Die Summe $E(t)$ aus N EEG-Abschnitten enthält also das AEP $s(t)$ mit Nfacher Amplitude und einen Rauschterm $n(t)$ mit einer Varianz, die das $\sqrt{N}$fache der Varianz eines einzelnen EEG-Abschnittes ausmacht. Beim Übergang zum Mittelwert

$$M(t) = E(t) / N$$

aus diesen N Sweeps reproduziert sich das AEP mit einfacher Amplitude und die Varianz des Rauschterms wird durch N dividiert:

$$M(t) = s(t) + n(t,\sigma/\sqrt{N}).$$

Insgesamt bewirkt die Mittelung von N EEG-Abschnitten also eine Reduktion des Rauschens um den Faktor $\sqrt{N}$, und daher wird das Signal/Rausch-Verhältnis um diesen Faktor $\sqrt{N}$ verbessert. Dieses Ergebnis gilt nur unter der Annahme eines unveränderlichen Signals $s(t)$, eines stationären Rauschens $n(t)$ und einer linearen Überlagerung dieser beiden voneinander unabhängigen Anteile. Da diese Voraussetzungen bei der Messung von Biopotentialen nicht streng erfüllt sind, sind die Folgerungen in der Praxis nur näherungsweise richtig. Immerhin ist die Näherung insoweit realistisch, als sich bei zunehmender Zahl von Mittelungen die Amplitude des EEG-Rauschens verkleinert, und zwar dergestalt, daß etwa eine Vervierfachung der Mittelungsschritte zu einer Halbierung der Rauschamplitude führt.

Abb. 4.9 demonstriert die sukzessive Verbesserung des Signal/Rausch-Verhältnisses mit zunehmender Zahl von Mittelungen bei der Messung früher akustisch evozierter Potentiale. Die Reproduzierbarkeit der Potentiale wird aus dem Vergleich der beiden jeweils ineinander gezeichneten Teilmittelwertkurven X(t) und Y(t) deutlich, die quasisimultan abgeleitet wurden. Erste Andeutungen der fallenden Flanke des Potentials J 5, etwa 5,5 ms post-Stimulus, sind bereits nach 2 · 64 Mittelungsschritten zu erkennen, deutlich ausgeprägt ist das komplette Potentialmuster nach 2 · 512 Mittelungen. Unter ungünstigeren Signal/Rausch-Verhältnissen wären mehr EEG-Summationen für die Gewinnung zuverlässiger Kurven erforderlich. Insofern kann die übliche Anzahl von 2000 Mittelungen nur als ein sinnvoller Richtwert angesehen werden. Im Einzelfall ist zu entscheiden, ob die Messung früher abgebrochen werden kann oder aber über 2000 Summationen hinaus verlängert werden muß.

An der im linken Teil von Abb. 4.9 gezeigten Serie von Teilmittelwertkurven X(t) und Y(t) – die von oben nach unten durch weitere Mittelung auseinander her-

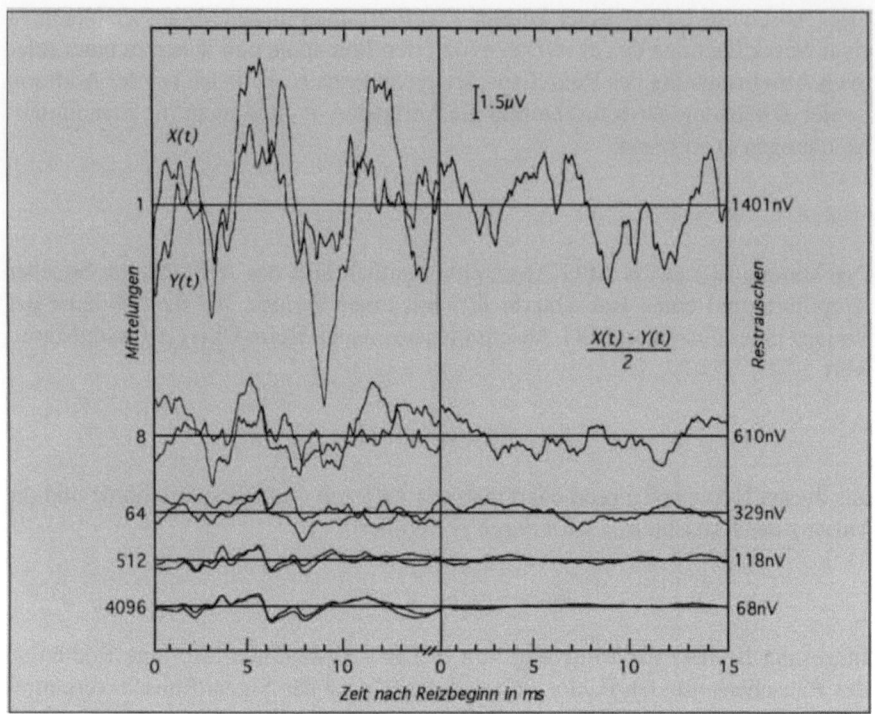

Abb. 4.9. Mittelung früher akustisch evozierter Potentiale, gemessen an einer 28jährigen normalhörenden Probandin (Click 80 dB nHL, Filtergrenzen 90 Hz und 2000 Hz). Die Zahl der Mittelungsschritte für jede der links gezeigten Teilmittelwertkurven $X(t)$ und $Y(t)$ ist am *linken* Rand angegeben. Im *rechten* Teil der Abbildung ist jeweils die halbe Differenz aus den Teilmittelwertkurven gezeichnet und die daraus abgeschätzte Amplitude des Restrauschens angegeben

vorgehen – ist deutlich zu erkennen, daß das an der Abweichung zwischen den 2 Kurven beobachtbare Restrauschen im Laufe des Mittelungsvorgangs geringer wird. Bildet man aus den Kurven X(t) und Y(t) punktweise die Differenz und dividiert das Ergebnis durch 2, so erhält man die in der rechten Bildhälfte gezeigten Kurven [X(t)-Y(t)]/2, die zur Abschätzung des für den Gesamtmittelwert [X(t)+Y(t)]/2 relevanten Restrauschens herangezogen werden können (vgl. Abschn. 6.2).

Die am rechten Rand der Zeichnung angegebenen Werte für die mittlere Amplitude des Restrauschens nehmen mit jeweils 8facher Zunahme der Zahl von Mittelungen um durchschnittlich einen Faktor 2,18 ab. Wären alle oben genannten Voraussetzungen für die Anwendung der mathematischen Theorie erfüllt, so wäre eine Abnahme um jeweils einen Faktor $\sqrt{8} = 2{,}83$ zu erwarten.

Der Nichtstationarität des EEG kann durch die gewichtete EEG-Mittelung Rechnung getragen werden. Bei diesem Verfahren (Hoke et al. 1984 b) wird jeder EEG-Abschnitt e(t) vor der Summation zu E(t) durch eine Zahl dividiert, die der Varianz des Rauschens in diesem Abschnitt proportional ist. Stark verrauschte EEG-Abschnitte werden dadurch weniger berücksichtigt als rauscharme

Abschnitte. Allerdings ist auch dieses Verfahren nur unter Verwendung von Näherungen anwendbar, da die Varianz des Rauschens grundsätzlich unbekannt ist und daher die Varianz der Summe von Signal und Rauschen herangezogen werden muß. Diese wird in der Praxis zur Einsparung von Rechenzeit durch die Maximalamplitude innerhalb eines EEG-Abschnittes approximiert. Ein anderes, von Elberling u. Wahlgreen (1985) beschriebenes Verfahren teilt die EEG-Mittelung in wenige Blöcke vieler EEG-Abschnitte ein und wichtet die Blöcke mit einer Größe, die jeweils der Stärke des Rauschens während der Registrierung umgekehrt proportional ist. Wenngleich die gewichtete Mittelung die Amplitude des akustisch evozierten Potentials verfälscht, so ist sie doch wegen der Vergrößerung des Signal/Rausch-Verhältnisses im endgültigen Mittelungsergebnis als eine wichtige methodische Verbesserung anzusehen.

5 Durchführung der Messungen

Für eine erfolgreiche Messung akustisch evozierter Potentiale muß auf die Bedienung der Meßapparatur und die Behandlung des Patienten gleichermaßen große Sorgfalt verwendet werden. Zwar kann von Seiten des Geräteherstellers einiges getan werden, um die Bedienung des Gerätes zu erleichtern, die Vielzahl der an einer Messung beteiligten Parameter bringt es aber mit sich, daß die Variationsmöglichkeiten – und damit die Gefahr einer falschen Einstellung – groß sind. Noch vielschichtiger sind die Probleme, die durch Unterschiede bei den Patienten auftreten können. Grundsätzlich ist das biologische System Mensch schwieriger zu übersehen und zu kontrollieren als eine technische Anlage, und korrigierende Eingriffe sind bei ersterem nur in engen Grenzen möglich.

5.1 Patientenvorbereitung

Zu den problematischen Eigenschaften des „Patienten als Meßobjekt" zählen v. a. sein Biorauschen (aktiv) und die durch die Leitfähigkeit der Haut bedingte Antennenwirkung für externe Störungen (passiv). Darüber hinaus müssen natürlich im Einzelfall die Eigenschaften des möglicherweise pathologisch veränderten Gehörs genau berücksichtigt werden, um die richtigen Reizparameter zu wählen und Fehlinterpretationen der Ableitungen zu vermeiden.

Für das Zustandekommen guter AEP-Messungen ist das Verhältnis der Amplituden von akustisch evozierten zu nicht akustisch evozierten Spannungen die entscheidende Größe. Bis auf kleine Schwankungen sind die AEP bei verschiedenen Individuen von gleicher Größenordnung. Für die Größe des Signal/Rausch-Verhältnisses ist also v. a. die Amplitude der *nicht* akustisch evozierten Spannungen maßgebend, zu denen auch myogene Potentiale und extern induzierte Störungen beitragen. Dieses Rauschen kann bei verschiedenen Messungen selbst am selben Individuum ganz unterschiedliche Größen haben. Aus den Ausführungen in Kap. 4 geht hervor, daß das Signal/Rausch-Verhältnis im ungemittelten EEG sich bei konventioneller Mittelung direkt auf das Signal/Rausch-Verhältnis des gemittelten Potentials fortpflanzt. Variiert das ungemittelte EEG aufgrund biologischer oder externer Störungen zwischen 2 Messungen um den Faktor 10, so wird sich auch die Qualität der gemittelten Ableitungen um den Faktor 10 unterscheiden. Um in beiden Situationen gleich gute Ergebnisse zu erhalten, müßten (ebenfalls nach den Aussagen in Kap. 4) im Falle des größeren EEG etwa 100mal mehr Mittelungsschritte durchgeführt werden!

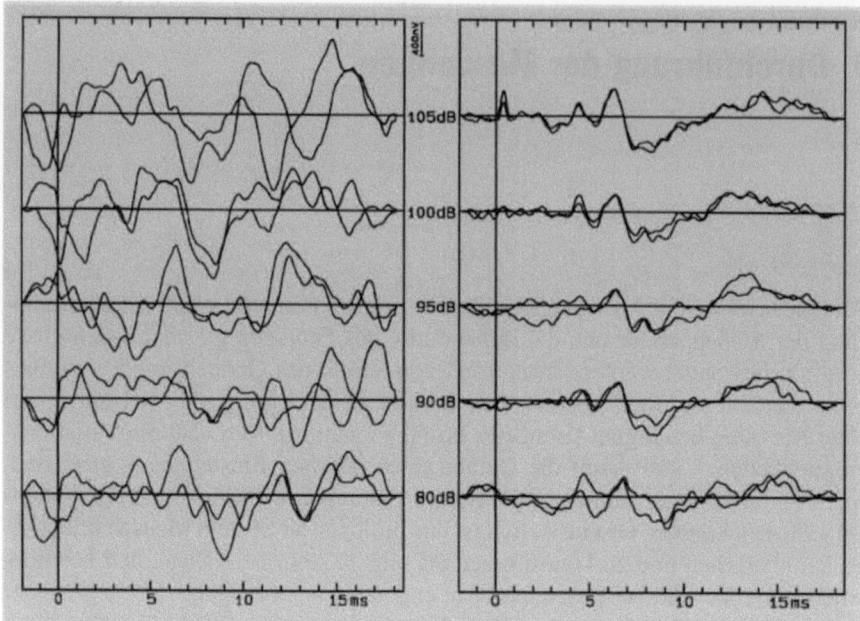

Abb. 5.1. Messung der FAEP im wachen Zustand ohne Sedierung *(links)* und an demselben Patienten im Schlaf nach Sedierung *(rechts)* unter sonst unveränderten Bedingungen

Unter den Maßnahmen zur Reduktion der den AEP überlagerten biologischen Störungen ist als wirksamste die Ruhigstellung des Patienten zu nennen. Hierdurch werden nicht nur Muskelpotentiale eliminiert, auch das spontane EEG wird in seiner Amplitude erheblich reduziert. Der Begriff Ruhigstellung umfaßt hier alle Maßnahmen von der bequemen Lagerung über die Messung im (spontanen oder induzierten) Schlaf bis hin zur Narkose. In Abb. 5.1 ist die Wirkung der Sedierung auf die Qualität der FAEP-Ableitung am Beispiel eines 50jährigen Patienten eindrucksvoll demonstriert.

Die Messung am schlafenden Patienten kann also, zumindest im Fall der frühen akustisch evozierten Potentiale, die Qualität der Ableitung ganz entscheidend verbessern. Voraussetzung hierfür ist natürlich, daß die untersuchten Potentiale selbst durch den Schlaf keine Veränderung erfahren. Dies ist für die FAEP vielfach nachgewiesen worden (s. z.B. Gerull et al. 1972; Davis 1973; Sohmer et al. 1978; Stockard et al. 1978; Osterhammel et al. 1985), weswegen die BERA ohne Verfälschung der Ergebnisse in Sedierung durchgeführt werden kann. Die späteren Potentiale sind von der Vigilanz des Patienten allgemein um so mehr abhängig, je weiter zentral sie entstehen (vgl. Kap. 8). Es kann zwar durchaus gelingen, deutliche Hirnrindenpotentiale im Tiefschlaf zu erhalten; Schwankungen in der Latenz oder gar ein Verschwinden der Amplitude können aber den Nachweis der Potentiale verhindern (Karnahl u. Benning 1972; Osterhammel et al. 1973), so daß mit einem unbekannten Anteil falsch-negativer Aussagen zu rechnen ist.

Die praktische Erfahrung lehrt, daß die Sedierung erwachsener Patienten für die Durchführung der BERA relativ selten erforderlich ist. Für die Nachweisbarkeit sehr kleiner Potentiale, etwa zur genauen Bestimmung der Hörschwelle, sowie v. a. zur Untersuchung von Neugeborenen und Kleinkindern ist sie allerdings meistens unerläßlich (vgl. Montandon et al. 1979). Bei der Untersuchung von Schulkindern und Erwachsenen zeigt sich in der Praxis, daß eine gute Aufklärung und Motivation sowie eine bequeme Lagerung den Patienten oftmals in die Lage versetzt, sich selbst so gut zu entspannen, daß gute Meßbedingungen vorliegen – oder sogar Spontanschlaf eintritt. Richtlinien für die Durchführung der Sedierung sind im Anhang dieses Buches zusammengestellt.

Noch viel seltener als eine Sedierung wird eine Narkose für die Durchführung der Untersuchung erforderlich sein. Lediglich bei der Untersuchung von Kindern oder kooperationsunwilligen bzw. -unfähigen Patienten mit Hilfe der transtympanalen Elektrokochleographie liegt die Indikation nahezu grundsätzlich vor. Auch hier gilt, wie für die frühen Potentiale allgemein, daß Latenzen und Amplituden durch die Anästhesie nicht beeinflußt werden (vgl. Kap. 8). Am Einzelfall ist zu entscheiden, ob nicht auch eine Lokalanästhesie ausreichend ist.

Bei der Verwendung von Oberflächenelektroden ist der Vorbehandlung der Haut besondere Sorgfalt zu widmen. Die Ableitung gelingt um so besser, je kleiner und gleichmäßiger die Übergangswiderstände zwischen Haut und Elektrode sind (vgl. Kap. 4). Verantwortlich für die untere Grenze der erreichbaren Impedanzen sind die isolierenden Oberflächenschichten aus Hautfett und Hornhaut. Bei allen Oberflächenelektroden sollte die Haut daher mit fettlösenden Mitteln (Benzin, Aceton oder Äthanol) lokal gereinigt werden. Durch diese Maßnahme sinkt die Impedanz meist schon in den Bereich weniger kOhm (gemessen bei einer Frequenz von 1 kHz) und ist damit für die Messung akzeptabel. Sie läßt sich weiter verbessern durch ein vorsichtiges Aufrauhen der Hautoberfläche. Hierzu können spezielle Elektrodensalben mit einer schmirgelnden Wirkung verwendet werden. Sie fördern darüber hinaus die Durchblutung in dem behandelten Hautbereich, ohne die Haut zu verletzen (kleine Verletzungen erhöhen zwar, wie im Selbstversuch gezeigt werden konnte, die elektrische Leitfähigkeit ganz erheblich, allerdings hält diese Verbesserung nicht lange an: durch Gerinnungsvorgänge stellt sich bereits nach wenigen Minuten wieder ein hoher Übergangswiderstand ein). Solche Hautvorbereitungspasten vereinigen durch besondere Wirkstoffe die lokale Förderung der Durchblutung mit der reinigenden und fettlösenden Wirkung, ohne eine – etwa bei der Reinigung mit Alkohol auftretende – Austrocknung der Haut mit ihrem nachteiligen Einfluß auf die Impedanz hervorzurufen.

Die Befestigung der Oberflächenelektroden auf der Haut erfolgt entweder mit doppelseitigen Kleberingen oder mit adhäsiven Elektrodenpasten. Eine Rasur behaarter Stellen ist langjähriger praktischer Erfahrung zufolge niemals erforderlich. Eine sorgfältige Vorbereitung sowie die Fixation mit einem Gummi- oder Klettband und dem Kopfhörerbügel gewährleisten auch für die auf dem Vertex positionierte Elektrode einen guten und zuverlässigen Kontakt. Nur für Langzeituntersuchungen, z.B. bei der Überwachung von Patienten in der Intensivmedizin oder beim intraoperativen Monitoring, werden wegen der größeren Stabilität des Übergangswiderstandes subdermale Nadelelektroden aus Platin, Gold oder Edelstahl verwendet. Wegen der kleineren Kontaktfläche und der daraus resultierenden höheren Impedanz sind sie aber bei niedrigen Frequenzen in ihren Ableiteigenschaften den Oberflächenelektroden unterlegen (Cooper et al. 1974).

In der Elektrokochleographie werden als Alternative zu den transtympanalen Nadelelektroden gelegentlich die weniger invasiven Gehörgangselektroden verwendet. Es wurden verschiedene Varianten beschrieben (Yoshie et al. 1967; Coats 1974; Yanz u. Dodds 1985; Stone et al. 1986), die sich in ihrem Aufbau unterscheiden. Sie werden im äußeren Gehörgang des Patienten plaziert und stellen so einen Kompromiß aus der Oberflächenableitung vom Mastoid und der punktförmigen Ableitung vom Promontorium dar. Erwartungsgemäß wird das hohe mit einer Nadelelektrode erzielbare Signal/Rausch-Verhältnis nicht ganz erreicht. Ähnliches gilt für tympanale Elektroden (Margolis et al. 1992) und die in der Praxis wenig angewandte Nasopharynxelektrode (Gülzow et al. 1983).

Gute Patientenvorbereitung und Elektrodenplazierung schließen das Auftreten von Störungen nicht aus. Zwar reduzieren niedrige und symmetrische Werte der Elektrodenimpedanz den Einfluß externer Störungen, die *Anwesenheit* von Störsignalen kann aber mit Abschirmmaßnahmen wirksamer eingeschränkt und auf diesem Wege die Auswirkung der Störungen begrenzt werden. Im Hinblick auf kapazitive und induktive Einstreuungen ist die Signalstrecke zwischen Patient und Vorverstärker besonders kritisch. Die Verwendung abgeschirmter, möglichst kurzer und gegeneinander verdrillter Elektrodenleitungen bewirkt eine Reduzierung der Störeinflüsse. Die Schirmung der Leitungen ist entweder geerdet, oder sie wird mit dem invertierten Elektrodensignal gespeist („getriebener Schirm"). Erst ein abgeschirmter Raum bietet aber wirklich eine Gewähr dafür, daß elektromagnetische Störungen so weit wie möglich eliminiert werden. Ein solcher „Faraday-Käfig" ist allseitig mit einer geschlossenen metallischen Folie ausgekleidet, und sein Innenraum ist daher frei von statischen elektrischen Feldern. Zeitlich veränderliche äußere elektromagnetische Felder werden je nach ihrer Frequenz mehr oder weniger stark gedämpft, wobei die Durchlässigkeit der Abschirmung mit steigender Frequenz zunimmt. Eine 0,1 mm starke Kupferfolie bewirkt eine magnetische Dämpfung von ca. 100 dB bei 150 kHz. Um 50-Hz-Störungen fernzuhalten, sind alle Netzspannungszuführungen mit Abschirmungen zu versehen, die mit der metallischen und geerdeten Wandverkleidung verbunden werden. Einige Hilfsmaßnahmen zur Ermöglichung von Ableitungen in elektrisch ungünstigen Räumen wurden von Hönerloh (1969) beschrieben.

Eine aufwendige akustische Abschirmung ist, weil die Reizgebung über Kopfhörer erfolgt, i. allg. nicht erforderlich. Es versteht sich von selbst, daß der Patient sich während der Messung in einer ruhigen Umgebung befinden sollte, die den Anforderungen an Audiometrieräume nach Keller (1966) genügt, und es ist meist von Vorteil für die Entspannung des Patienten, wenn sich in diesem Raum während der Messung weder das Gerät noch das Bedienungspersonal befinden.

5.2 Spezielle Untersuchungsverfahren

Selbst die einfachsten Geräte zur Ableitung akustisch evozierter Potentiale weisen (glücklicherweise) eine mehr oder weniger große Palette von Einstellmöglichkeiten auf, die die Reizgebung sowie die analoge und digitale Signalverarbeitung betreffen und möglichst viele der in der Praxis angetroffenen Bedürfnisse abdecken sollen. Wenngleich der Benutzer des Gerätes bei der Durchführung von Standarduntersuchungen nicht mit allen Parametern der Messung in Berührung kommt, so muß deren Wirkung für die Anwendung bei speziellen Fragestellungen bekannt sein. Die Tatsache, daß bei modernen programmgesteuerten Geräten alle Parameter mit Standardwerten voreingestellt sind, sollte nicht dazu verleiten, diese Standardwerte als grundsätzlich optimal und unveränderlich anzusehen. Beispielsweise lassen sich die angemessenen Geräuschpegel für die Vertäubung des Gegenohrs nicht aus allgemeinen Regeln, sondern nur aus den Gegebenheiten des Einzelfalles ableiten.

In diesem Abschnitt soll die Wirkung einiger den Reiz und die Ableitung betreffender Parameter auf die Meßergebnisse erläutert werden. Hierbei werden sowohl Dinge von ganz elementarer Bedeutung behandelt, wie die Wahl des Vertäubungspegels, die Anordnung der Elektroden oder die Einstellung der Filtergrenzfrequenzen, als auch Einzelheiten von Spezialuntersuchungen, wie die Messung der binauralen Interaktion oder die Anwendung der Hochpaßmaskierung.

Wie die meisten audiometrischen Tests wird die ERA in der Mehrzahl der Fälle zur Überprüfung der Funktion *eines* Ohrs eingesetzt. Bei der Reizgebung ist daher grundsätzlich der Effekt des Überhörens zu beachten und ggf. zu korrigieren. Der Effekt besteht darin, daß von der Energie des Reizes ein gewisser Anteil auf den Schädelknochen übertragen wird, wodurch die Haarzellen *beider* im Knochen eingebetteten Innenohren angeregt werden (vgl. Böhme u. Welzl-Müller 1993 sowie Lehnhardt 1987). Bei Reizung über Luftschall liegt der Knochenschallanteil je nach Bauart des Kopfhörers und seiner Halterung etwa 50 dB unter dem Luftschallpegel. Dieser Knochenschall geht nahezu verlustfrei auf die Gegenseite über, so daß bei einem Reizpegel L grundsätzlich das gegenseitige Innenohr mit einem Pegel L − 50 dB stimuliert wird. Ziel der Vertäubung ist es, die Wirkung dieses Überhörens mit Hilfe der akustischen Verdeckung (Zwicker u. Feldtkeller 1967) zu kompensieren. Hierfür muß das Gegenohr mit einer Leistung beschallt werden, die auch bei Mittelohrverlusten hoch genug ist, um den übergehörten Reiz zu verdecken. Man verwendet für die Vertäubung meistens weißes Rauschen und wählt dessen Pegel so, daß er, nach Abzug des Verlustes durch eine eventuelle Mittelohrschwerhörigkeit des zu vertäubenden Ohres, dem übergehörten Pegel gleich ist:

> Vertäubungspegel =
> Reizpegel − 50 dB + „Mittelohrkomponente des Vertäubungsohrs".

Problematisch ist bei diesem Vorgehen die Tatsache, daß Vorhandensein und Ausmaß einer Schalleitungsstörung auf dem Gegenohr zum Zeitpunkt der ERA-

Untersuchung nicht immer bekannt sind. Eine ausreichende Vertäubung wird in jedem Fall dadurch bewirkt, daß auf dem zu vertäubenden Ohr ein maximaler Mittelohrverlust von 50 dB angenommen wird:

> Vertäubungspegel = Reizpegel.

Die Tatsache, daß bei Einhaltung dieser Regel auch das *Prüf*ohr mit einem Rauschpegel vertäubt wird, der 50 dB unter dem Reizpegel liegt (Übervertäubung), ist weniger kritisch als der Umstand, daß dadurch ein möglicherweise gesundes oder gar verletzliches Ohr bedenklich hohen Vertäubungspegeln ausgesetzt wird. In dieser Hinsicht sicherer, aber im Falle einer Mittelohrschwerhörigkeit kontralateral zum Prüfohr nicht korrekt, ist die Befolgung der Regel

> Vertäubungspegel = Reizpegel − 50 dB,

die also ein normal funktionierendes gegenseitiges Mittelohr voraussetzt. In der Praxis bewährt es sich, bei Unklarheit über eine Mittelohrbeteiligung die korrekte Vertäubung durch einen Mittelweg zwischen den beiden genäherten Regeln zu approximieren. Hierbei ist es natürlich wichtig, den Patienten nach der Erträglichkeit der gewählten Vertäubungspegel zu befragen!

Die Problematik der Vertäubung ist in der ERA etwas anders gelagert als in der subjektiven Tonschwellenaudiometrie, denn zu hohe Vertäubungspegel können zwar die vom Prüfohr ausgelösten Potentiale verschwinden lassen, nicht aber auf dem Vertäubungsohr Potentiale erzeugen. Die Gefahr falsch-positiver Ergebnisse besteht also im Gegensatz zur Situation in der Tonaudiometrie nicht, wohl aber können hier wie dort falsch-negative Ergebnisse zustande kommen. Letztere sind zu erwarten, wenn durch einen zu hoch gewählten Vertäubungspegel auf dem Prüfohr ein übergehörter Geräuschpegel vorliegt, der dem Reizpegel annähernd gleich ist oder ihn übertrifft.

Eine besondere Situation ergibt sich im Falle des Clickreizes. Hier lassen sich zumindest beim Normalhörenden die Potentiale auch durch massive Übervertäubung kaum beeinflussen. In Abb. 5.2 ist die Amplitudenauswertung einer Meßreihe gezeigt, bei der das Prüfohr eines normalhörenden Probanden immer mit einem Click von 10 dB HL beschallt wurde. Das Gegenohr wurde mit weißem Rauschen bis hinauf zu 90 dB HL vertäubt, so daß durch das Überhören bis zu 40 dB HL Rauschpegel auf dem Prüfohr zu erwarten sind. Die clickevozierten Potentiale verschwinden erst bei diesem höchsten Vertäubungspegel, darunter zeigen sich die Amplituden durch das Rauschen unbeeinflußt. Für das praktische Vorgehen ist aus diesem Experiment zu folgern, daß zwar einerseits beim Clickreiz keine Gefahr der Übervertäubung besteht, andererseits aber auch keine wirksame Vertäubung mit vertretbaren Geräuschpegeln gewährleistet ist.

Bei den weitaus meisten ERA-Untersuchungen wird der Reiz über Luftleitung dargeboten. Die Objektivierung einer Mittelohrstörung mit Hilfe von BERA oder CERA ist aber, v. a. in der Pädaudiologie, eine durchaus gängige Fragestellung. Hier, wie auch für die Ableitung weit überschwelliger früher Potentiale zur Latenzbestimmung im Falle einer Schalleitungsschwerhörigkeit, erfolgt die Reiz-

Spezielle Untersuchungsverfahren

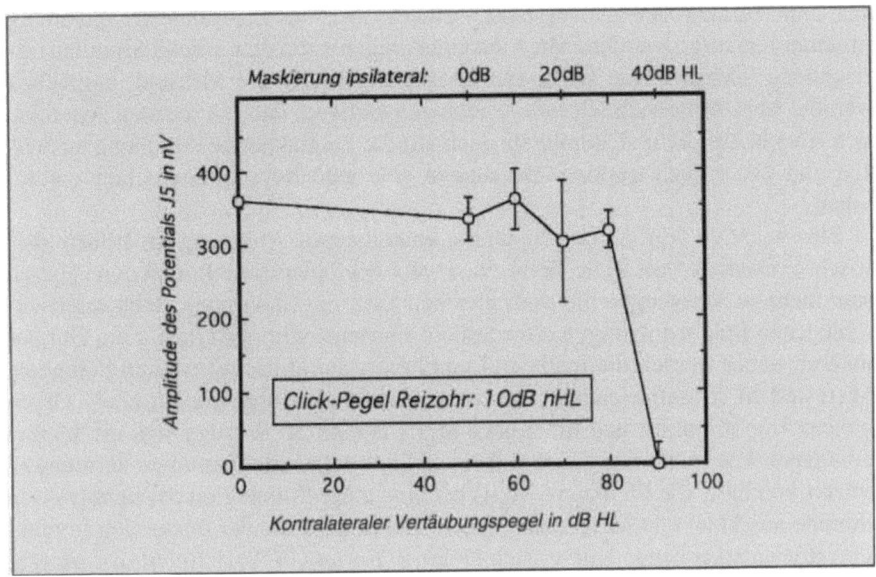

Abb. 5.2. Beeinflussung der Amplitude des clickevozierten Potentials J5 durch kontralaterale Vertäubung mit verschiedenen Rauschpegeln

gebung über Knochenleitungshörer. Die Einzelheiten von Reizgebung und Ableitung müssen hierzu geringfügig modifiziert werden (vgl. Stecker 1990). Ein technisches Problem ist die Bereitstellung der erforderlichen hohen Signalleistungen mit Hilfe besonderer Verstärkerendstufen. Eine Folge dieser hohen Leistung ist die starke Abstrahlung elektromagnetischer Felder, die störend auf die Elektroden und Leitungen einwirken können. Aus diesem Grund, und weil bei Knochenleitungsanregung der Ort der Reizgebung von zweitrangiger Bedeutung ist, wird der Knochenhörer am günstigsten auf der Stirn plaziert. Hier bietet sich auch am besten Gelegenheit, den Knochenhörer z.B. mittels eines Klettbandes für die längere Untersuchungsdauer zu fixieren.

Die übliche Anordnung der Elektroden beim Nachweis der frühen akustisch evozierten Potentiale (Vertex gegen ipsilaterales Mastoid) entspricht einer ipsilateralen Ableitung. Im Gegensatz zu den Hirnrindenpotentialen stellen sich die frühen Potentiale in der kontralateralen Ableitung stark verändert dar. Das hängt damit zusammen, daß die im Hörnerv und im Hirnstammbereich lokalisierten Potentialgeneratoren sich sehr unterschiedlich auf die beiden gegenüberliegenden Kopfseiten abbilden. Es zeigt sich (Stockard et al. 1978), daß in der kontralateralen Ableitung Potential J1 eine deutlich kleinere Amplitude hat und die Latenzen der Potentiale nach J3 z.T. verzögert, z.T. verkürzt sind.

Veränderungen in der kontralateralen Ableitung der FAEP können zur Diagnose von zentralen Hörstörungen herangezogen werden. Hoke et al. (1984c) berichten über pathologische, nur kontralateral beobachtete Potentialkomplexe, die mit kindlichen Hörstörungen einhergehen und auf Reifungsverzögerungen zurückgeführt werden können. Diese zusätzliche diagnostische Information erhält man ohne zusätzlichen Zeitaufwand, wenn die ipsi- und kontralaterale Ableitung simultan registriert werden. Mit Einschränkungen kann eine solche Simultanaufzeichnung auch als eine Reproduzierbarkeitskontrolle der Messung angesehen werden. Man sollte sich allerdings vergegenwärtigen, daß die meisten Artefakte sich sowohl auf die ipsilaterale als auch auf die kontralaterale Ableitung auswirken und daher auch gestörte Messungen eine gute Reproduzierbarkeit vortäuschen.

Eine wichtige Anwendung findet die kontralaterale Ableitung der frühen akustisch evozierten Potentiale beim Nachweis der binauralen Interaktion. Hierzu sind mehrere Messungen mit dem gleichen Satz von Elektroden, aber unter verschiedenen Reizbedingungen erforderlich: Zunächst wird jeweils nur ein Ohr stimuliert, dabei werden die ipsilateral und kontralateral nachweisbaren Potentiale $M_i(t)$ und $M_k(t)$ aufgezeichnet. In einer zweiten Messung werden beide Ohren gleichzeitig stimuliert und die Kurve $M_B(t)$ registriert. Würden sich die hierbei erhaltenen Potentiale nur aus den ipsi- und kontralateralen Anteilen zusammensetzen, so müßte die Meßkurve $M_B(t)$ bei binauraler Stimulation der punktweisen Summe aus $M_i(t)$ und $M_k(t)$ entsprechen. Daher wird die der binauralen Interaktion B(t) entsprechende Kurve nach Dobie u. Berlin (1979) definiert und berechnet als

$$B(t) = M_B(t) - [M_i(t) + M_k(t)].$$

Sie zeigt nach den Ergebnissen vieler Autoren (Ainslie u. Boston 1980; Wrege u. Starr 1981; Kelly-Ballweber u. Dobie 1984) signifikante Potentialschwankungen im Zeitbereich 7–10 ms nach Clickreizung. Wenngleich das Problem der kontralateralen Vertäubung bei den monauralen Reizungen die Messungen teilweise in Frage stellt (Dobie u. Wilson 1985), so zeigt sich doch ein systematischer Einfluß der interauralen Pegel- und Zeitunterschiede bei der binauralen Stimulation auf das beobachtete Wellenmuster (Rosenhamer u. Holmkvist 1983; Döring u. Cleuvers 1984; Gerull u. Mrowinski 1984; Furst et al. 1985). Eine routinemäßige Anwendung des Verfahrens ist gegenwärtig allerdings noch nicht sinnvoll.

Ein gravierender Nachteil der BERA ist die Tatsache, daß offenbar nur der breitbandige Clickreiz dazu geeignet ist, unter den in der Praxis anzutreffenden Bedingungen deutlich meßbare und reproduzierbare Potentiale auszulösen. Die Konsequenz ist, daß mit der BERA nur Aussagen über das Hörvermögen im Hochtonbereich möglich sind. Es hat daher nicht an Versuchen gefehlt, andere Reize mit einer höheren Frequenzselektivität anzuwenden. Die mit kurzen Tonimpulsen ausgelösten frühen Potentiale (s. z. B. Maurizi et al. 1984) sind allgemein von kleinerer Amplitude als clickevozierte Potentiale, und daher zeigt sich die Feinstruktur der Potentialfolge gar nicht oder weniger deutlich. Die Messung frequenzspezifischer FAEP ist also durchaus möglich, allerdings sind die Probleme hinsichtlich des Verhältnisses von Signal zu Rauschen noch deutlich größer als bei der Anwendung des Clickreizes, weil bei diesem extremen Synchronisationsreiz sehr viel mehr Neurone gleichzeitig aktiviert werden.

Die spektralen Eigenschaften des Clickreizes (vgl. Kap. 4) zeigen, daß mit diesem Reiz hauptsächlich der Hochtonbereich zwischen 2 und 4 kHz untersucht wird. Die BERA kann also bei alleiniger Anwendung dieses Reizes keine Aussagen über das Hören im Tieftonbereich liefern. Möglicherweise sind die Frequenzfolgepotentiale (oder „frequency following responses" FFR) dazu geeignet, diese Lücke zu schließen und einen Zugang zur Beurteilung des apikalen Teils des Innenohrs zu schaffen. Bei diesen 1968 erstmals von Worden u. Marsh beschriebenen Potentialen handelt es sich ebenfalls um frühe Antworten im Bereich der ersten 20 ms post-Stimulus. Ähnlich den kochleären Mikrophonpotentialen CM ähnelt ihr Potentialmuster in seiner Frequenz dem zeitlichen Verlauf des akustischen Reizes. Ihre Amplitude nimmt mit sinkender Reizfrequenz zu, weswegen sie sich besonders für Untersuchungen im Frequenzbereich 250–500 Hz eignen. Es ist allerdings umstritten, ob es sich bei den FFR um eigenständige Antworten oder um eine Überlagerung von Hirnstammpotentialen handelt (Janssen et al. 1991). Der Reiz für die Messung der Frequenzfolgepotentiale ist entweder ein trapezförmiger Sinusburst von 5–10 Schwingungen einer festen Frequenz oder ein Dauerton (Galambos u. Hecox 1977). Im Falle der kontinuierlichen Reizung muß die EEG-Analyse zum Zeitpunkt einer festen Reizphase gestartet werden. Die Ableitung erfolgt mit der üblichen Anordnung der Elektroden zwischen Vertex und ipsilateralem Mastoid. Wie bei anderen FAEP-Messungen sind etwa 2000 Mittelungsschritte erforderlich.

Ein völlig anderer Ansatz zur Erhöhung der Frequenzspezifität der BERA wird mit Hilfe von Maskierungsverfahren verfolgt. Bei dieser Technik werden gezielt ganze Bereiche des Innenohrs für die Erzeugung von Nervenaktionspotentialen ausgeschaltet, indem die Aktivität der entsprechenden Haarzellen durch ein in seinem Frequenzband begrenztes Rauschen gesättigt wird. Zu dem akustisch evozierten Potential tragen dann nur die nicht durch das Geräusch blockierten Haarzellen bei. Wird als Geräusch ein Hochpaßrauschen genügender Intensität verwendet, so sind nur die Haarzellen im apikalen Teil des Innenohrs – entsprechend der Grenzfrequenz dieses Rauschens – für die Verarbeitung des Clickreizes bereit. Zu dem entstehenden Potential tragen also nur ausgewählte Frequenzbereiche des breitbandigen Reizes bei. Durch die Bildung sukzessiver Differenzen zwischen Potentialableitungen mit Geräuschen unterschiedlicher Grenzfrequenz können die „derived responses" (Don u. Eggermont 1978) ermittelt werden, die benachbarten Frequenzbändern entsprechen. Dadurch ist die getrennte Untersuchung einzelner Bereiche der Basilarmembran mit Hilfe der FAEP möglich.

Für die praktische Anwendung der Hochpaßmaskierung müssen Clickreiz und gefiltertes Rauschen getrennt in der Intensität einstellbar sein und für einen Kopfhörerausgang gemischt werden. Für eine effektive Maskierung muß der Pegel des Hochpaßrauschens 15 dB über dem Clickpegel liegen (Berg u. Burlein 1985a). Die Ableitung geschieht zwischen Vertex und ipsilateralem Mastoid, es werden etwa 2000 EEG-Abschnitte gemittelt. Besonders schnell und effektiv lassen sich frequenzspezifische Hirnstammpotentiale mit einem gleitenden Hochpaßrauschen gewinnen (Pantew et al. 1987). Bei diesem Stimulationsverfahren werden dem Prüfohr Clickreize in schneller Folge gleichzeitig mit einem in der unteren Grenzfrequenz schnell und kontinuierlich veränderlichen Rauschen dargeboten. Die zu den verschiedenen Frequenzbändern gehörenden Reizantworten werden dadurch quasisimultan aufgezeichnet, was sich günstig auf die Differenzbildung für die „derived responses" auswirkt.

Zur Gewinnung von Ableitungen mit größerer Frequenzschärfe kann statt des Hochpaßrauschens ein Sinuston zur Maskierung des Clickreizes verwendet werden (Pantev u. Pantev 1982; Pantev et al. 1985). Eine Maskierung mit weißem Rauschen, dem durch einen Kerbfilter ein definierter Frequenzbereich entzogen wird („notched noise"), ermöglicht die Messung frequenzspezifischer FAEP ohne die Bildung von Differenzen aus verschiedenen Ableitungen (van Zanten u. Brocaar 1984).

Eine Kombination aus Verdeckungs- und Anregungstechniken wird von Pantev et al. (1990) beschrieben und ermöglicht die Ableitung frequenzspezifischer früher akustisch evozierter Potentiale. Mit einer Serie Gauß-förmiger Tonpulse unterschiedlicher Trägerfrequenz werden unterschiedliche Bereiche der Basilarmembran in schneller Folge nacheinander angeregt. Der in Richtung Basis benachbarte Innenohrabschnitt wird durch ein Hochpaßrauschen einer zeitlich veränderlichen unteren Grenzfrequenz vertäubt. Die Grenzfrequenz liegt jeweils eine Oktave unterhalb der Pulsfrequenz. Das Verfahren gestattet bei Normalhörenden die Registrierung von Reizantworten im Frequenzbereich von 500 Hz bis 4 kHz bis hinab zu einem Reizpegel von 10 dB nHL. Der Zeitaufwand dieser auf Tonpulsserien mit simultaner gleitender Hochpaßmaskierung beruhenden Untersuchung ist sehr viel geringer als bei konventionellen Maskierungsverfahren (Hoke et al. 1991).

Die Verwendung von speziellen Breitband-, Tiefton- und Mitteltonreizen, die unter besonderer Berücksichtigung der Eigenschaften des elektroakustischen Wandlers gestaltet wurden, gestattet möglicherweise eine gegenüber der Clickreizung deutlich erhöhte Frequenzselektivität und kommt wegen der quasisimultanen Stimulation verschiedener Frequenzbänder im Vergleich zu den auf Maskierung oder Nachverdeckung beruhenden Verfahren mit einer deutlich geringeren Untersuchungsdauer aus (Schneider 1991). In Einzelfällen läßt sich mit dieser Reizmethode die Hörschwelle im Bereich von 250 Hz bis 6 kHz befriedigend rekonstruieren, und es liegen bereits erste ermutigende praktische Erfahrungen im Zusammenhang mit der Hörgeräteversorgung von Kindern vor.

Die Dauer einer ERA-Untersuchung ist durch die erforderliche Anzahl von EEG-Mittelungen und den zeitlichen Abstand zweier Stimulationen nach unten begrenzt. Der Erhöhung der Reizrate zur Minimierung der Meßdauer sind bei der CERA durch die physiologische Habituation natürliche Grenzen gesetzt. Pantew et al. zeigten 1975, daß die Reduktion der AEP-Amplitude durch Habituation wesentlich davon abhängt, ob die aufeinanderfolgenden Reize verschiedene Informationen enthalten. Durch die Stimulation eines Ohrs mit Reizen wechselnder Frequenz und Intensität konnte der Einfluß der Habituation deutlich verringert werden. Bei unveränderter Amplitude der abgeleiteten kortikalen Potentiale konnte die Reizrate um einen Faktor 3 gesteigert werden, was einer Verringerung der Meßzeit auf ein $^1/_3$ gleichkommt.

Eine Variante der bereits erwähnten Stimulation mit einer Sequenz von Tonimpulsen absteigender Frequenz zur Auslösung von Hirnstammpotentialen (Hoke et al. 1984a, 1991) nutzt die Adaptation des Innenohrs mit Hilfe der Nachverdeckung zur Erhöhung der Frequenzspezifität der Ableitung aus und bewirkt durch die schnelle Reizfolge (14 ms Reizabstand) ebenfalls eine deutliche Zeitersparnis bei der Ableitung der Potentiale. Ein interessanter Aspekt bei der quasisimultanen Ableitung von Potentialen, die von Reizen unterschiedlicher Frequenz oder Intensität ausgelöst werden, ist neben der Reduktion der Meßzeit die Tatsache, daß die verschiedenen Ableitungen unter denselben Konditionen erhalten werden und daher besser miteinander vergleichbar sind. Langsame Veränderungen der Eigenschaften des EEG wirken sich bei der quasisimultanen Ableitung auf *alle* Messungen nahezu gleichwertig aus, bei der konventionellen Stimulationsart hingegen werden verschiedene Ableitungen von einer eventuellen Unruhe des Patienten verschieden stark betroffen. Die seitenalternierende Reizung in der BERA (Schneider 1988) hat dieselbe günstige Wirkung auf die Vergleichbarkeit verschiedener Untersuchungen, und sie bewirkt ebenfalls eine Verringerung der Meßzeit mit minimalen Verfälschungen der Ergebnisse aufgrund Habituation, Adaptation oder Ermüdung.

Verkürzung der Untersuchungsdauer und Adaptation sind in der ERA zwei eng miteinander verknüpfte Begriffe. Besteht das primäre Ziel eines speziellen Paradigmas in der Einsparung von Meßzeit, so ist auf die Beachtung von Adaptationsphänomenen große Sorgfalt zu verwenden. Gilt andererseits diesen Phänomenen das Augenmerk der Untersuchung, so ist die Zeitersparnis ein zwangsläufiger, aber willkommener Nebeneffekt. Eine für die Untersuchung der Adaptation besonders geeignete Reizsequenz ist die von Don et al. (1977) beschriebene Folge von 20 Clicks in sehr kurzen Zeitabständen. Das Intervall zwischen 2 Clickreizen innerhalb einer Sequenz beträgt 10 ms, zwischen 2 Sequenzen wird eine Pause von 500 ms eingehalten. Das Zeitfenster für die EEG-Analyse ist etwa 200 ms lang, so daß die nach jedem einzelnen Reiz ausgelösten frühen Potentiale gleichzeitig erfaßt werden. Wenn die Reizpause eine vollständige Erholung des Gehörs zuläßt, geben die im Zeitbereich der Clicksequenz registrierten Antworten das Adaptationsverhalten der Hörbahn im Hirnstammbereich wieder. Die Autoren der erwähnten Arbeit zeigten, daß die Latenzen der FAEP sich innerhalb einer Clickfolge asymptotisch dem erhöhten Wert für sehr schnelle Reizfolge nähern. Bei Normalhörenden ist der Grenzwert bereits nach etwa 5 Einzelreizen erreicht.

Ein in mancher Hinsicht vom normalen ERA-Paradigma abweichendes Verfahren stellt die Ableitung nach der 40-Hz-Methode (englisch „superposed middle latency response audiometry" = SMLR) dar. Bei der konventionellen Ableitung der Potentiale mittlerer Latenz wird im Anschluß an das Hirnstammpotential J5 eine Folge von vertexnegativen und -positiven Potentialen beginnend mit N_a, P_a, N_b, P_b und N_c beobachtet, die sich nach einzelnen Click- oder Tonreizen ausbilden. Die Maxima und Minima sind voneinander jeweils etwa 25 ms entfernt, so daß das gemittelte Potentialmuster unabhängig vom Reizpegel die Gestalt einer Sinuswelle mit einer Frequenz von 40 Hz aufweist.

Wird nun periodisch und ohne Unterbrechung mit einer Reizrate von ebenfalls 40 Hz stimuliert, so überlagern sich die von den Einzelreizen ausgelösten Potentiale konstruktiv und addieren sich zu einer sinusähnlichen Kurve großer Amplitude (Galambos et al. 1981). In Abb. 5.3 ist das Zustandekommen des überlager-

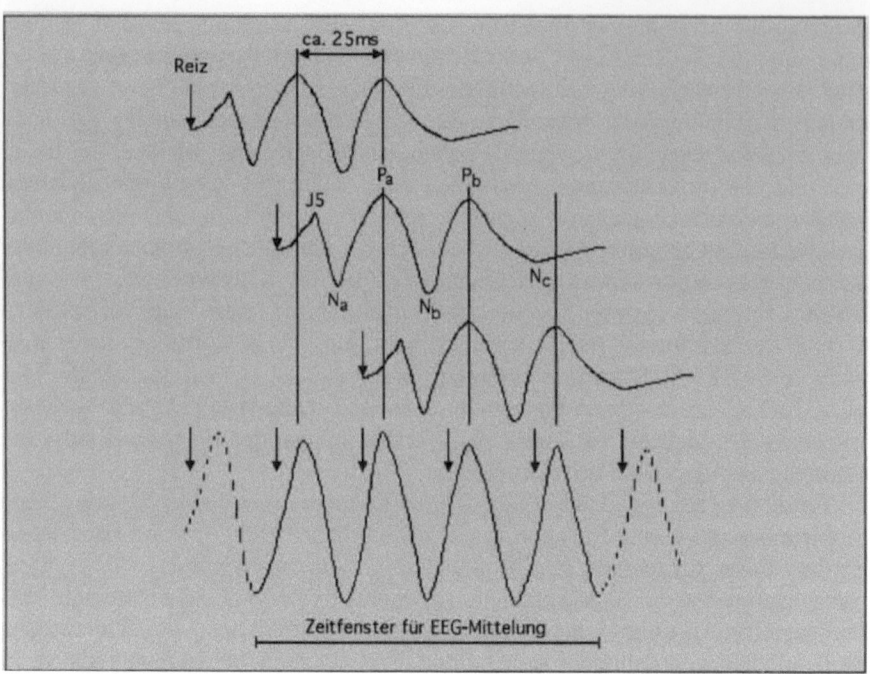

Abb. 5.3. Prinzip bei der Messung der 40-Hz-Potentiale. Der Reiz wird in regelmäßigen Abständen von etwa 25 ms ohne Unterbrechung präsentiert, so daß sich die Antworten mehrerer Stimulationen innerhalb des Analysezeitraums überlagern. Das EEG-Rauschen ist in dieser Schemazeichnung der Übersichtlichkeit halber weggelassen worden

ten Potentials aus den Einzelantworten veranschaulicht. Wenn auch die physiologischen Mechanismen, die zu dieser „steady state response" führen, noch weitgehend ungeklärt sind, so eignet sich die Methode wegen der Amplitudenverstärkung dennoch sehr gut zur Hörschwellenbestimmung.

Während bei der 40-Hz-Methode die Überlagerung der durch einen Reiz ausgelösten Potentiale mit den Antworten auf die folgenden Reize wichtig ist und zur Hervorhebung der Potentiale ausgenützt wird, ist dieser Effekt ansonsten in der ERA unerwünscht und wird durch die Wahl einer geeigneten Reizfolge oder mit Hilfe der EEG-Filterung möglichst vermieden. Prinzipiell ist eine solche Überlagerung bei der wiederholten Reizung, die ja ein wesentlicher Bestandteil des Mittelungsverfahrens ist, nie völlig auszuschließen.

Bei der Ableitung früher akustisch evozierter Potentiale sind wegen des ungünstigen Signal/Rausch-Verhältnisses für eine Messung von akzeptabler Qualität etwa 2000 Mittelungen erforderlich. Um die Dauer einer Untersuchung in praktikablen Grenzen zu halten, müssen die einzelnen Mittelungen – und damit die akustischen Reize – möglichst schnell aufeinander folgen. Abgesehen von technischen Schwierigkeiten bei der Realisierung sehr schneller Reizung und EEG-Mittelung setzen die physiologischen Eigenschaften des Gehörs der Reizfolgerate eine natürliche obere Schranke. Es ist mehrfach gezeigt worden (vgl. Gerull et al. 1972; Zöllner et al. 1976; Don et al. 1977; Lasky 1984; Debruyne

1986; Suzuki et al. 1986), daß ein normales Gehör erst ab Reizraten oberhalb etwa 20 Hz (das entspricht einem Reizintervall von 50 ms) Ermüdungserscheinungen zeigt, die sich in der Verlängerung der Latenzzeiten und einer Verringerung der Potentialamplituden bemerkbar machen. Daher ist diese Grenze als Richtwert für eine praxistaugliche Einstellung der Reizrate anzusehen. Reizraten unterhalb 20 Hz verlängern unnötig die Meßdauer, ohne dies durch einen Gewinn für die Qualität der Ableitung auszugleichen. Sie können aber für Vergleichsmessungen bei der Untersuchung pathologischer Hörermüdung durchaus nützlich sein (Gerling u. Finitzo-Hieber 1983).

Auch bei Reizraten oberhalb etwa 0,5 Hz ist die *zentrale* Verarbeitung eines Reizes zum Zeitpunkt des nächsten Reizes noch nicht beendet. Dadurch überlagern sich die späteren Anteile einer Reizantwort mit den frühen Komponenten der nächsten Reizantwort. Dies muß nicht zwangsläufig zu einer Verfälschung der Einzelpotentiale durch die Mittelung führen. Durch eine randomisierte Reizfolge, d.h. ein zufallsgesteuertes Interstimulusintervall, läßt sich weitgehend verhindern, daß die Überlagerung konstruktiv ist. Ähnlich wie bei der Mittelung des spontanen EEG verschwinden die Überlagerungseffekte mit zunehmender Anzahl von Summationen. Allerdings sind die Amplituden der AEP im Gegensatz zu denen des EEG (welches in guter Näherung als Zufallsprozeß betrachtet werden kann) nicht normalverteilt, so daß auch bei randomisierten Reizpausen durch die Mittelung eine konstruktive Interferenz von Potentialen aus unterschiedlichen Zeitbereichen eintreten kann.

Im Zusammenhang mit den beschriebenen Überlagerungsphänomenen ist es von großem praktischem Nutzen, daß ganz allgemein die typische Frequenz der AEP von den frühen zu den späten Potentialen hin abnimmt. Die scharfen Konturen der Hirnstammpotentiale entsprechen mit dem Abstand von etwa 1 ms zwischen 2 Potentialgipfeln einer Frequenz von 1 kHz, die Potentiale mittlerer Latenz haben, wie es ja in der SMLR ausgenützt wird, den Schwerpunkt ihrer Frequenzverteilung bei 40 Hz, und die langsamen Wellen N1, P2 und N2 der kortikalen Potentiale entsprechen etwa einer Frequenz von 5 Hz. Die Potentiale aus den verschiedenen Zeitbereichen lassen sich also durch geeignete Filterung voneinander trennen. Gilt das Interesse den FAEP, so werden die späteren Komponenten durch einen Hochpaß, dessen Grenzfrequenz bei etwa 100 Hz liegt, eliminiert. Umgekehrt wird zur Beobachtung der Hirnrindenpotentiale ein Tiefpaß bei etwa 15 Hz verwendet. Für die Ableitung der MAEP ist ein Bandpaßfilter mit einem Durchlaßbereich von 10 - 500 Hz geeignet. Für eine simultane Ableitung von Potentialen aus unterschiedlichen Zeitbereichen sind die Bandbegrenzungen entsprechend zu modifizieren (vgl. Scherg 1982b). Richtwerte für die Wahl der Filtergrenzen sind - gemeinsam mit anderen Parametern - in Tabelle 1 im Anhang B und in Tabelle 1 im Anhang D (unter 1.11) dieses Buches zusammengefaßt.

Bei der Wahl der Filtereckfrequenzen ist u. U. die Netzfrequenz (50 Hz) zu berücksichtigen. Sie kann, soweit sie im Durchlaßbereich des Filters liegt, das Zustandekommen guter Ableitungen sehr behindern. In solchen Fällen kann in der BERA ohne wesentliche Einbußen die untere Grenzfrequenz bei etwa 100 Hz festgelegt werden. In allen Fällen, in denen die Netzfrequenz aber innerhalb des abgeleiteten Frequenzbandes liegen muß, sollte die Ursache der 50-Hz-Störung

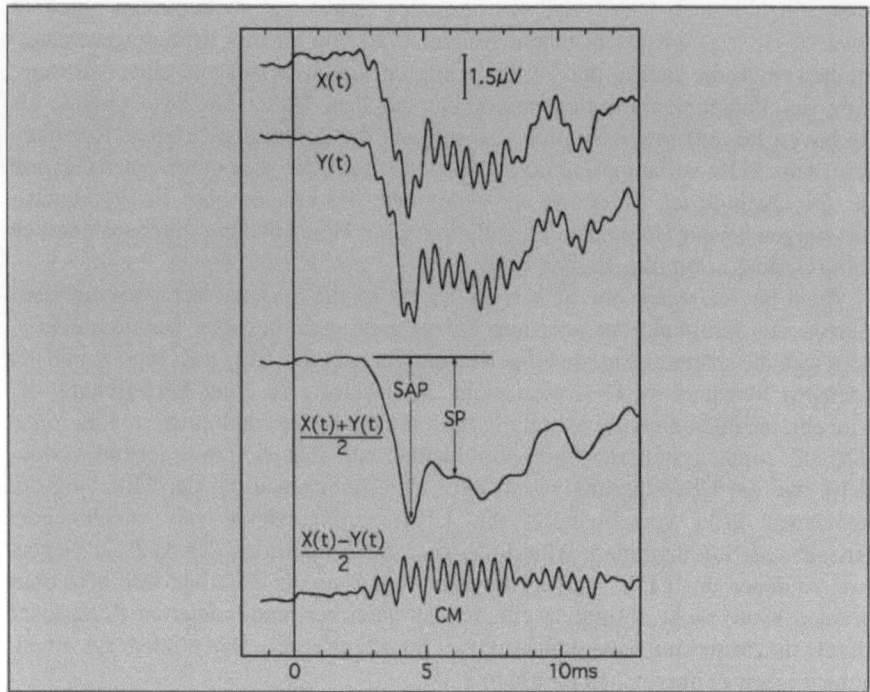

Abb. 5.4. Darstellung des Summationspotentials SP mit Summenaktionspotential SAP durch Summation bzw. des Mikrophonpotentials CM durch Subtraktion zweier Kochleographieableitungen X(t) und Y(t) mit alternierender Reizung und Mittelung. Die Messungen wurden mit einem trapezförmigen 2000-Hz-Puls bei einem Pegel von 80 dB HL an einem normalhörenden Probanden gewonnen. Wegen der Reizdarbietung über ein 60 cm langes Rohr treten die Potentiale verzögert auf

(Fremdgeräte, fehlende Abschirmung) durch die oben beschriebenen Maßnahmen beseitigt werden. Nicht empfehlenswert ist wegen der Verfälschung des EEG-Signals die Verwendung von Kerbfiltern zur selektiven Elimination der Netzfrequenz.

Bei der Verwendung von Reizen alternierender Polarität bietet sich die Gelegenheit, den Einfluß der Reizpolarität auf die entstehenden Potentiale zu studieren. Hierzu müssen bei der EEG-Mittelung die nach Reizung mit initialer Druckphase oder initialer Sogphase ausgelösten Potentiale in verschiedene Datenbereiche summiert werden. Von besonderer Bedeutung ist diese doppelt gepufferte Mittelung bei der Auswertung der Elektrokochleographie. Hier beobachtet man bei Verwendung geeigneter Reize mehrere Potentialkomponenten verschiedenen Ursprungs, nämlich das kochleäre Mikrophonpotential CM, das Summationspotential SP und das Summenaktionspotential SAP des Hörnervs (vgl. Kap. 2). Diese 3 Komponenten lassen Rückschlüsse auf Einzelheiten von Innenohr- und Hörnervenstörungen zu (Eggermont 1976; Mathis u. Arnold 1985; Dauman et al. 1986, 1988; Hesse u. Mausolf 1988) und sind bei einer Messung untrennbar mit-

Spezielle Untersuchungsverfahren

einander verbunden. Sie lassen sich aber mit Hilfe der alternierenden Reizung einzeln darstellen (vgl. Abb. 5.4).

Da das Mikrophonpotential im wesentlichen den Zeitverlauf des akustischen Reizes wiedergibt, weist es bei alternierender Mittelung in den beiden Teilmittelwerten entgegengesetzte Polarität auf. Bei der Bildung des Gesamtmittelwertes aus den Teilmittelwerten verschwindet es also, und es verbleiben nur die von der Reizpolarität unabhängigen Anteile SP und SAP, deren Amplituden und Latenzen durch diese Manipulation besser zu ermitteln sind. Andererseits lassen die CM sich isoliert darstellen und analysieren, indem die (halbe) Differenz aus den Teilmittelwerten gebildet wird, denn in diesem Fall verschwinden die gleichphasigen Komponenten SP und SAP.

6 Signalverarbeitung

Das wirksamste und daher wichtigste Signalverarbeitungsverfahren zur Gewinnung der AEP aus dem Hintergrundrauschen des EEG besteht in der Mittelung vieler EEG-Abschnitte, die jeweils nach akustischer Reizung registriert wurden. Die Voraussetzungen für die Anwendbarkeit sowie die Funktionsweise verschiedener Mittelungsverfahren sind in Kap. 4 beschrieben. Um die Aussagekraft der Meßmethode zu steigern, werden über die gewichtete und ungewichtete EEG-Mittelung hinaus andere Verfahren eingesetzt, die z. T. bereits während der Ableitung (on-line) durchgeführt werden, z.T. aber auch auf die fertigen Mittelungsergebnisse (off-line) angewandt werden. Einige solcher Verfahren sollen in diesem Kapitel beschrieben werden.

6.1 On-line-Verfahren

Bis auf wenige Ausnahmen experimenteller Meßapparaturen in Forschungslaboratorien bieten übliche ERA-Geräte keine Möglichkeit zur Speicherung der einzelnen EEG-Abschnitte. Daher müssen alle Rechnungen, die mit diesen Daten durchgeführt werden sollen, unmittelbar nach der Registrierung eines jeden Abschnittes – und vor der Registrierung des nächsten Abschnittes – stattfinden. Die Durchführung solcher On-line-Auswertungen kann also u. U. die Geschwindigkeit, mit der die einzelnen EEG-Abschnitte eingelesen und verarbeitet werden, nach oben begrenzen. Sie setzen damit der maximal möglichen Reizfolgerate und der minimalen Meßzeit ungewollte Schranken, was ihrer Anwendung oftmals im Wege steht. Dies gilt für die Messung der frühen Potentiale in sehr viel stärkerem Maße als in der CERA, bei der zwischen 2 Reizen – und damit zwischen 2 EEG-Registrierungen – etwa 2 s verstreichen, so daß nahezu alle im folgenden beschriebenen Verfahren ohne Verlängerung der Meßzeit angewandt werden können. Mit der Verfügbarkeit schneller Signalprozessoren hat sich die Situation allerdings etwas gebessert, so daß sich komplizierte Operationen mit großen Datenmengen, welche früher der Off-line-Verarbeitung vorbehalten waren, heute bei Bedarf auch on-line realisieren lassen.

Eines der Hauptprobleme bei der Anwendung der linearen, also nicht gewichteten Mittelung von EEG-Abschnitten zur Gewinnung des evozierten Potentials besteht in der Nichtstationarität des EEG. Sie wirkt sich wie ein zeitlich veränderliches Signal/Rausch-Verhältnis aus, da die zu unterschiedlichen Zeiten gewonnenen EEG-Abschnitte eine unterschiedliche Amplitudenvarianz aufweisen. Die Bewältigung dieses Problems mit Hilfe der gewichteten Mittelung ist in Kap. 4 erläutert. Auch die im selben Kapitel beschriebene Artefaktunterdrückung nach Maßgabe eines Amplitudenkriteriums kann als Grenzfall einer gewichteten

Mittelwertbildung (mit den Wichtungsfaktoren 0 und 1) angesehen werden. Zwischen diesen Extremen ist die von Schimmel et al. (1974) vorgeschlagene Klassifizierung der EEG-Potentialabschnitte angesiedelt. Entsprechend der Amplitude des EEG in einem engumschriebenen Frequenzbereich werden die einlaufenden EEG-Abschnitte in verschiedene Klassen eingeteilt und getrennt gemittelt. Als Ergebnis liegen mehrere Teilmittelwerte vor, die sich in der Qualität des Signals unterscheiden.

Zusätzlich zur Nichtstationarität des EEG berücksichtigt die Korrelationsanalyse nach David et al. (1971) langsame zeitliche Veränderungen des evozierten Potentials hinsichtlich Latenz und Amplitude. Auch bei diesem Verfahren werden die Einzelpotentiale in verschiedene Klassen sortiert, und zwar gemäß der Größe des Korrelationskoeffizienten, der aus dem einzelnen und dem gemittelten Potential berechnet wird. Da das mittlere Potential erst nach Beendigung der Messung vorliegt, müssen die einzelnen EEG-Abschnitte allerdings zwischengespeichert und am Schluß ausgewertet werden. Als echtes On-line-Verfahren zur Kompensation von Latenzschwankungen wird von Spreng und Keidel (1971) die Durchführung einer Korrelationsanalyse mit Hilfe von Differenzamplitudenhistogrammen vorgeschlagen. Die Latenz eines Einzelpotentials kann zudem aus der mit einer Referenzkurve berechneten Kreuzkorrelationsfunktion ermittelt und vor der Mittelung korrigiert werden (Kletti 1980). Hierbei werden die Originaldaten allerdings tiefgreifend manipuliert, weswegen die Zulässigkeit solcher Korrekturen sicher sehr von der Zielsetzung der Messung abhängt.

Die beschriebenen Ansätze zur Optimierung der EEG-Mittelung bewirken zwar unter gewissen Voraussetzungen eine Verbesserung des Signal/Rausch-Verhältnisses im Mittelungsergebnis, sie können aber grundsätzlich das Rauschen nicht völlig eliminieren. Es verbleibt also unabhängig vom Mittelungsverfahren immer ein Restrauschen, welches die Identifizierung der akustisch evozierten Potentiale erschweren oder gar verhindern kann. Verläßliche Aussagen sind oftmals nur nach Wiederholung der Messung unter gleichen Bedingungen möglich. Hinsichtlich der Eigenschaften des EEG ist allerdings die Einhaltung konstanter Bedingungen für die Wiederholungsmessung nicht unproblematisch.

Die Reproduzierbarkeit der Potentiale ist für ihre Interpretation von so entscheidender Bedeutung, daß die Bildung zweier quasisimultan abgeleiteter Potentialmittelwerte in vielen Meßapparaturen bereits zum Standard geworden ist. Hierbei werden die einzelnen EEG-Abschnitte abwechselnd oder gruppenweise in verschiedene Speicherbereiche des Digitalrechners addiert. Es entstehen dadurch 2 vergleichbare Teilmittelwertkurven, die nachträglich bei Bedarf zu einem Gesamtmittelwert zusammengefaßt werden können. Die einzelnen, aus jeweils der halben Zahl von Stimulationen hervorgegangenen Teilmittelwerte enthalten aber gemeinsam mehr Information als der Gesamtmittelwert. Das mathematische Vorgehen zur Nutzung dieser Information ist in Abschn. 6.2 beschrieben, auf die Verwendung der Teilmittelwerte bei der Auswertung der Potentiale wird in Abschn. 7.1 eingegangen. Bereits *während* der Messung gestatten die Teilmittelwertkurven, sofern sie graphisch angezeigt werden, eine qualitative Beurteilung der bereits erreichten Meßqualität und ermöglichen damit u. U. einen durchaus gerechtfertigten vorzeitigen Abbruch der Mittelung.

On-line-Verfahren

Eine quantitative On-line-Berechnung der Signifikanz einzelner Potentialkomplexe ermöglicht das Verfahren der stochastisch-ergodischen Konversion (Leitner 1975), bei dem aus jedem einzelnen EEG-Abschnitt mit Hilfe eines stochastischen Referenzsignals eine Vergleichskurve berechnet wird. Sehr einfach zu überblicken und zu realisieren ist das Verfahren in der Variante als „digitaler Vorzeichentest" (Hönerloh u. Kletti 1981): Hier dient die Konstante 0 als Referenzsignal, so daß für die Konstruktion des konvertierten Signals lediglich das Vorzeichen eines jeden Abtastpunktes abzufragen ist. Das Vorgehen wird in Abb. 6.1 illustriert. Die Vergleichskurve V_k besteht aus ebensovielen Zahlenwerten wie ein EEG-Abschnitt (z.B. k = 1, ..., 256). Zu Beginn der Mittelung werden alle Werte V_k gleich 0 gesetzt. Nach jedem Reiz wird die Zahlenfolge V_k nach Maßgabe des zuletzt eingelesenen EEG-Abschnitts e(t) (gegeben durch dessen Abtastwerte e_k) modifiziert. Die Vorschrift für die Modifikation lautet:

- V_k wird um 1 erhöht, falls $e_k > 0$,
- V_k bleibt unverändert, falls $e_k = 0$,
- V_k wird um 1 erniedrigt, falls $e_k < 0$.

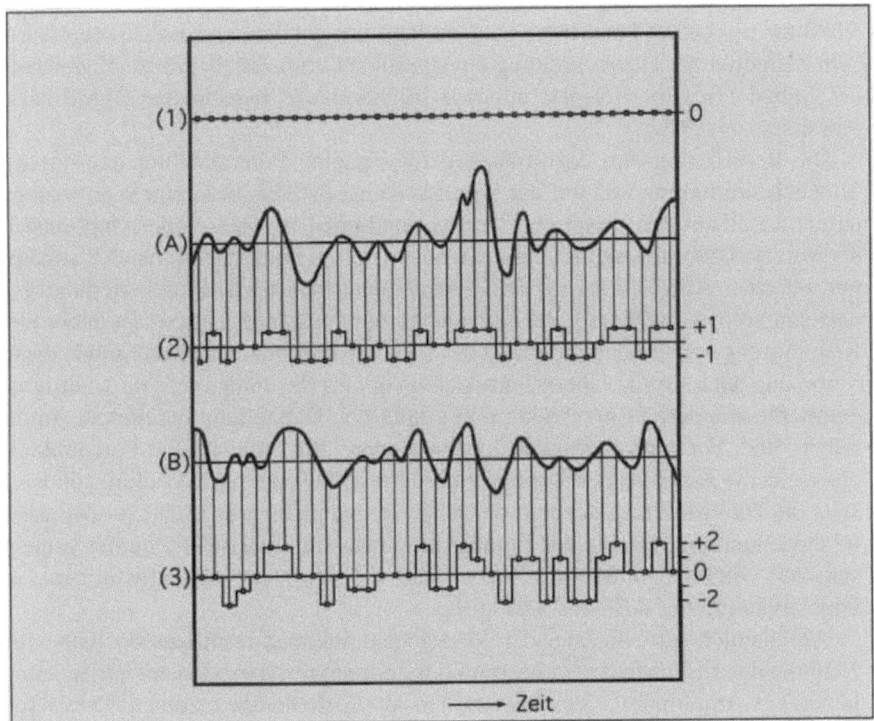

Abb. 6.1. Konstruktion der Vorzeichenmittelung als Grenzfall der stochastisch-ergodischen Konversion aus einzelnen EEG-Abschnitten. Zu Beginn der Mittelung wird die Vorzeichenmittelung mit Nullen vorbelegt *(1)*. Nach Verarbeitung des ersten EEG-Abschnitts *(A)* legen die Vorzeichen der einzelnen Abtastpunkte die Werte der Vorzeichenmittelung *(2)* fest. Ebenso wird aus der Kurve *(2)* nach Konvertierung des 2. EEG-Abschnitts *(B)* die Kurve *(3)* gebildet

Aufgrund dieser Rechenvorschrift kann die entstehende Vergleichskurve V_k als die Vorzeichenmittelung aller EEG-Abschnitte angesehen werden, im Gegensatz zur gewöhnlichen Amplitudenmittelung E(t). Nach N Mittelungen liegt der Wertebereich des solchermaßen konstruierten Signals V(t) zwischen −N und +N. Große positive Amplituden in der Vergleichskurve bedeuten, daß das EEG zu dem betrachteten Zeitpunkt überwiegend positiv war, und sie deuten daher auf ein über das Rauschen hinausgehendes, systematisches positives Signal hin. Für große negative Werte von V_k gilt dasselbe sinngemäß. Entspricht das EEG einem idealen Zufallsprozeß, so kommen keine großen Absolutbeträge in der Zahlenfolge V_k vor.

Wegen der einfachen Konstruktionsvorschrift kann die Vergleichskurve V(t) zur Berechnung der Signifikanz einzelner Potentialkomponenten herangezogen werden. Hierbei wird unter der Annahme eines reinen Zufallsprozesses für das EEG mit Hilfe der Binomialverteilung die Wahrscheinlichkeit dafür berechnet, daß in der Vorzeichenmittelung Werte vorkommen, die eine vorgegebene Schranke überschreiten. Näherungsweise kann die Binomialverteilung durch die Gauß-Normalverteilung ersetzt werden. Deren Integral steht in Tabellenwerken zur Verfügung und liefert das Ergebnis: Wenn nach n Mittelungen die Vergleichskurve den Wert $c_p \cdot \sqrt{N}$ ($c_p = 1{,}645$ für p = 5%, $c_p = 2{,}326$ für p = 1%, $c_p = 3{,}090$ für p = 0,1%) überschreitet, dann liegt mit der Wahrscheinlichkeit (1 − p) zum Zeitpunkt der Überschreitung ein signifikant vom Zufallsprozeß abweichendes Signal vor. Ein Beispiel mit den solchermaßen berechneten Signifikanzschranken zeigt Abb. 6.2.

Die Berechnung von Signifikanzen für einzelne Potentialkomplexe aus der Vorzeichenmittelung fußt auf der Voraussetzung, daß das EEG einem normalverteilten Zufallsprozeß entspricht. Streng genommen ist eine große Amplitude in der Vorzeichenmittelung nicht mit einem evozierten Potential äquivalent, sondern nur mit einer Abweichung der EEG-Amplituden von der Normalverteilung. Für eine sinnvolle Verwendung der Vorzeichenmittelung in der Praxis ist daher eine Kenntnis der Amplitudenverteilung des EEG erforderlich. Da die Kenntnis dieser Verteilung auch für die Überwachung der Vigilanz des Patienten sehr wichtig ist, empfiehlt sich deren Berechnung und graphische Darstellung parallel zu Amplituden- und Vorzeichenmittelung. Insbesondere im Falle später Potentiale ist einerseits die Kenntnis des Vigilanzzustands von besonderer Bedeutung, andererseits die Durchführung der erforderlichen Rechnungen wegen der großen Reizabstände kein Problem. In der Kombination von Amplitudenhistogramm gemeinsam mit Vorzeichenmittelung steht dann ein wirkungsvolles Instrument zur Objektivierung der AEP zur Verfügung.

Anschaulich gibt die aus der Vorzeichenmittelung resultierende Kurve die Neigung des EEG wieder, zu bestimmten Zeitpunkten (bezogen auf die Reizung) bevorzugt Amplituden eines bestimmten Vorzeichens anzunehmen. Diese Tendenz wird unter den beschriebenen Voraussetzungen allein durch das evozierte Potential bestimmt. Ein gegen die Amplitude des Spontan-EEG kleines Potential hat auf das Vorzeichen der gesamten EEG-Spannung wenig Einfluß, weswegen die Aussagekraft der Vorzeichenmittelung stärker ist bei günstigem Signal/Rausch-Verhältnis.

On-line-Verfahren

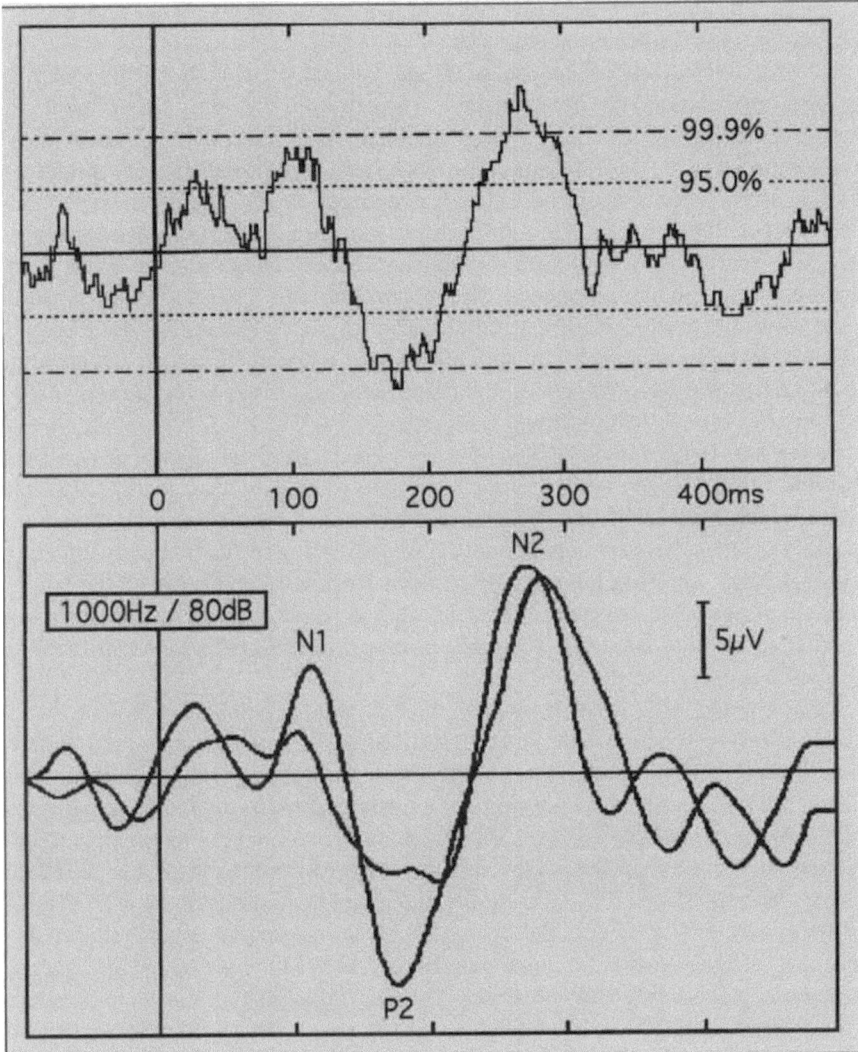

Abb. 6.2. Vorzeichenmittelung *(oben)* und konventionelle Amplitudenmittelung *(unten)* am Beispiel später akustisch evozierter Potentiale. Eingezeichnet sind die Signifikanzschranken für p = 95% und p = 99,9%. Bei der Amplitudenmittelung sind 2 Teilmittelwerte aus je 25 EEG-Abschnitten gezeigt

Eine sehr willkommene Eigenschaft der Vorzeichenmittelung ist ihre Unempfindlichkeit gegen Artefakteinstreuungen. Während eine Störung von großer Amplitude in einem einzigen EEG-Abschnitt durchaus die durch viele andere, weniger gestörte EEG-Abschnitte zustandegekommene analoge Amplitudenmittelung massiv verändern kann, hat dieselbe Störung auf die Vorzeichenmittelung nur einen sehr geringen Einfluß, der von ihrer Amplitude unabhängig ist. In der Praxis bewährt sich die gleichzeitige Berechnung der analogen und der diskreten

Mittelung, da die 2 resultierenden Kurvenarten etwas verschiedene, sich gegenseitig ergänzende Information enthalten.

Die effektiven Amplituden von AEP und Spontan-EEG sind für die Qualität des Meßergebnisses von herausragender Bedeutung. Es fehlt daher nicht an Ansätzen, das Verhältnis dieser Amplituden zugunsten des AEP zu verschieben. Von Schimmel et al. (1974) stammt ein Vorschlag, das Signal/Rausch-Verhältnis zu verbessern, indem das EEG-Rauschen reduziert wird. Aus der Analyse des EEG *vor* der Reizgebung kann mit Hilfe von linearen Prädiktoren der nach dem Reiz zu erwartende EEG-Verlauf berechnet werden. Diese Extrapolation wird dann vom tatsächlich eintretenden EEG abgezogen. Die Qualität der Vorhersage – und damit die Wirksamkeit der Störsignalbefreiuung – nimmt mit der Zeit, die nach der Reizgebung verstreicht, ab. Die Autoren sehen einen möglichen Gewinn im Signal/Rausch-Verhältnis von einem Faktor 3, was einer Reduktion der Meßzeit um etwa eine Größenordnung entspricht.

Neben der Reduktion des EEG-Rauschens ist die Berechnung von dessen Einfluß und Größe Gegenstand zahlreicher Untersuchungen. Das Signal, also das AEP, und das Rauschen, also das spontane EEG, sind zwar untrennbar miteinander verknüpft, es existieren aber dennoch Wege, die Eigenschaften des nach einer gewissen Zahl von Mittelungen vorliegenden Restrauschens während der Mittelung näherungsweise zu ermitteln und damit eine Aussage hinsichtlich der augenblicklichen Qualität der AEP-Ableitung zu erhalten. Einige dieser Ansätze sollen hier beschrieben werden.

Eine zeitabhängige Abschätzung der Varianz des im gemittelten Potential enthaltenen Restrauschens erhält man durch Bildung des quadratischen EEG-Mittelwerts (von Specht u. Kevanishvili 1977, 1985) zusätzlich zur linearen EEG-Mittelung. Die EEG-Abtastwerte werden hierbei quadriert, und alle quadrierten EEG-Abschnitte werden analog zur konventionellen Mittelung in einem getrennten Speicherbereich aufsummiert. Nach beendeter Mittelung wird aus dem Mittelwert der quadrierten EEG-Abschnitte und dem Quadrat des linearen EEG-Mittelwertes eine Differenz gebildet, die unter der Voraussetzung eines stabilen, d.h. über die gesamte Meßdauer unveränderlichen AEP-Musters einer Differenz aus mittlerem quadriertem EEG-Restrauschen und Quadrat des mittleren Restrauschens gleichzusetzen ist. Nach allgemeinen Rechenregeln stellt eine solche Differenz die Varianz des Restrauschens dar. Da diese für jeden Abtastwert vorliegt, ermöglicht die Zeitabhängigkeit der Varianzkurve Aussagen über die Zuverlässigkeit der einzelnen Potentialkomponenten.

Ebenfalls die zeitabhängige Darstellung eines Schätzers für das Restrauschen erhält man mit Hilfe der alternierenden Mittelung (Schimmel 1967; Schimmel et al. 1974; Wong u. Bickford 1980). Über die normale Mittelwertbildung hinaus wird hierbei eine 2. Summe gebildet, bei der jeder zweite EEG-Abschnitt mit −1 multipliziert wird. Unter der Annahme eines stabilen Signals enthält die auch als „±-Referenz" bezeichnete Kurve lediglich Rauschanteile aus dem EEG; sie ist daher ein Maß für das im gemittelten Potential enthaltene Restrauschen. Wegen der Vorzeichenumkehr jedes 2. Sweeps sind die ±-Referenz und das Restrauschen nicht identisch, andererseits sind sie statistisch nicht voneinander unabhängig, da sie aus derselben Rauschquelle stammen. Der Quotient aus den Varianzen von

EEG-Mittelung und ±-Referenz ist aber, da letztere sicher keine AEP-Anteile enthält, ein guter Schätzer für das „response to noise ratio" (das ist das Verhältnis der Varianzen von gemitteltem Potential und reinem Restrauschen). Eine genaue Betrachtung zeigt, daß dieser Quotient linear mit der Anzahl der Mittelungsschritte zunimmt. Einer empirisch gut bestätigten Regel zufolge ist dieser Quotient nur dann größer als 2, wenn die Ableitung ein zuverlässiges evoziertes Potential enthält.

Um eine Abschätzung der Varianz des Restrauschens zu erhalten, muß nicht zwangsläufig jeder einzelne EEG-Abschnitt in seiner ganzen Länge verarbeitet werden. Eine Einsparung von Rechenzeit ist dadurch möglich, daß die zeitliche Entwicklung eines willkürlich, aber fest gewählten EEG-Abtastwertes – z.B. 6 ms post Stimulus – beobachtet wird. Dieses Verfahren wird wegen der Betrachtung eines einzelnen Meßpunktes von den Urhebern (Don et al. 1984; Elberling u. Don 1984) als „single point method" bezeichnet. Aufgrund des EEG-Rauschens variiert die Amplitude dieses Punktes von einem EEG-Abschnitt zum anderen. Die Gesamtheit der Amplitudenwerte wird zur Berechnung einer Varianz herangezogen, aus der die Varianz des gemittelten EEG-Restrauschens, wie es den AEP beigemischt ist, näherungsweise berechnet werden kann. Aus letzterer und der Varianz der Potentialmittelung (also Potential *und* Restrauschen) läßt sich ein Qualitätsmaß berechnen, das wiederum linear mit der Zahl von Mittelungsschritten zunimmt. In der Praxis wird bei der Ableitung früher akustisch evozierter Potentiale das Qualitätsmaß nach jeweils 250 Mittelungen berechnet und angezeigt. Die statistische Berechnung zeigt, daß mit einer Wahrscheinlichkeit von mindestens 99 % ein Potential vorhanden ist, wenn das Qualitätsmaß den Wert 3,1 erreicht oder überschreitet. Die Meßzeit kann dadurch im Bereich überschwelliger Reize u. U. deutlich reduziert werden.

6.2 Off-line-Verfahren

Für viele Zwecke ist es nützlich, mit den EEG-Potentialkurven nach beendeter Mittelung numerische Rechnungen durchzuführen bzw. die Daten selbst zu manipulieren. Ein vorteilhaftes Merkmal dieser nachträglichen Datenverarbeitung ist die Reversibilität, d.h. das originale Meßergebnis wird, soweit es bereits gespeichert ist, durch die weitere Verarbeitung nicht verändert oder zerstört.

Die Bereitstellung zweier Teilmittelwerte an Stelle eines Gesamtmittelwertes bei jeder Ableitung (s. Abschn. 6.1) dient dem Zweck, die Reproduzierbarkeit der Messung zu demonstrieren, wobei eine gut reproduzierbare Ableitung durch 2 sehr ähnliche Teilmittelwertkurven gekennzeichnet ist. Mathematisch läßt sich die Ähnlichkeit zweier Kurven – dargestellt durch die Zahlenfolgen X_k und Y_k (k = 1,...,n) – durch deren Korrelationskoeffizienten C_{XY} ausdrücken, der nach der folgenden Formel berechnet wird:

$$C_{XY} = \frac{\sum(X_k - \langle X \rangle) \cdot (Y_k - \langle Y \rangle)}{\sqrt{\sum(X_k - \langle X \rangle)^2 \cdot \sum(Y_k - \langle Y \rangle)^2}}.$$

Die Summationen in den Ausdrücken für die Kovarianz COV(X,Y) im Zähler und für die Varianzen VAR(X) und VAR(Y) im Nenner erstrecken sich hierbei über den Index k von 1 bis n (wobei n die Zahl der Meßpunkte ist, aus denen die Kurven bestehen). Die Formel vereinfacht sich in der Praxis dadurch, daß die zeitlichen Mittelwerte <X> und <Y> der Potentialmittelungen X(t) und Y(t) in der Regel gleich 0 sind. Die Zahlenwerte für den Korrelationskoeffizienten bewegen sich im Bereich −1 bis +1, entsprechend den 2 Grenzfällen exakt gegenphasiger und exakt gleicher Kurven X(t) und Y(t). Die Berechnung des Korrelationskoeffizienten C_{XY} zweier Teilmittelwerte X(t) und Y(t) ermöglicht daher eine quantitative Angabe der Ähnlichkeit dieser Kurven und damit der Reproduzierbarkeit der Messung. Gelegentlich wird außer dem Korrelationskoeffizienten der Teilmittelwerte auch der Korrelationskoeffizient zwischen einer Potentialmittelung und einer Musterfunktion betrachtet. Zum Ausgleich von Phasenverschiebungen zwischen den 2 miteinander verglichenen Kurven werden für manche Zwecke die Kurven um variable Beträge gegeneinander verschoben und der *maximale* Korrelationskoeffizient aufgesucht (Mason 1984).

Im allgemeinen besteht eine in der ERA gemessene Kurve aus Zeitabschnitten mit evozierten Potentialen und solchen ohne bedeutsame Information. Bei der Berechnung des Korrelationskoeffizienten aus den *gesamten* Kurven wird über diese unterschiedlichen Abschnitte gemittelt. Das Ergebnis liegt daher niedriger als die Reproduzierbarkeit der evozierten Potentiale. Beispielsweise kann innerhalb einer mit schwellennahem Reiz erhaltenen FAEP-Kurve ein zeitlich auf wenige Millisekunden beschränktes Potential J5 vorliegen, das gut reproduzierbar ist, aber den Korrelationskoeffizienten der ansonsten unkorrelierten Kurven nicht nennenswert beeinflußt. Andererseits kann ein ausgeprägter und in beiden Teilmittelwerten gleichphasig vorhandener Reizartefakt das Ergebnis der Korrelationsrechnung nach oben verfälschen. In solchen Fällen ist die Betrachtung des üblichen, zeitlich integralen Korrelationskoeffizienten irreführend, und es erweist sich als nützlich, entweder einen Teilbereich der Kurven für die Korrelationsberechnung auszuwählen oder eine zeitlich differentielle Korrelationsanalyse durchzuführen, bei welcher die aus kurzen, das gesamte Zeitfenster überdeckenden, Bereichen berechneten Korrelationskoeffizienten in Form einer Graustufenskala angezeigt werden (Hoth 1991b).

Die aus 2 zeitabhängigen Kurven berechneten Korrelationskoeffizienten enthalten nur einen geringen Teil der hinsichtlich gemeinsamer Eigenschaften dieser Kurven verfügbaren Information. Sehr viel mehr Auskunft erteilt die Kreuzkorrelationsfunktion. Jeder Punkt der Korrelationsfunktion $G_{XY}(\tau)$ ist das Integral (bzw. die Summe) aus dem Produkt der um die Zeit t gegeneinander verschobenen Zeitfunktionen X(t) und Y(t):

$$G_{XY}(\tau) = \int X(t) \cdot Y(t + \tau)\, dt = \sum X_k \cdot Y_{k+i} \quad (\tau = i \cdot T_a, T_a = \text{Abtastintervall}).$$

Die Integration erstreckt sich von −∞ bis +∞, für die diskrete Summation muß der Index k über alle Abtastwerte laufen. In der diskreten Form ist für die maximale Verschiebung etwa die Hälfte des Analysezeitraums zu wählen. Der Korrelationskoeffizient C_{XY} ist dem Wert der Korrelationsfunktion mit der Verschiebung 0 ($\tau = 0$ bzw. i = 0) proportional.

Die Kreuzkorrelationsfunktion zeigt das Vorhandensein gleicher Periodizitäten in den Kurven X(t) und Y(t) an sowie die relative Phasenlage. Ein deutliches Maximum der Kreuzkorrelationsfunktion bei der Verschiebung 0 ist gleichbedeutend mit der Existenz eines Potentialgipfels der gleichen Latenz in beiden konstituierenden Kurven. Diese Eigenschaft der Korrelationsfunktion kann bei der Erkennung von fraglichen Potentialen (vgl. Abschn. 7.1) und für eine objektive Beurteilung von Wellenform und Latenz (Elberling 1979) von großem Nutzen sein. Bei dieser und ähnlichen Fragestellungen wird für X(t) eine gemessene Potentialmittelwertkurve und für Y(t) eine Idealkurve mit typischen und möglichst rauschfrei vorliegenden Potentialmustern eingesetzt.

Die Verfügbarkeit zweier Teilmittelwertkurven (anstelle eines Gesamtmittelwertes) bringt nicht nur die Möglichkeit zur Durchführung von Korrelationsberechnungen mit sich, sie gestattet darüber hinaus die Abschätzung der Varianz des Restrauschens. Die Abweichung zwischen den Teilmittelwerten X(t) und Y(t) ist, wenn diese das Ergebnis identischer Reiz- und Meßbedingungen sind, allein auf das Restrauschen zurückzuführen. Bildet man punktweise die Differenz aus den Teilmittelwerten (und dividiert das Ergebnis durch 2), so verschwinden die den evozierten Potentialen entsprechenden Anteile, und man erhält eine aus reinem Restrauschen bestehende Kurve. Weil sich die Varianzen des in den Teilmittelwerten enthaltenen Restrauschens bei der Bildung dieser Funktion [X(t) − Y(t)]/2 in derselben Weise addieren wie bei der Bildung des Gesamtmittelwertes [X(t) + Y(t)]/2, kann der aus der halben Differenz der Teilmittelwerte berechnete Effektivwert der elektrischen Spannung als guter Schätzwert für die Standardabweichung des im Gesamtmittelwert enthaltenen Rauschens angesehen werden (Mason 1984).

Wenn wegen einer abweichenden Vorgehensweise bei der Datenakquisition keine *Teil*mittelwerte, sondern nur eine dem *Gesamt*mittelwert entsprechende Kurve zur Verfügung steht, kann die Größe des Restrauschens ersatzweise aus deren Varianz abgeschätzt werden. Es muß zu diesem Zweck natürlich sichergestellt sein, daß in dem gemittelten EEG keine evozierten Potentiale enthalten sind. Dies kann erreicht werden, indem eine Messung ohne akustische Stimulation durchgeführt wird. Die Varianz einer solchermaßen gewonnenen Mittelungskurve ist natürlich auf andere Messungen nur übertragbar, wenn der Zustand des Patienten hinsichtlich Störpotentialen und der Einfluß von externen Störungen über die Gesamtdauer aller Messungen unverändert ist. Da hierüber ohne zusätzliche statistische Information niemals vollständige Klarheit besteht, ist es etwas zuverlässiger, die Messung derart durchzuführen, daß die EEG-Mittelung kurz vor der akustischen Stimulation erfolgt. Aus dem dabei resultierenden Prä-Stimulus-Intervall kann mit gewissen Einschränkungen ebenfalls ein Schätzwert für die effektive Amplitude des den AEP überlagerten Rauschens abgeleitet werden (Hoth 1986).

Die verschiedenen in Abschn. 6.1 und hier beschriebenen Verfahren zur Abschätzung der Varianz des Restrauschens dienen außer der reinen Kenntnisnahme v. a. 2 Zwecken: Wird erstens auf ähnliche Weise die Varianz der Summe aus physiologischem Antwortsignal und Restrauschen berechnet, so läßt sich ein Quotient bilden, der dem „response to noise ratio" entspricht und damit eine Aussage über das Vorhandensein von evozierten Potentialen zuläßt. Zweitens können die statistischen Merkmale des Restrauschens für weitere Rechnungen verwendet werden, an deren Ende die Angabe der Genauigkeit von Amplituden und Latenzen der ausgewerteten Potentiale steht. Einzelheiten hierzu sind im Abschn. 7.2 genauer beschrieben.

Neben der *Abschätzung* der Größe des Restrauschens besteht ein wesentliches Ziel der Signalverarbeitung in seiner *Begrenzung*. Ein in vielen Meßapparaturen angewandtes Verfahren zur teilweisen Eliminierung von Restrauschen hoher Frequenz ist die Glättung. Aus der gemessenen Potentialkurve M(t) wird eine neue Kurve M'(t) berechnet, wobei aus mehreren Zahlenwerten M_k ein gewichteter Mittelwert M'_k hervorgeht. Die Dreipunktglättung mit den Hamming-Koeffizienten 0,23 und 0,54, also nach der Formel

$$M'_k = 0{,}23 \cdot M_{k-1} + 0{,}54 \cdot M_k + 0{,}23 \cdot M_{k+1},$$

entspricht einem einpoligen Tiefpaßfilter mit einer Flankensteilheit von 6 dB/Oktave. Der Effekt einer solchen Glättung ist also eine teilweise Beseitigung hoher Frequenzen.

Wirksamer als durch einen Glättungsalgorithmus lassen sich unerwünschte Frequenzanteile durch digitale Filter höherer Ordnung eliminieren. Auch hier werden im Prinzip neue Zahlenwerte aus gewichteten Summen der Abtastwerte gebildet. In den Details ist der Algorithmus aber viel aufwendiger: 1) gehen i. a. mehr als nur 3 der Originalwerte in einen gefilterten Wert ein, und 2) werden bei rekursiven Filtern Teile der gefilterten Kurve zu ihrer eigenen Berechnung mit einbezogen. Prinzipiell bewirken Digitalfilter, die nichts weiter darstellen als eine in ein Programm gefaßte Rechenvorschrift, dasselbe wie die in Abschn. 4.3 beschriebenen analogen, also aus elektronischen Bauteilen aufgebauten Filter. Viele Nachteile der letzteren lassen sich aber in Digitalfiltern vermeiden. So reagieren beispielsweise analoge Hochpaßfilter auf einen Eingangsimpuls endlicher Dauer mit einem erst bei t → ∞ asymptotisch verschwindenden Ausgangssignal (IIR-Filter, für „infinite impulse response"). Digitalfilter können als FIR-Filter („finite impulse response") entworfen werden, so daß etwa die Antwort eines Hochpasses auf einen Rechteckimpuls zeitlich begrenzt ist. Im Gegensatz zu den rekursiven IIR-Filtern sind FIR-Filter nichtrekursiv und weisen einen linearen Phasengang auf.

Programme für Digitalfilter arbeiten mit der in den Zeitbereich zurücktransformierten Übertragungsfunktion, welche entsprechend den gewünschten Filtereigenschaften gewählt wird (Stearns 1984). Speziell für die Verwendung in der ERA hat sich eine optimierte Kombination aus Bessel- und Butterworth-Typ bewährt (Hönerloh u. Kletti 1978), welche ein einem 4poligen, rekursiven Digitalfilter realisiert ist. Die Wirkung dieses Filters ist in Abb. 7.2 illustriert. Ein wesentlicher Gesichtspunkt bei Digitalfiltern ist die Möglichkeit zur Korrektur der bei manchen Filtertypen auftretenden frequenzabhängigen Phasenverschiebung durch inverses Filter oder nachträgliches Verschieben. Die unerwünschte – und bei Analogfiltern unvermeidliche – Verfälschung des Signals wird dadurch auf ein Minimum begrenzt.

Die Verwendung fester und unveränderlicher Grenzfrequenzen bei der Filterung von ERA-Mittelungen wird der Tatsache nicht gerecht, daß die Potentiale in unterschiedlichen Ableitungen nicht immer aus denselben Frequenzen zusammengesetzt sind. Adaptive Filter berücksichtigen die Eigenheiten der zu filternden Kurve durch die Wahl einer variablen Grenzfrequenz. Bei der „a posteriori Wiener Filterung" (Walter 1969) gemittelter AEP-Ableitungen wird die mit Hilfe der alternierenden Mittelung erhaltene Aufzeichnung reinen EEG-Rauschens ebenso wie die Potentialmittelung einer Fourier-Transformation (Frequenzzerlegung) unterworfen, um die Frequenzbereiche von Signal und Rauschen grob zu ermitteln. Die hieraus abgeleitete individuelle Filtergrenzfrequenz bewirkt eine optimale Unterdrückung des Restrauschens.

Speziell auf die Verhältnisse früher akustisch evozierter Potentiale zugeschnitten sind die von de Weerd (1981) vorgeschlagenen „zeitabhängigen Filterungsverfahren", bei denen die Eckfrequenz des angewandten Tiefpasses im Verlauf der Filterung einer einzelnen Potentialkurve unterschiedliche Werte annimmt. Der Satz von Grenzfrequenzen, der zudem vom Reizpegel abhängig ist, entstammt einer Untersuchung der Frequenzspektren von normalen AEP-Ableitungen (Hoke et al. 1984d). Die Beobachtung, daß die einzelnen Komponenten der FAEP sich bei einer Fourier-Transformation in verschiedene Frequenzbereiche abbilden – wobei grundsätzlich die früheren Wellen die höheren Frequenzen enthalten – wird in die Filterung einzelner Kurvensegmente mit unterschiedlichen Grenzfrequenzen umgesetzt. Aus den einzelnen Segmenten wird die gefilterte Kurve zusammengesetzt, in welcher die Potentiale deutlich besser nachweisbar sind als bei Anwendung eines Hochpaßfilters mit fester Grenzfrequenz.

7 Auswertung

Nach Beendigung einer ERA-Messung liegen Kurven vor, die das Ergebnis von Signalverarbeitung und EEG-Mittelung sind. Die weitere Bearbeitung dieser rohen Meßdaten umfaßt die Auswertung und Beurteilung der in diesen Daten liegenden Information. Am Ende der *Auswertung*, welche mit dem Lesen eines Textes verglichen werden kann, stehen Aussagen über die Nachweisbarkeit von evozierten Potentialen und die Beschreibung dieser Potentiale durch geeignete Parameter. Am Ende der *Beurteilung*, welche der Interpretation, der Einordnung und dem Verständnis entspricht, steht eine audiologische Diagnose, in die i. a. auch die Ergebnisse anderer Untersuchungen einfließen. Gegenstand dieses Kapitels ist, soweit sich die etwas willkürliche Trennung zweier eng miteinander verknüpfter Themen aufrechterhalten läßt, ausschließlich die Auswertung gemäß der soeben gegebenen Definition.

Die Gewinnung einer diagnostischen Aussage mit Hilfe der ERA läßt sich also formal in 3 einzelne Vorgänge zerlegen, nämlich die Messung, die Auswertung und die Interpretation der AEP. Bei der praktischen Anwendung der Methode empfiehlt es sich, die Durchführung möglichst vieler dieser einzelnen Schritte ein und derselben Person zu überlassen: denn erstens sind die Schwierigkeiten bei der Potentialerkennung sicherlich von derjenigen Person am besten zu meistern, die während der EEG-Mittelung das Zustandekommen der einzelnen Komponenten verfolgen konnte und über die Kondition des Patienten sowie die Artefakthäufigkeit informiert ist; zweitens setzt die Beurteilung der Meßergebnisse und deren Auswertung die Kenntnis der Unwägbarkeiten bei der Festlegung der Potentialkomplexe voraus; und schließlich kommt es häufig vor, daß scheinbar sich widersprechende Messungen oder grenzwertige Befunde weitere Ableitungen erforderlich machen.

Die Auswertung der akustisch evozierten Potentiale läßt sich aufgliedern in die 2 Problemkreise der Erkennung der Potentiale einerseits und ihrer *Lokalisation*, d.h. der Bestimmung ihrer Latenzen und Amplituden, andererseits. Je nach der im Einzelfall vorliegenden Fragestellung müssen sowohl bei der Auswertung als auch bereits während der Messung unterschiedliche Strategien gewählt werden: Im Falle einer objektiven Hörschwellenbestimmung genügt eine Meßgenauigkeit, die dem Auswerter die zuverlässige Abgrenzung der durch schwellennahe Reize evozierten Potentiale von dem unvermeidlichen Restrauschen ermöglicht. Eine Bestimmung von Latenzen und Amplituden ist nützlich, aber nicht erforderlich. Soll hingegen das Vorliegen einer retrokochleären Hörstörung bestätigt oder ausgeschlossen werden, so müssen Messungen mit möglichst deutlich ausgeprägten Potentialen vorliegen. Voraussetzung hierfür sind überschwellige Reize und möglicherweise eine längere Meßdauer, weil das Rauschen mit zunehmender Zahl von Mittelungen an Einfluß verliert. Der Schwerpunkt der Auswertung liegt dann bei der Ermittlung von Latenzen und Amplituden, wofür die Nachweisbarkeit der evozierten Potentialkomponenten natürlich fundamentale Voraussetzung ist.

7.1 Erkennung der Potentiale und Schwellenbestimmung

Wegen des auch unter guten Meßbedingungen immer vorhandenen Restrauschens stellt die Beantwortung der Frage, ob eine gegebene Ableitung signifikante und reproduzierbare akustisch evozierte Potentiale enthält oder nicht, die zentrale Schwierigkeit bei der Auswertung der Meßergebnisse dar. Zur Bewältigung dieser Schwierigkeit ist v. a. eine durch die Erfahrung geschulte Fähigkeit zur visuellen Mustererkennung erforderlich. Es existieren aber darüber hinaus einige Hilfsmittel, die diese Mustererkennung hilfreich unterstützen können und in diesem Abschn. beschrieben werden.

Ein ebenso einfaches wie wirksames Hilfsmittel zur Erkennung v. a. von kleinen Potentialen besteht in der nach zu- oder abnehmenden Reizpegeln geordneten Auftragung der einzelnen Meßkurven. Oftmals wird anhand des Trends, der sich nur durch die Betrachtung der geordneten Gesamtheit aller Messungen offenbart, der Nachweis schwellennah ausgelöster Potentiale erst ermöglicht. Es besteht allerdings die Gefahr, daß dieser Trend überbewertet wird und zur Identifizierung von zweifelhaften Potentialen führt. Dieser Gefahr kann durch weiter unten beschriebene Maßnahmen begegnet werden.

Bei den frühen akustisch evozierten Potentialen stellt die zweifelsfreie Identifizierung der einzelnen Potentiale J1–J5 insbesondere bei gestörten Potentialmustern gelegentlich ein Problem dar. Auch hier erweist sich die Ableitung bei mehreren Reizintensitäten und die Verfolgung der intensitätsabhängigen Latenz- und Amplitudenveränderungen als sehr nützliches Hilfsmittel. Nach den vorliegenden Erfahrungen ist J5 das einzige der frühen Potentiale, das bis knapp oberhalb der Hörschwelle nachweisbar bleibt. Diese Tatsache trägt nicht nur zur Identifizierung von J5, sondern damit auch zur Zuordnung der anderen Komponenten bei.

Die Reproduzierbarkeit und damit die Glaubwürdigkeit zweifelhafter Potentiale läßt sich trivialerweise durch eine Wiederholung der Messung unter gleichen Bedingungen überprüfen. Das bedingt aber eine Verlängerung der Untersuchungsdauer, und die 2 Messungen sind, da sie zu unterschiedlichen Zeiten und damit unter verschiedenen EEG-Bedingungen gewonnen wurden, nicht unmittelbar miteinander vergleichbar. Die quasisimultane Ableitung zweier Teilmittelwerte (s. Abschn. 6.1) oder, unter gewissen Einschränkungen, die simultane kontralaterale Ableitung liefern ohne eine Verlängerung der Meßzeit nahezu dieselbe Information. Abb. 7.1 illustriert den praktischen Nutzen bei der Auswertung der Teilmittelwerte: Nur wenn jeweils beide überlagerten Kurven in der rechten Bildhälfte eine gleichphasige Potentialauslenkung mit derselben Latenz aufweisen, kann das entsprechende Potential als reproduzierbar angesehen werden. V. a. die Messungen bei 20 dB und 10 dB erweisen sich anhand der Teilmittelwerte als wenig verläßlich, wohingegen sich die zugehörigen Gesamtmittelwerte unauffällig in die gesamte Kurvenserie einreihen.

Erkennung der Potentiale und Schwellenbestimmung

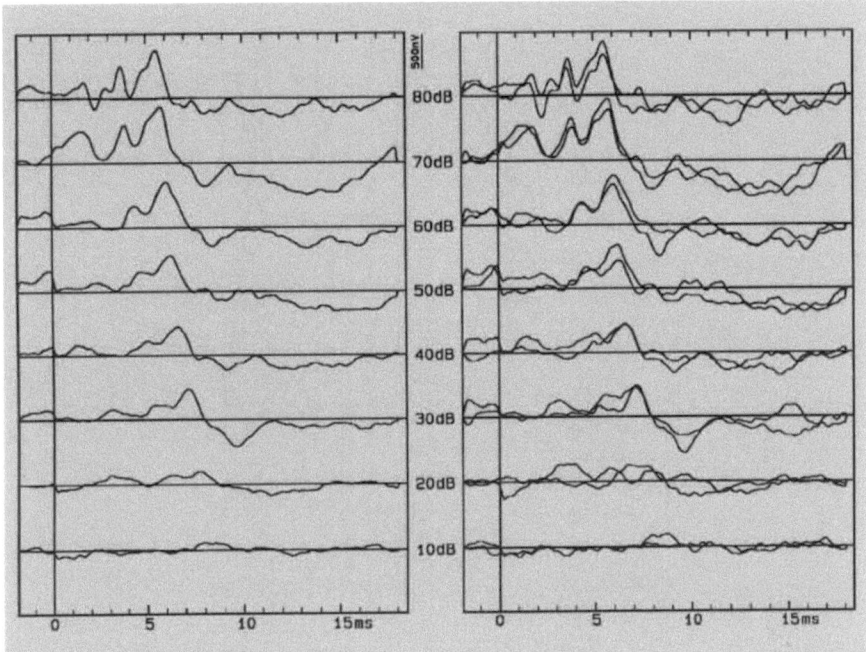

Abb. 7.1. Clickevozierte frühe Potentiale einer normalhörenden Probandin, dargestellt als Gesamtmittelwerte aus 2000 EEG-Abschnitten (*links*) und als Teilmittelwerte aus jeweils 1000 Abschnitten (*rechts*). Die 2 Datensätze entstammen derselben Messung. Analoge Bandpaßfilterung von 20–2000 Hz einpolig, 4poliger digitaler Tiefpaßfilter mit 1800 Hz Grenzfrequenz

Die Gesamtmittelwerte lassen eine Aussage über die Reproduzierbarkeit der Potentiale grundsätzlich nicht zu. Da die nachträgliche Zerlegung eines Gesamtmittelwertes in 2 (oder mehr) Teilmittelwertkurven nicht möglich ist, wohl aber die Zusammenfassung von Teilmittelwerten zu einem Gesamtmittelwert, muß bereits das Meßwerterfassungsprogramm die Option der quasisimultanen doppelten EEG-Mittelung bereitstellen. Über die visuelle Beurteilung hinaus ermöglicht das Vorliegen zweier Teilmittelwertkurven die Berechnung eines Korrelationskoeffizienten (vgl. Kap. 6), der die Reproduzierbarkeit des Potentialmusters durch einen Zahlenwert charakterisiert. Außerdem kann eine zeitlich differentielle Korrelationsanalyse (vgl. Abschn. 6.2) angewendet werden, die das Vorhandensein von reproduzierbaren Potentialen auch dann anzeigt, wenn diese nur einen kleinen Bereich des insgesamt analysierten Zeitfensters einnehmen.

Zur teilweisen Befreiung der Potentialkurven von dem zwangsläufig immer vorhandenen EEG-Restrauschen – und damit zur sicheren Identifizierung der evozierten Potentiale – tragen analoge und digitale Filterung bei, indem sie das Signal/Rausch-Verhältnis verbessern. Die Wirkung hängt allerdings entscheidend vom Durchlaßbereich des Filters ab. Für eine effektive und zweckdienliche Filterung muß der Frequenzbereich, den das evozierte Potential einnimmt, genau bekannt sein. Dieser Frequenzbereich sollte durch das Filter möglichst nicht ein-

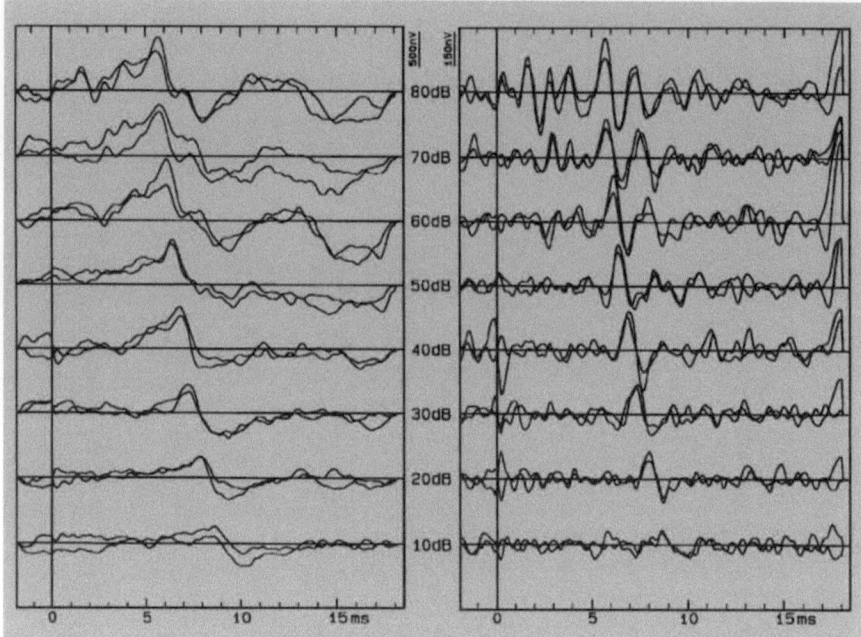

Abb. 7.2. Die frühen clickevozierten Potentiale, hier an einer normalhörenden Probandin gemessen, stellen sich nach digitaler Hochpaßfilterung (300 Hz Grenzfrequenz 4polig) teilweise wesentlich deutlicher und mit besser definierter Latenz dar (*rechts*). *Links* sind die nicht nachträglich gefilterten Daten gezeigt (Ableitung mit einpoligem Bandpaßfilter 20–2000 Hz).

geschränkt werden. Für die FAEP bedeutet das, daß die untere Grenzfrequenz nicht über 100 Hz und die obere Grenzfrequenz nicht unter 1500 Hz liegen sollte. Mit dieser Wahl des Durchlaßbereichs wird die Amplitude des Potentials i. a. nur wenig verfälscht, was v. a. für die Schwellenermittlung sehr wichtig ist. In Einzelfällen kann die angegebene untere Grenzfrequenz aber bereits zu hoch sein. Es obliegt dem Benutzer – und nicht dem Meß- und Auswertegerät – die untere Grenzfrequenz in solchen Fällen so zu wählen, daß nicht die gerade am dringendsten benötigte Information (nämlich die langwelligen Kurvenanteile bei schwellennahen Ableitungen) durch die Hochpaßfilterung verlorengeht.

Für die Bestimmung der Latenzen kann eine bewußte Beschneidung des Potentials im unteren Frequenzbereich dagegen durchaus gerechtfertigt sein. Der Gipfel eines Potentials läßt sich bei Eliminierung der niedrigen Frequenzen, also nach einer Hochpaßfilterung der Daten, wesentlich besser erkennen und genauer lokalisieren, wie in Abb. 7.2 erkennbar ist. Die Hochpaßfilterung, z. B. mit einer Grenzfrequenz von 300 Hz, beseitigt einen Großteil technisch bedingter Artefakte, aber auch Signalanteile physiologischen Ursprungs, die z. T. auch Bestandteil der FAEP sind. Auch aus diesem Grund – und nicht nur wegen der Phasenverschiebung durch Analogfilter – sollte eine solche Filterung auf digitalem Wege *nach* der Speicherung der breitbandigeren Ableitung durchgeführt werden, damit die ursprünglichen Daten im Bedarfsfall noch verfügbar sind. Im Falle aus-

Erkennung der Potentiale und Schwellenbestimmung

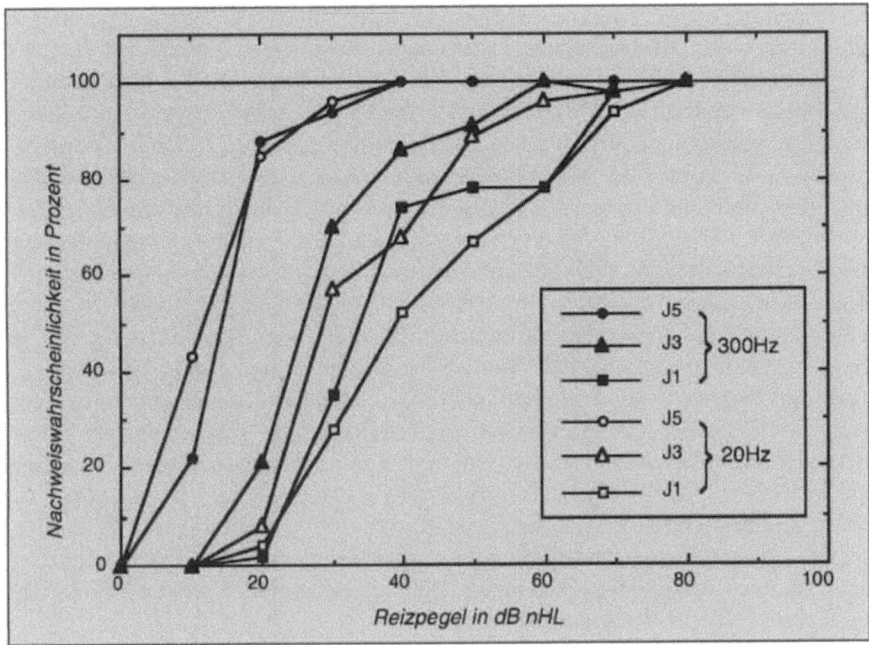

Abb. 7.3. Nachweiswahrscheinlichkeit der frühen clickevozierten Potentiale J1, J3 und J5 in Abhängigkeit vom Reizpegel. In den hochpaßgefilterten Kurven (300 Hz untere Grenzfrequenz) sind J1 und J3 bei niedrigen Pegeln etwas besser erkennbar, J5 dagegen läßt sich in einer breitbandigen Ableitung sicherer nachweisen

geprägter Hochtonhörverluste setzt sich das FAEP nämlich vorwiegend aus niedrigen Frequenzen zusammen, und es kann durch eine 300-Hz-Hochpaßfilterung völlig zum Verschwinden gebracht werden.

Die an Abb. 7.2 demonstrierte Verbesserung der Nachweisbarkeit einzelner Potentiale durch digitale Hochpaßfilterung ist hauptsächlich ein Effekt der visuellen Mustererkennung. Sie läßt sich zwar auch quantitativ belegen, doch sind die (in Abb. 7.3 gezeigten) Unterschiede in der Nachweiswahrscheinlichkeit statistisch gesehen geringfügig. Für diese Darstellung wurde anhand der Daten von 29 normalhörenden Probanden ausgezählt, wie oft bei einem bestimmten Reizpegel eines der Potentiale J1, J3 und J5 visuell erkennbar ist, und zwar für die breitbandig im Bereich 20–2000 Hz abgeleiteten Kurven sowie für dieselben Kurven nach 300-Hz-Hochpaßfilterung. Durch die Filterung erhöht sich die Nachweisbarkeit der Potentiale J1 und J3, das Potential J5 ist hingegen etwas seltener identifizierbar. Aus diesen Fakten ist die Konsequenz zu ziehen, daß die Hochpaßfilterung von großem Nutzen sein kann, wenn die Auswertung von Latenzen und Latenzdifferenzen im Vordergrund steht, daß aber andererseits im Falle einer Schwellenbestimmung – für die hauptsächlich das prominente J5 herangezogen wird – die breitbandige Ableitung vorzuziehen ist.

Weil das EEG-Restrauschen für die schlechte Nachweisbarkeit von kleinen Potentialen verantwortlich ist, können seine Kenndaten, soweit verfügbar, zur

Identifizierung der AEP mit herangezogen werden. Eine Abschätzung der Amplitudenvarianz des Restrauschens erhält man entweder durch die (in Kap. 6 beschriebene) alternierende Mittelung, durch die quadratische Mittelung, durch die Bildung der (halben) Differenz aus 2 Teilmittelwerten oder am einfachsten durch die Einbeziehung eines kurzen Prä-Stimulus-Intervalls in den EEG-Analysezeitraum. In jedem Fall sollten Potentiale nur dann als verläßlich gewertet werden, wenn ihre Amplitude die Größenordnung des EEG-Restrauschens übertrifft.

Mit Hilfe numerischer Auswertemethoden kann die visuelle Potentialerkennung in Zweifelsfällen unterstützt werden. Aus den gemessenen Kurven werden ohne Zutun eines Auswerters verschiedene Kenngrößen berechnet, die dazu geeignet sind, das Vorhandensein von signifikanten Potentialen anzuzeigen. Die Auswahl und Definition dieser Parameter lehnt sich an die visuelle Mustererkennung an. Letztere prüft vermutlich nach, ob die zu beurteilende Messung einer Reihe von Kriterien genügt, die nach der Erfahrung des Auswerters von potentialbehafteten Ableitungen erfüllt werden. Zu den Kennzeichen einer Mittelung mit deutlichem Potential gehören große relative Amplituden oder Varianzen im Post-Stimulus-Bereich sowie eine hohe Korrelation zwischen den 2 Teilmittelwerten. Entsprechende Parameter können aus den gemittelten Daten extrahiert und für eine maschinenunterstützte Potentialerkennung verwendet werden (Schimmel et al. 1974; Mason 1984).

Neben diesen Parametern ist die Betrachtung der Korrelation zwischen der gemessenen Kurve und einer Musterfunktion sowie die Ermittlung der Signifikanz eines Potentials mit Hilfe der Vorzeichenmittelung (vgl. Abschn. 6.1) für die Beurteilung von Potentialen sinnvoll (Hoth u. Weber 1990; Hoth 1993). In den letztgenannten Arbeiten, die sich speziell mit der Erkennung von späten Hirnrindenpotentialen befassen, wird darüber hinaus aus dem Frequenzspektrum einer jeden Messung die Amplitude der in der Kurve enthaltenen Partialwelle einer Frequenz von ca. 5 Hz – entsprechend dem Latenzunterschied von je 100 ms zwischen N1 und P2 und zwischen P2 und N2 – berechnet. Aus 5 verschiedenen Parametern wird dann, auch aus Gründen der Übersichtlichkeit – ein normierter Mittelwert Q berechnet, dessen Abhängigkeit vom Reizpegel in der Regel die Lage der Potentialschwelle recht gut und mit einer vorgegebenen statistischen Sicherheit anzeigt.

In Abb. 7.4 ist anhand durchaus typischer (nicht etwa idealer) SAEP-Kurven gezeigt, daß der aus den Messungen berechnete Q-Parameter erst für Reizpegel oberhalb etwa 70 dB HL Werte erreicht, die die zwischen 0,3 und 0,4 liegende Signifikanzschranke überschreiten. Aus der maschinellen Parameterextraktion ergibt sich ein durch statistische Analysen abgesicherter Wert für die Hörschwelle, der im gezeigten Fall in hervorragender Übereinstimmung mit der tonaudiometrisch bestimmten Schwelle ist und im statistischen Mittel von ihr um ±10 dB abweichen kann.

Das Konzept des Vergleichs mit einer Musterfunktion, das in der visuellen Potentialerkennung sicherlich eine große Rolle spielt, ist mit der Berechnung des Korrelationskoeffizienten bei weitem nicht ausgeschöpft. Es ist allerdings auch nur dann anwendbar, wenn die Ähnlichkeit einer Messung mit dem Muster eine notwendige Voraussetzung für die Verläßlichkeit der Messung ist. Im Falle der

Erkennung der Potentiale und Schwellenbestimmung

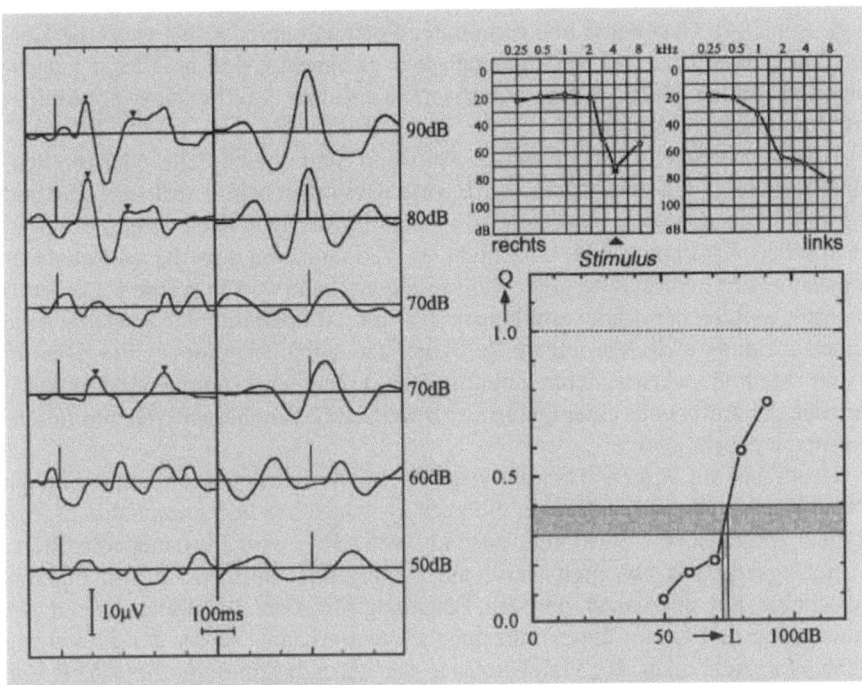

Abb. 7.4. Aus den bei verschiedenen Reizpegeln gewonnenen SAEP-Potentialkurven (*links*; es sind nur die Gesamtmittelwerte gezeigt) eines Patienten mit Hochtonsenke wurde der im Text näher beschriebene Parameter Q berechnet und *unten rechts* in Abhängigkeit vom Reizpegel aufgetragen. Werte oberhalb des schraffierten Bereichs entsprechen mit einer statistischen Sicherheit von 98% reproduzierbaren Potentialen. Daraus ergibt sich durch Projektion die Lage der Hörschwelle. *Rechts* neben jeder gemessenen Kurve ist die mit einer Musterkurve als Referenz berechnete Kreuzkorrelationsfunktion gezeichnet, die zwar zur Berechnung von Q keinen Beitrag leistet, für die visuelle Auswertung aber sehr nützlich sein kann. Die 2malige Messung bei 70 dB wird gemäß der Parameterbewertung insgesamt als unterschwellig beurteilt

FAEP, deren Gestalt sowohl von den Reizparametern (wie z. B. dem Pegel) als auch von den Eigenschaften des untersuchten Gehörs abhängt, ist der Vergleich mit einer festen Musterkurve wenig aussagekräftig. Bei den SAEP bedingen erfahrungsgemäß Veränderungen des Reizes oder der Sinnesphysiologie in erster Näherung allenfalls Amplitudenveränderungen des abgeleiteten Potentialmusters, die Latenzen der Komponenten N1, P2 und N2 bleiben bis auf den ganz schwellennahen Bereich nahezu konstant. Bei diesen späten endogenen Reizantworten konzentriert sich die Auswertung meist auf die Frage nach der Anwesenheit und Größe der Potentiale, und der Vergleich mit einer Musterkurve kann auf diese Frage eine wertvolle Antwort erteilen. Über den Korrelationskoeffizienten hinaus ist in diesem Fall die Betrachtung der gesamten Kreuzkorrelationsfunktion, berechnet aus Muster und jeweiliger Messung (vgl. Abschn. 6.2), sehr aufschlußreich. Das Maximum dieser Funktion befindet sich bei Gleichphasigkeit beider Kurven im Bereich der Verschiebung 0, verschiebt sich bei unterschiedlichen Latenzen und verschwindet schließlich bei Abwesenheit eines Potentials (vgl. Abb. 7.4). Gegenüber den gemittelten Potentialkurven selbst weist die Korrelationsfunktion bei der Verwendung einer geeigneten, d.h. möglichst rauschfreien Musterkurve sehr wenig Rauschanteile auf, was z. B. bei einer Schwellenermittlung sehr vorteilhaft ist.

Anspruchsvoller im numerischen Aufwand sind maschinelle Mustererkennungsverfahren, die teilweise in sog. Expertensystemen bereits realisiert sind und mit Hilfe verschiedener Ansätze eine automatisierte ERA-Auswertung ermöglichen sollen. Salomon (1974) beschreibt ein Verfahren, bei dem die zeitlich differenzierten EEG-Abschnitte einer Rangzerlegung unterworfen werden. Die statistische Analyse der Rangverteilungen für alle Abtastzeitpunkte gestattet eine Unterscheidung zwischen reinem Rauschen und signalbehaftetem EEG. Die mit dieser Methode verwirklichte automatische Potentialerkennung arbeitet nach Angabe des Autors mit einer Quote von jeweils 10% falsch-positiven und falsch-negativen Ergebnissen.

Deutlicher am Vorgehen bei der visuellen Mustererkennung orientiert sind die Potentialerkennungsalgorithmen, die nach syntaktischen und grammatikalischen Regeln vorgehen (s. z. B. Madhavan et al. 1986). Hier wird das bandpaßgefilterte Mittelungsergebnis abschnittsweise auf ansteigende, horizontale und fallende Abschnitte hin untersucht und ein Potentialgipfel oder -tal entsprechend der Anordnung und Dauer dieser einzelnen Phasen erkannt. Außer der *Erkennung* eines Potentials dient das Verfahren v. a. der Latenzbestimmung bei FAEP, und das lernfähige System erzielt hierbei im Laufe einer Trainingsphase eine hohe Zuverlässigkeit (vgl. Abschn. 7.2). Eine vergleichende Untersuchung verschiedener auf parametrischer oder geometrischer Basis arbeitender Mustererkennungsverfahren kommt zu dem Schluß, daß die Ergebnisse der automatischen Verarbeitung zwar zu einem hohen Prozentsatz korrekt sind, die subjektive Überprüfung der Entscheidung aber vorläufig unentbehrlich bleibt (Moser 1988).

Die intensive Bemühung um eine Automatisierung der Potentialerkennung hat nicht zuletzt auch die Erkenntnis untermauert, daß der Nachweis sehr kleiner Reizantworten in der Nähe der Hörschwelle ein grundsätzlich nur statistisch lösbares Problem darstellt. Allgemein steigt die Nachweiswahrscheinlichkeit bei Schwellenphänomenen kontinuierlich von 0 auf 1 an mit einem Übergangsbereich, dessen Breite vom Signal/Rausch-Verhältnis abhängt und die Schärfe der Schwellenbestimmung festlegt. Die Reaktionsschwelle selbst ist als der Wert definiert, bei dem die Nachweiswahrscheinlichkeit 50% beträgt, sie läßt sich also nur statistisch ermitteln. Die Unschärfe der Schwellenbestimmung beträgt unter guten experimentellen Bedingungen bei den FAEP etwa ±5 dB (Elberling und Don 1987b), unter typischen klinischen Bedingungen bei den SAEP etwa ±10 dB (Hoth 1993).

Die Ausführungen dieses Abschnitts bezogen sich nahezu ausschließlich auf die Potential- oder Reizantwortschwelle. Sie ist aus einer Serie von Einzelmessungen, die mit verschiedenen Reizpegeln gewonnen wurden, unmittelbar abzulesen als der niedrigste Pegel, bei dem ein deutliches evoziertes Signal noch erkennbar ist und bietet daher relativ wenig Spielraum für Interpretation. Der Zusammenhang zwischen der Potentialschwelle und der daraus indirekt bestimmten *Hörschwelle* wird in Abschn. 10.1 erörtert.

7.2 Ermittlung von Latenzen und Amplituden

V. a. bei den FAEP interessiert über die Frage nach dem *Vorhandensein* von Potentialen hinaus oftmals die Frage nach den *Koordinaten*, d.h. Latenzzeiten und Amplituden, dieser Potentiale. Als die Latenz eines Potentials ist die zwischen Reizbeginn und Auftreten des Maximal- oder Minimalwertes eines Potentials verstrichene Zeit definiert. Die Amplitude wird manchmal vom Extremwert zur Nullinie gemessen, meist jedoch als Differenz aus Maximal- und Minimalwert berechnet. Bei den FAEP werden konventionsgemäß die vertexpositiven Extremwerte als Maxima bezeichnet, mit J1 bis J5 (seltener auch bis J6 und J7) durchnumeriert und ausgewertet. In Abb. 7.5 ist eine FAEP-Messung mit der Definition von Potentialen, Latenzen und Amplituden gezeigt.

Die Genauigkeit von Zahlen, die durch einen Meßvorgang gewonnen wurden, ist grundsätzlich begrenzt. Das gilt auch für Latenzen und Amplituden von evozierten Potentialen. Bei mehrmaliger Messung unter gleichen Bedingungen würden die Meßgrößen mehr oder weniger stark um einen Mittelwert streuen. Für die Ermittlung eines Latenz- oder Amplitudenwertes sind also streng genommen mehrere Messungen erforderlich, der gesuchte Zahlenwert müßte als der Mittelwert aus diesen Einzelmessungen berechnet werden. Einfacher und praktikabler ist es jedoch, die Genauigkeit der Auswertung mit Hilfe der Standardfehlerberechnung abzuschätzen.

Die wichtigste Quelle der Abweichung zwischen gemessenen und „echten" Latenz- und Amplitudenwerten ist das im gemittelten Potential enthaltene Restrauschen. Die Beeinflussung der *Amplituden* durch das Rauschen ist unmit-

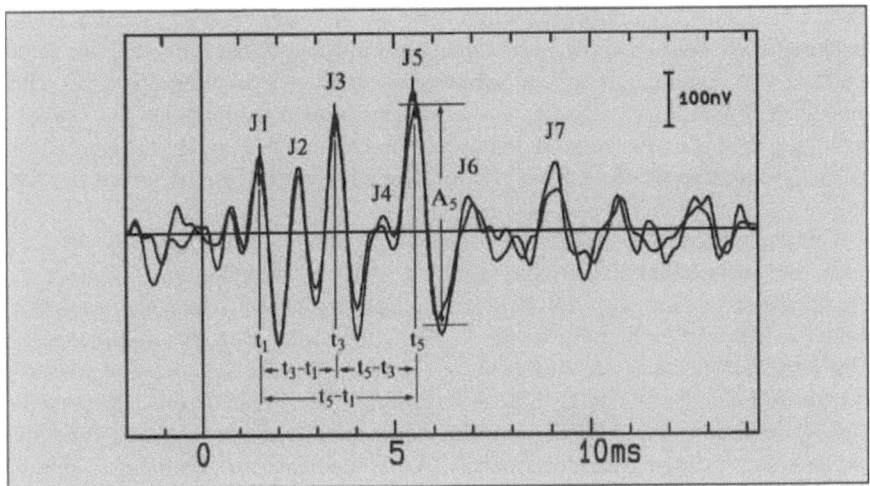

Abb. 7.5. Clickevozierte frühe Potentiale, gemessen an einer normalhörenden Probandin, Zuordnung der Potentiale J1 bis J7 (J6 und J7 werden gewöhnlich nicht ausgewertet) und Definition der Latenzen t_1, t_3 und t_5 sowie der zugeordneten Latenzdifferenzen. Reizpegel: 80 dB HL, analoge Filterung einpolig 20 Hz / 2000 Hz, digitale Filterung 4polig 300 Hz / 1800 Hz. Gezeigt sind 2 Teilmittelwerte zu je 1000 Mittelungen

telbar ersichtlich: Da sich Signal und Rauschen additiv überlagern, ist die gemessene Amplitude eben auch additiv aus Signal- und Rauschanteilen zusammengesetzt, und sie kann daher nach oben oder unten von der „echten" Amplitude eines Potentials abweichen. Die Überlagerung von Signal und Rauschen bewirkt aber auch für die *Latenzen* eine Verfälschung der „echten" Werte. Die Latenz eines Potentials ist gemeinhin definiert als die Stelle, an der das Signal eine horizontale Tangente aufweist – denn eine solche Tangente kennzeichnet Potentialgipfel und Potentialmulden gleichermaßen. Bei der Auswertung wird die horizontale Tangente der Mischung aus Signal und Rauschen aufgesucht, und deren Lage wird nicht nur durch das AEP, sondern natürlich auch durch die Anwesenheit des Rauschens beeinflußt.

Die mathematische Behandlung des Fehlerfortpflanzungsproblems (Hoth 1986) liefert die folgenden Formeln für die Standardfehler ΔA und Δt von Amplitudendifferenzen und Latenzen:

$$\Delta A = \sqrt{2} \cdot \sigma(n)$$

und

$$\Delta t = \sqrt{\frac{2\sqrt{2} \cdot \sigma(n)}{2|\ddot{m}(t_k)| + \sigma(\ddot{n})}}.$$

Hierin sind $\sigma(n)$ und $\sigma(\ddot{n})$ die Standardabweichungen des Restrauschens und dessen 2. zeitlicher Ableitung. Sie können mit Hilfe der Differenz aus den Teilmittelwerten oder aus dem Prä-Stimulus-Intervall ermittelt werden (vgl. Abschn. 6.2). Der Ausdruck $\ddot{m}(t_k)$ im Nenner der Formel für Δt ist die 2. Ableitung, also die Krümmung der gemittelten Kurve an der Stelle t_k des vom Auswerter ermittelten Potentialmaximums bzw. -minimums. Dieser Term hat die anschaulich einleuchtende Wirkung, daß die Fehler bei der Ermittlung einer Latenz kleiner sind im Falle von Potentialkurven mit scharf ausgeprägten Strukturen und größer bei sehr flachen Potentialen. Wegen der in beiden Formeln auftretenden Standardabweichung $\sigma(n)$ hat man bei stark verrauschten Ableitungen sowohl bei der Amplituden- als auch bei bei der Latenzbestimmung mit großen Unsicherheiten zu rechnen.

Die Berechnung der Standardfehler von Amplitudendifferenzen und Latenzen nach den angegebenen Formeln kann in Auswerteprogrammen automatisch durchgeführt werden. Bei der Beurteilung der Ergebnisse erhält der Auswerter dann zuverlässige Auskunft über die Verläßlichkeit jedes einzelnen Zahlenwertes. Der Vergleich der aus der Auswertung resultierenden Zahlen mit den Normalwerten erhält dadurch eine größere Aussagekraft. Hierbei muß die Gültigkeit der verfügbaren Normwerte für die einzelne Messung allerdings sorgfältig überprüft werden. Denn die an verschiedenen ERA-Meßapparaturen gewonnenen Ergebnisse sind, bedingt durch fehlende Normungsvorschriften, bedauerlicherweise nicht immer miteinander vergleichbar. Dies gilt v. a. für die exogenen FAEP, die am stärksten von den Reizparametern abhängen.

Unter den Parametern des Reizes, die einen Einfluß auf die mittlere Latenz eines gegebenen Potentials bei Normalhörenden ausüben, sind auf der apparativen Seite die Reizdauer und die Definition des Zeitnullpunktes zu nennen. Der Einfluß unterschiedlicher Wandler läßt sich durch eine ohnehin erforderliche Pegelkalibrierung zum größten Teil kompensieren. Hierbei müssen ggf. (z. B. bei der Verwendung einer speziellen Kopfhörerhalterung in der Elektrokochleographie) auch Unterschiede in der Laufzeit des Schallsignals (etwa 1 ms je 30 cm Abstand) berücksichtigt werden. Physiologisch bedingt ist die Abhängigkeit der Latenznormalwerte von der Reizrate und der Reizpolarität. Allgemein nehmen die Latenzen der frühen Potentiale mit der Reizrate zu (Stockard et al. 1978), wobei die Zunahme unterhalb einer Wiederholrate von 30 Hz (entsprechend einem Reizintervall von 33 ms) gering ist und die Latenzen als konstant angesehen werden können (Gerull et al. 1972).

Nicht ganz eindeutig ist der Einfluß der Reizpolarität auf die Latenzen. Bei Clickreizung lösen Sogpulse i. a. Potentiale kürzerer Latenz aus als Druckpulse, doch können im Einzelfall die Verhältnisse auch genau umgekehrt sein (Coats u. Martin 1977; Stockard et al. 1978). Die mittlere Latenzdifferenz beträgt etwa 0,1 ms und ist signifikant kürzer als eine Halbwelle des Reizpulses. Die Latenzunterschiede zwischen Druck- und Sogantwort sind unverändert bei Schalleitungsstörungen, nehmen zu bei innenohrbedingten Hochtonhörverlusten und zeigen eine große Variabilität bei retrokochleären Hörstörungen (Borg u. Löfqvist 1982). Bei Verwendung einer Reizfolge mit alternierender Polarität werden diese Unterschiede ignoriert, allerdings um den Preis eines möglichen Informationsverlustes.

Ebenso wie die Reizparameter haben auch die Einzelheiten der EEG-Ableitung einen Einfluß auf die resultierenden Latenzwerte. Hier ist v. a. die Einstellung der Filter von Bedeutung, da jede Filterung von Zeitfunktionen mit einer Phasenverschiebung einhergeht (vgl. Abschn. 4.3 und 6.2). Dies hat z.B. bei Hochpaßfiltern eine Verschiebung der Latenzen zu kleineren Werten zur Folge, und zwar um so mehr, je höher die Grenzfrequenz und je größer die Flankensteilheit des Filters ist. Im Sinne einer möglichst geringen Verfälschung der Daten und einer universellen Vergleichbarkeit der Ergebnisse ist ein möglichst breitbandiges Analogfilter zu empfehlen. Eine weitergehende Filterung läßt sich bei Bedarf auf digitalem Weg durchführen, wobei Zeitverschiebungen entweder garnicht auftreten („zero phase filter") oder aber rechnerisch korrigiert werden können.

Der einzig zuverlässige Vergleichsmaßstab für die mit einer Apparatur gewonnenen Messungen ist ein an derselben (oder einer baugleichen) Apparatur an einem möglichst großen Kollektiv normalhörender Versuchspersonen ermittelter Datensatz. Da die frühen Potentiale bei weiblichen Probanden signifikant kürzere Latenzen haben als bei männlichen Probanden (Stockard et al. 1978; Chiarenza et al. 1988; Burdo 1989), sollte das Normkollektiv hinsichtlich der Geschlechter ausgewogen sein. Die Abweichungen zwischen den mit verschiedenen Apparaturen an vergleichbaren Normalgruppen erhaltenen Latenzmittelwerten bewegen sich im Bereich einiger $^{1}/_{10}$ ms und müssen für eine genaue Auswertung berücksichtigt werden. Als Richtlinie können die im Anhang angegebenen Normwerte dienen, die mit der an der Heidelberger Universitäts-HNO-Klinik verwendeten ERA-Meßapparatur gewonnen wurden.

Unter den verschiedenen variablen Reizparametern ist wohl der Reizpegel diejenige Größe, die am häufigsten im Verlauf einer einzigen Untersuchung verändert wird. V. a. bei einer Hörschwellenbestimmung, aber auch bei vielen anderen audiologischen Fragestellungen, gibt die Abhängigkeit der Potentiale vom Reizpegel detaillierte Auskunft über die Funktion des Gehörs. Daher werden die Latenzen und Amplituden der gemessenen Potentiale häufig gemäß Abb. 7.6 in sog. Kennliniendiagramme übertragen, in denen diese Meßgrößen auf der Ordinate mit dem zugehörigen Reizpegel auf der Abszisse eingezeichnet sind. Die verschiedenen Einflüsse des Reizpegels wie das Verschwinden der Antworten in Hörschwellennähe, das Anwachsen der Amplitude mit der Intensität und die Veränderung der kochleären und neuronalen Verarbeitungszeiten sind in solchen Diagrammen weitaus besser und schneller zu erfassen als aus umfangreichen Zahlentabellen.

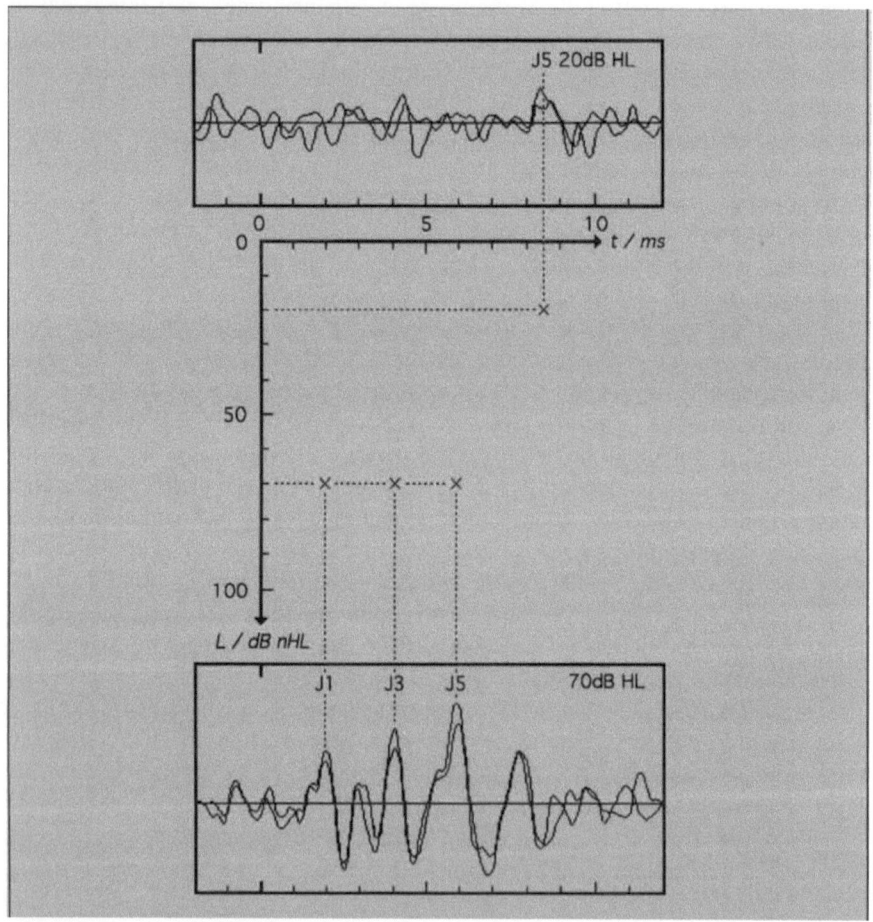

Abb. 7.6. Konstruktion der Latenz- und Amplitudenkennlinien am Beispiel normaler FAEP. Die Ermittlung der Latenzen und die Übertragung in das Kennliniendiagramm ist anhand zweier Ableitungen demonstriert. Üblicher ist die Darstellung mit einer *horizontalen Abszisse* für die Reizpegel (wie in den folgenden Abbildungen)

Ermittlung von Latenzen und Amplituden

In Abb. 7.6 ist für das Potential J5 bereits an 2 Reizpegeln deutlich zu erkennen, daß die Latenz mit zunehmendem Reizpegel abnimmt. Dieses Verhalten zeigen allgemein alle FAEP, und es spiegelt die Abhängigkeit der kochleären Verarbeitungszeit von der Intensität des akustischen Reizes wider. Für die Auswertung der FAEP bietet die Betrachtung der Latenz-Intensitäts-Kennlinien v. a. der Potentiale J1, J3 und J5 gemeinsam mit dem Normalverlauf dieser Kennlinien die Möglichkeit zur schnellen Erkennung von pathologischen Abweichungen.

Hierbei ist die Tatsache, daß die bei gleichen Reizintensitäten an verschiedenen Individuen gemessenen Latenzzeiten eine relativ geringe Streuung aufweisen, von großem Nutzen. Die bereits erwähnten signifikanten Abweichungen der Latenzen v. a. von J3 und J5 vom Geschlecht des Patienten verpflichten allerdings gerade wegen der geringen interindividuellen Streuung zur getrennten Bestimmung von Normkennlinien für Frauen und für Männer. Je nach Geschlecht des Patienten muß die entsprechende Normlinie als Vergleichsmaßstab herangezogen werden, wenn die zwischen einer speziellen Messung und der Norm auftretenden Abweichungen korrekt interpretiert werden sollen. In Abb. 7.7 sind die mittleren Latenzwerte für jeweils 15 normalhörende Probanden beiderlei Geschlechts in Abhängigkeit vom Reizpegel dargestellt. Deutlich sind einerseits die Abnahme der Latenzen aller Potentiale mit zunehmendem Reizpegel und andererseits die bei weiblichen Probanden kürzeren Latenzen von J5 zu erkennen. Die dieser Abb. zugrundeliegenden Zahlenwerte stehen in den Tabellen 1, 2, 4 und 5 im Anhang C.

Auch bei Untersuchungen mit gut motivierten und entspannten Probanden ist unterhalb 40 dB HL selten ein Potential J1 nachweisbar. Das Dynamikverhalten des Potentials J1, wie es sich in der Elektrokochleographie darstellt (Eggermont 1976; Hoth 1985), zeigt, daß die Amplitude dieses Potentials mit zunehmendem

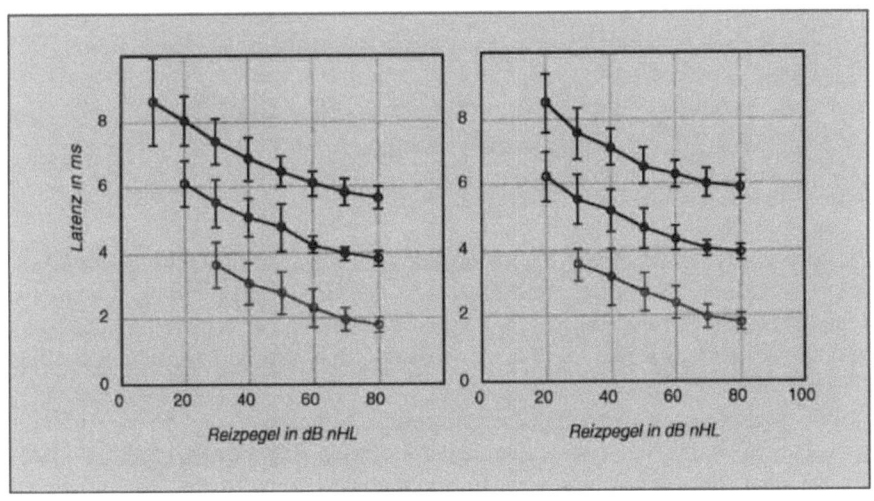

Abb. 7.7. Mittelwerte und 2,5fache Standardabweichungen der Latenzen von Potential J1, J3 und J5 in Abhängigkeit vom Reizpegel, *links* für weibliche und *rechts* für männliche normalhörende Probanden

Reizpegel in 2 deutlich voneinander abgesetzten Stufen zunimmt. Ausgehend von sehr kleinen Potentialen bei niedrigen Reizintensitäten, steigt die Amplitude mit größeren Pegeln an und strebt bei etwa 30 dB gegen einen vorläufigen Grenzwert, der nur etwa 10–20 % der bei hohen Reizpegeln maximal möglichen Amplitude ausmacht. Oberhalb 40–50 dB HL nimmt die Amplitude steil zu, und erst durch diesen Anstieg wird das Potential J1 so groß, daß es in der BERA mit einem gegenüber der ECochG ungünstigeren Signal/Rausch-Verhältnis nachweisbar ist. Die 2stufige Anstiegscharakteristik wird auch bei den Amplituden späterer Potentiale beobachtet, doch sind hier die Größen der 2 Stufen nicht mehr so verschieden.

Die Normalwerte für die Latenzen der Potentiale J1, J3 und J5 haben für die Auswertung einer BERA-Untersuchung große Bedeutung. Abweichungen der Latenzkennlinien vom Normalverlauf deuten auf pathologische Veränderungen und sollten aus der Dokumentation der Untersuchung deutlich hervorgehen. Dies kann dadurch realisiert werden, daß in das Kennliniendiagramm die Normkennlinien eingetragen werden. Für diesen Zweck, wie auch für weiter unten beschriebene Umrechnungen, ist die Verwendung der Kennlinien in Form von analytischen Gleichungen vorteilhaft. Rein empirisch wurde die folgende Formel gefunden, die die beobachtete Reizpegelabhängigkeit der Latenzzeiten zumindest für Reizpegel unterhalb 90 dB nHL sehr gut wiedergibt (Hoth 1987):

$$t_i(L) = a_i + b_i \cdot e^{-L/\lambda_i}.$$

Hierin ist L der Reizpegel, t_i die Latenz des Potentials Ji (i = 1, 3, 5), und a_i, b_i und λ_i sind Konstanten, die für die einzelnen Potentiale die folgenden Werte annehmen:

	weiblich			männlich		
	i = 1 (J1)	i = 3 (J3)	i = 5 (J5)	i = 1 (J1)	i = 3 (J3)	i = 5 (J5)
a_i [ms]	0,37	2,61	4,65	0,75	3,09	4,88
b_i [ms]	5,44	5,12	4,97	5,57	5,00	5,10
λ_i [dB]	59	55	50	48	44	47.

Die Bedeutung der einzelnen Parameter und ihr Einfluß auf die Gestalt der Kennlinie ist in Abb. 7.8 gezeigt. Demnach ist a der Grenzwert, dem die Latenz bei hohen Reizpegeln zustrebt, b ist der Variationsbereich der Latenz zwischen diesem Grenzwert und ihrem Wert bei L = 0, und λ legt fest, wie steil die Kennlinie zwischen diesen Grenzwerten verläuft.

Die Anpassung der analytisch definierten Kennlinien an die in Abb. 7.7 gezeigten Meßdaten nach der Methode der kleinsten Abweichungsquadrate ergibt die oben angegebenen Zahlenwerte für die Parameter a_i, b_i und λ_i. Die mit diesen Parametern konstruierten Kennlinien sind in Abb. 7.9 gezeigt. Sie dienen als Vergleichsnormal in allen Kennliniendiagrammen, die hier und im folgenden gezeigt werden.

Ermittlung von Latenzen und Amplituden

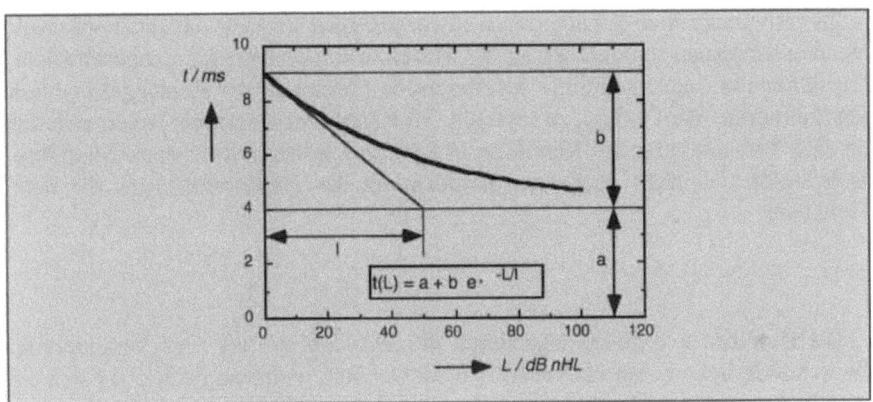

Abb. 7.8. Verlauf der durch eine analytische Gleichung definierten Latenzkennlinie und Definition der Parameter. Die gezeigte Kurve wurde berechnet mit a = 4 ms, b = 5 ms und λ = 50 dB

Die Beschreibung der Latenzkennlinien mit Hilfe einer mathematischen Gleichung ermöglicht für jedes Potential die Reduktion sehr vieler Daten auf nur 3 Parameter a, b und λ. Dadurch ist es mit wenig Aufwand möglich, die Normlinien zu beschreiben und in die Dokumentation der Messung einzublenden. Im Auswerteprogramm müssen hierzu lediglich die Parametersätze a_i, b_i und λ_i für i = 1, 3, 5 und beide Geschlechter abgelegt sein. Aber nicht nur der Normalverlauf der Kennlinien, auch eine individuelle Messung läßt sich nach diesem Konzept beschreiben. Die Anpassung der Kennlinie an die Daten liefert dann einen Satz von 3 Parametern, die mit den Normalwerten verglichen werden können. Die Abweichung zwischen den individuellen Werten und den für Normalhörende gültigen Mittelwerten gibt u. U. nützliche Hinweise auf die Art der Hörstörung (Hoth 1987).

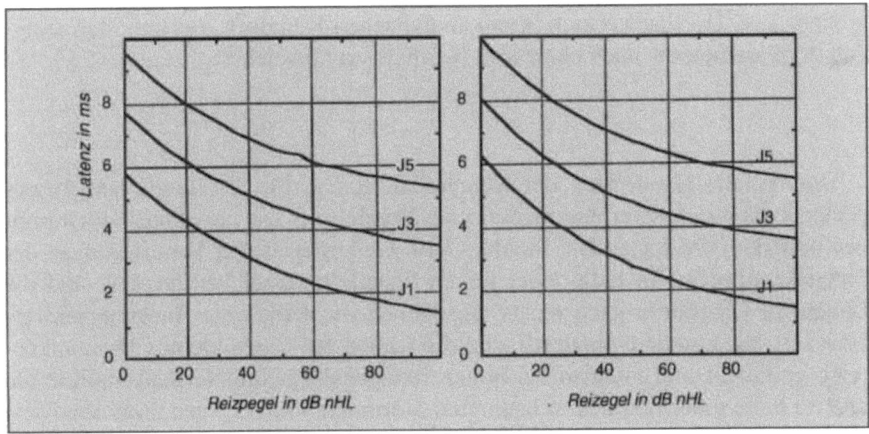

Abb. 7.9. Verlauf der Normkennlinien für J1, J3 und J5 nach Variation der Parameter a_i, b_i und λ_i bis zur optimalen Reproduktion der Meßdaten, *links* für weibliche und *rechts* für männliche normalhörende Probanden

Im Fall einer reinen Schalleitungsschwerhörigkeit sind alle das Innenohr erreichenden Reizpegel um den Betrag der Mittelohrkomponente L_{MO} abgeschwächt, d.h. in der die Latenzkennlinie definierenden Formel ist der Reizpegel L durch den (kleineren) Wert $L-L_{MO}$ zu ersetzen. Im Kennliniendiagramm äußert sich das als eine Verschiebung der Kennlinie in Richtung höherer Reizpegel. Mathematisch ergibt sich nach geeigneter Umformung des Exponentialterms die neue Gleichung:

$$t_i(L) = a_i + b_i \cdot e^{-(L-L_{MO})/\lambda_i} = a_i + b_i \cdot e^{L_{MO}/\lambda_i} \cdot e^{-L/\lambda_i}.$$

Die Kennlinien erfahren also durch die *Mittelohrstörung* eine Veränderung, die sich lediglich in dem Parameter b_i niederschlägt, und zwar derart, daß sich ein je nach Ausmaß des Mittelohrhörverlustes größerer Wert für b_i ergibt:

$$t_i(L) = a_i + b'_i \cdot e^{-L/\lambda_i} \quad \text{mit} \quad b'_i = b_i \cdot e^{L_{MO}/\lambda_i} > b_i.$$

Die Veränderungen der Kennlinienparameter durch *Innenohrschwerhörigkeiten* gehorchen keiner allgemeingültigen Gesetzmäßigkeit, doch ist sowohl zu erwarten als auch zu beobachten, daß sich im Falle eines Lautheitsausgleichs eine Kennlinie ergibt, die bei niedrigen Pegeln stark und bei höheren Pegeln wenig von der Normalkennlinie abweicht. Mathematisch läßt sich unter der Annahme einer Hörschwelle bei $L = L_0$ und eines Lautheitsausgleichs bei $L = L_1$ die folgende Kennliniendarstellung berechnen:

$$t_i(L) = a'_i + b'_i \cdot e^{-L/\lambda'_i} \quad \text{mit} \quad \begin{cases} a'_i = a_i \\ b'_i = b_i \cdot e^{-L_0/\lambda'_i} > b_i \\ \lambda'_i = \lambda_i \cdot \frac{L_1 - L_0}{L_1} < \lambda_i \end{cases}.$$

Im Falle einer *rein neuralen Hörstörung* kann davon ausgegangen werden, daß unabhängig vom Reizpegel die Latenzzeiten um einen konstanten Betrag vergrößert sind. Dies äußert sich in der analytischen Kennlinie dadurch, daß lediglich der Parameter a_i nach oben vom Normalwert abweicht:

$$t_i(L) = a'_i + b_i \cdot e^{-L/\lambda_i} \quad \text{mit} \quad a'_i > a_i.$$

Die visuelle Darstellung der Kennlinien ist i. a. für die Beurteilung besser geeignet als die Auswertung numerischer Ergebnisse. Die erwähnten Hörstörungen bewirken die folgenden, in Abb. 7.10 wiedergegebenen Veränderungen der Latenzkennlinien: Im Falle einer reinen Schalleitungsschwerhörigkeit sind die Linien im Diagramm nach rechts verschoben, im Falle einer Innenohrschwerhörigkeit mit Lautheitsausgleich sind die Linien auf einen kleinen Dynamikbereich gestaucht und münden bei hohen Reizpegeln in die Normalkennlinie ein und im Falle einer rein neural bedingten Störung sind die Linien nach oben verschoben. Da nur Potential J5 über einen genügend großen Pegelbereich nachweisbar ist, begnügt man sich praktisch ausschließlich mit der Darstellung und Beurteilung von dessen Latenzkennlinie $t_5(L)$.

Ermittlung von Latenzen und Amplituden

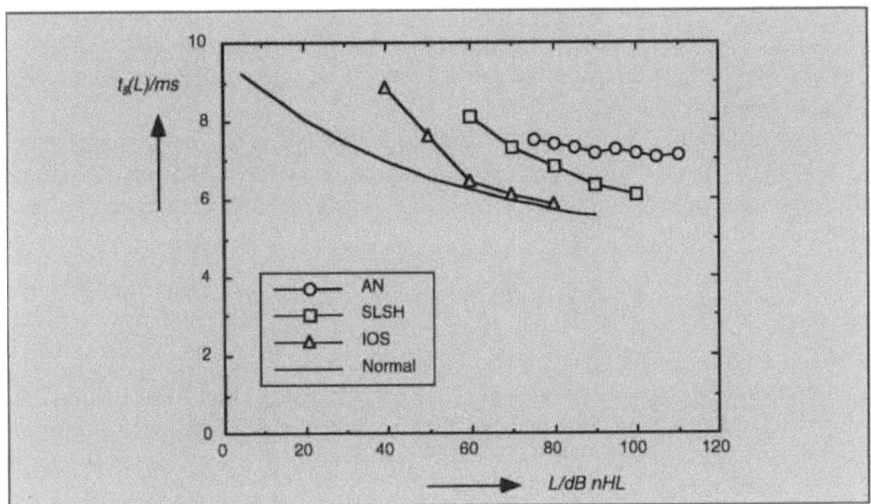

Abb. 7.10. An Einzelfällen beobachtete Variationen der Latenz-Intensitäts-Kennlinie von Potential J5 bei unterschiedlichen pathologischen Veränderungen des Gehörs (*IOS* Innenohrschwerhörigkeit, *SLSH* Schalleitungsschwerhörigkeit, *AN* Akustikusneurinom)

In der Praxis wird die Erkennung der Hörstörung allein anhand der Latenzkennlinie wegen vielerlei Faktoren wie ungenügende Meßgenauigkeit, unzureichende Anzahl verschiedener Reizpegel und v. a. wegen des häufigen Vorkommens von Mischformen mehrerer Hörstörungen erschwert. Die Kennlinie kann dann allenfalls als eines unter vielen Indizien gewertet werden. Durch weitergehende, in Abschn. 7.3 beschriebene Umrechnungsverfahren kann die Aussagekraft der Latenz-Intensitäts-Funktionen allerdings noch gesteigert werden.

Die Latenzkennlinie wird immer wieder auch als ein Instrument zur Hörschwellenbestimmung angesehen. Das Vorgehen beruht auf der Vorstellung, daß, entsprechend der Beobachtung an Normalhörenden, die Hörschwelle sich in der Nähe jenes Reizpegels befindet, bei dem die Latenz von Potential J5 den Wert von etwa 9,5 ms erreicht. Mehrere Argumente sprechen gegen diese Vorgehensweise: 1.) bedingt der flache Verlauf der Latenzkennlinie grundsätzlich eine Ungenauigkeit von ca. 20 dB (Eggermont 1982), 2.) kommen durch reifungsbedingte Veränderungen der Latenzen v. a. bei Kleinkindern weitere Ungenauigkeiten hinzu, und 3.) würden Latenzverzögerungen durch retrokochleäre Störungen trotz normalem Hörvermögen eine erhöhte Hörschwelle vortäuschen.

Neben den Latenzen der einzelnen Potentialkomponenten stehen auch die Amplituden der FAEP für die weitere Auswertung zur Verfügung. Auch hier liefert die Betrachtung von Potential J5 die wertvollste Information, da die anderen Komponenten erst sehr weit überschwellig nachweisbar sind (vgl. Abb. 7.3). Ausgewertet wird die Amplitudendifferenz zwischen dem Gipfel von J5 (welcher auch die Latenz t_5 definiert) und der nachfolgenden tiefsten negativen Potentialauslenkung. Der Einfachheit halber sei diese Differenz hier als A_5 bezeichnet. Die Abhängigkeit dieser Amplitude von der Reizintensität zeigt, wie in Abb. 7.11 gut zu erkennen ist, beim Normalhörenden eine 2stufige Zunahme mit ansteigendem Reizpegel. Die Absolutwerte der Amplituden – nicht hingegen die Zweistufigkeit der Kennlinie – sind verständlicherweise stark von der verwendeten analogen und digitalen Filterung abhängig.

Die Zweistufigkeit der Amplitudenkennlinie läßt sich unter der Annahme einiger plausibler Eigenschaften der kochleären und neuronalen Signalverarbeitung durch eine berechnete Amplituden-Intensitäts-Funktion wiedergeben, die die folgende Gestalt hat (Hoth 1985):

$$A_5(L) = R \cdot N \cdot (1 - e^{-\frac{L \cdot L_0}{\lambda}})^2 + R^* \cdot N^* \cdot (1 - e^{-\frac{L \cdot L_0^*}{\lambda^*}})^2.$$

Hierin sind 2 in unterschiedlichen Pegelbereichen bei den Schwellen L_0 und L_0^* einsetzende Prozesse berücksichtigt, die unterschiedlichen Arbeitsbereichen des Corti-Organs entsprechen und physiologisch durch das Zusammenspiel von äußeren und inneren Haarzellen realisiert sein könnten. Die Konstanten R und N sind die maximale Feuerungsrate bzw. die maximale Zahl aktivierter Neurone, die Konstante λ gibt an, mit welcher Steigerungsrate diese Maximalwerte bei zunehmendem Reizpegel angestrebt werden. Alle mit einem Stern gekennzeichneten Parameter entsprechen dem Prozeß, der bei dem Pegel $L_0^* \approx 50$ dB einsetzt und für die Verarbeitung von Schallsignalen hoher Intensität verantwortlich ist. Der Verlauf der solchermaßen definierten Amplitudenkennlinie ist in Abb. 7.11 zu erkennen.

Die relativ große intra- und interindividuelle Streuung der Meßwerte für die Amplitude des Potentials J5 stehen einer klinischen Anwendung der gemessenen Amplituden und der mathematischen Approximation durch die beschriebene Modellkennlinie im Wege. Oftmals besteht der einzige greifbare Nutzen der

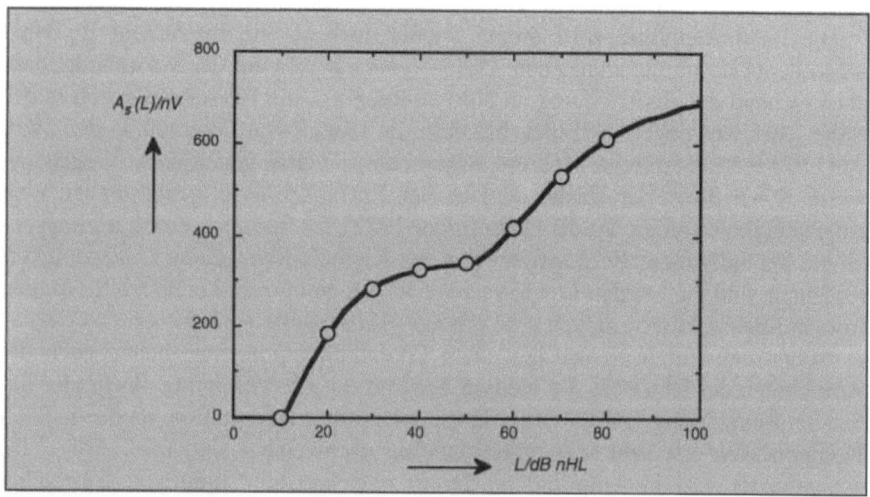

Abb. 7.11. Die Auftragung der Amplitude des Potentials J5 in Abhängigkeit vom Reizpegel liefert beim Normalhörenden eine Kennlinie, die von der Hörschwelle zu hohen Pegeln hin in 2 Stufen auf einen Sättigungswert ansteigt

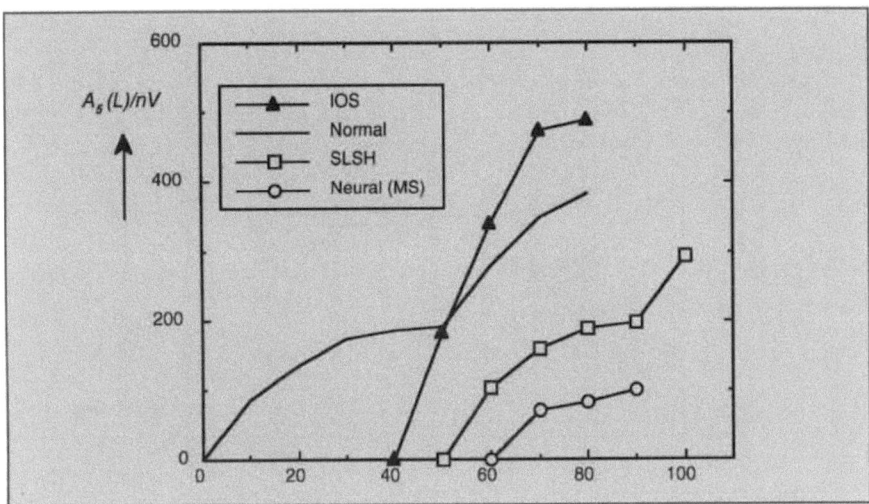

Abb. 7.12. An Einzelfällen beobachtete Variationen der Amplitudenkennlinie von Potential J5 bei unterschiedlichen pathologischen Veränderungen des Gehörs (*IOS* Innenohrschwerhörigkeit, *SLSH* Schalleitungsschwerhörigkeit, *MS* Multiple Sklerose)

Amplitudenkennlinie in einer komprimierten Darstellung der Reizantwort in Abhängigkeit von der Reizstärke (Input-Output-Function). Sie erweist sich v. a. für die Ermittlung der Hörschwelle als durchaus hilfreich. Darüber hinaus sind Veränderungen der Amplitudenkennlinie durchaus als Indizien für die Erkennung der Hörstörung verwertbar. So verschiebt sich bei einer reinen Schalleitungsschwerhörigkeit die Kennlinie ohne eine Veränderung ihrer inneren Gestalt um soviele Dezibel entlang der Pegelachse nach rechts, wie die Luftleitungs-Knochenleitungs-Differenz im Frequenzbereich des Clickreizes vorgibt. Im Falle von Innenohrschwerhörigkeiten ist häufig aus der Amplitudenkennlinie eine hohe Schwelle und ein dem Recruitment entsprechender steiler Anstieg zu beobachten. Bei rein neuralen Beeinträchtigungen des Gehörs sind sehr kleine und über den gesamten Pegelbereich nicht nennenswert ansteigende Amplituden ein typischer Befund. Diese in Abb. 7.12 wiedergegebenen Variationen der Amplitudenkennlinie stellen aber nur einige von sehr vielen Möglichkeiten dar, und allein aufgrund von Streuungen sowie durch die pathologische Veränderung mehrerer Komponenten des Gehörs ist in vielen Fällen eine gewinnbringende Interpretation der Amplitudenkennlinie nicht möglich. Als guter Kompromiß stellt die überlagerte Darstellung von Latenz- und Amplitudenkennlinien in einem einzigen Diagramm dem Auswerter die gesamte Information zur Verfügung, ohne den i. a. weniger aufschlußreichen Amplitudenkennlinien zuviel Platz einzuräumen.

Ähnlich wie bei den FAEP kann eine Latenz- und Amplitudenauswertung einschließlich der Kennliniendarstellung auch bei den späteren Potentialen durchgeführt werden. Die Latenzen der MAEP und SAEP hängen aber sehr viel schwächer als die FAEP von den Parametern des Reizes, insbesondere seiner Intensität ab, und pathologische Veränderungen des Gehörs sind nahezu ohne

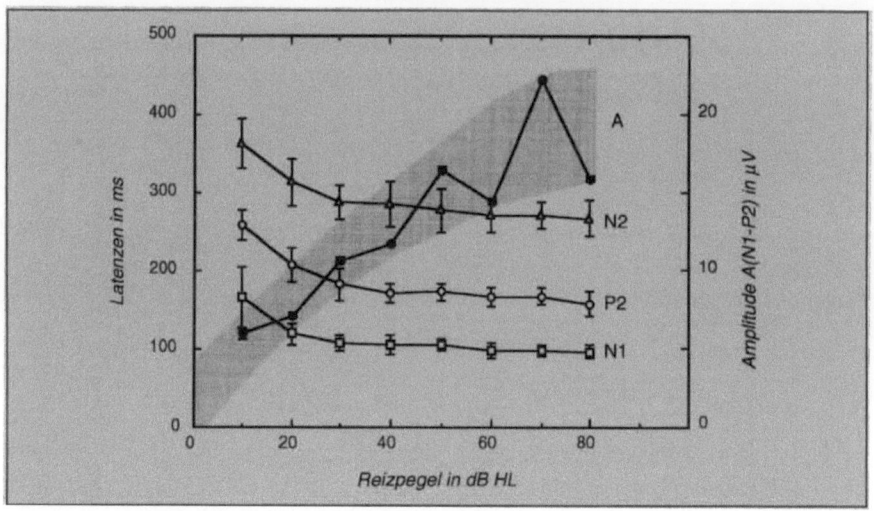

Abb. 7.13. Abhängigkeit der Latenzen (*offene Symbole*) und Amplituden (*dunkle Symbole* im *schattierten Bereich*) später Potentiale vom Reizpegel. Die dargestellten Kennlinien ergeben sich als Mittelwerte aus den CERA-Ableitungen an je 15 männlichen und weiblichen normalhörenden Probanden bei einer Reizfrequenz von 1000 Hz. Die bei den Latenzwerten eingezeichneten *senkrechten* Balken entsprechen nach oben und unten jeweils einer Standardabweichung. Bei den Amplitudenwerten wurden anstelle der relativ großen Standardabweichungen die Standard*fehler* eingetragen; diese verschwinden wegen ihrer Kleinheit teilweise innerhalb der Graphiksymbole

Einfluß auf die Latenzen der späten Komponenten, so daß die Latenzkennlinien weitaus weniger diagnostisch verwertbare Information enthalten. Die Reizpegelabhängigkeit der Potentialamplitude enthält allerdings für die Schwellenbestimmung nützliche Informationen, doch ist zu ihrer Nutzung eine Kennliniendarstellung keineswegs erforderlich. Abb. 7.13 zeigt die mittleren Latenz- und Amplitudenkennlinien der späten Potentiale N1, P2 und N2, wie sie sich in der CERA bei Reizung von Normalhörenden mit 1000-Hz-Pulsen darstellen (Hoth u. Weber 1990).

Der intensive klinische Einsatz der BERA als einer sowohl auf das Ausmaß als auch auf die Topographie einer auditorischen Störung empfindlichen Untersuchungsmethode hat in vielen Labors zu regen Bemühungen geführt, die zeitraubende visuelle und manuelle Auswertung der Meßergebnisse zu automatisieren. V. a. für Reihenuntersuchungen bei Patienten mit Verdacht auf Hörstörungen könnte eine zuverlässige automatische Auswertung der Potentiale eine beträchtliche Zeitersparnis und evtl. auch einen Gewinn an Objektivität bewirken. Die verschiedenen in der Literatur beschriebenen Ansätze (John et al 1982; Jerzinski et al. 1985; Krüger et al. 1986; Madhavan et al. 1986; Pratt et al. 1989) basieren auf digitaler Filterung, zeitlicher Differenzierung und Nulldurchgangsermittlung, Sehnenverfahren oder auf syntaktischen Methoden und sind nach Angaben der Autoren vornehmlich auf weit überschwellige FAEP-Ableitungen mit gutem

Erfolg anwendbar. Die Rate falsch-positiver Befunde liegt allerdings zwischen 10 und 20 %, so daß zum gegenwärtigen Zeitpunkt ein erfahrener Auswerter zumindest für die „untypischen" Kurven unentbehrlich bleibt.

7.3 Weitere Verarbeitung der Latenz- und Amplitudenwerte

Die mittels der Auswertung der Potentialkurven gewonnenen Zahlenwerte für Latenzen und Amplituden enthalten insbesondere bei den frühen Antworten mehr Information, als sich durch eine bloße Betrachtung der Zahlentabellen oder der graphischen Darstellung in Kennlinienform verwerten läßt. Für die Auffindung geringfügiger pathologischer Veränderungen und v. a. für die Abschätzung der Signifikanz solcher Veränderungen ist in vielen Fällen eine genauere Analyse des Datenmaterials notwendig. Einige Methoden zur weiteren Verarbeitung dieser Sekundärdaten werden in diesem Abschnitt vorgestellt.

Der Vergleich einer einzelnen Latenzkennlinie des Potentials J5 mit der mittleren Normalkennlinie erteilt Auskunft über die Lokalisation der Hörstörung, weil einerseits die Reizpegelabhängigkeit der Latenzzeiten ausschließlich durch das Innenohr bestimmt wird, ihre Absolutwerte andererseits aber im Sinne einer Verarbeitungs- und Weiterleitungszeit durch rein neurale Prozesse determiniert sind, soweit sie nicht durch Mittelohrstörungen beeinflußt werden. Mittelohr, Innenohr und neurale Strukturen bestimmen also gemäß den in Abschn. 7.2 beschriebenen Modellvorstellungen die Gestalt einer Latenzkennlinie, so daß sich die Funktion dieser wichtigen Komponenten des Gehörs mit gewissen Vorbehalten im Verlauf der Kennlinie widerspiegelt (vgl. Jerger et al. 1978; van der Drift et al. 1988a, b).

Zum Vergleich zwischen einer individuellen Latenzkennlinie und dem Normalverlauf trägt die Gestalt der Normalkennlinie selbst keine verwertbare neue Information bei, und es ist daher naheliegend, sie durch Differenzbildung zu eliminieren. Man erhält ein von redundanter Information befreites Diagramm, indem für jeden Pegel die Differenz aus gemessener Latenz und Normwert gebildet wird. Dieser Vorschrift entsprechend entsteht ein in Abb. 7.14 gezeigtes Latenzabweichungsdiagramm (Hoth 1987), in welchem normale Latenzkennlinien zu einer Nullinie entarten, Latenzverlängerungen zu positiven und Latenzverkürzungen zu negativen Werten führen.

Besser als in dem nicht auf den Verlauf der Normalkennlinie korrigierten Diagramm ist in dem Abweichungsdiagramm zwischen Schalleitungs- und Innenohrstörungen zu unterscheiden. Bei reinen Schalleitungsschwerhörigkeiten müssen die Meßwerte in einem solchen Diagramm auf Exponentialkurven liegen, die sich aus dem Hörverlust berechnen lassen und von niedrigen zu hohen Reizpegeln hin abfallen. Innenohrstörungen mit Lautheitsausgleich haben Linien zur Folge, die steiler verlaufen als diese Exponentialfunktionen, und die pegelunabhängige Latenzverzögerung bei retrokochleären Störungen manifestiert sich in Form horizontaler Linien. In Abb. 7.14 sind die Differenzen zwischen individueller und mittlerer Kennlinie für diese 3 Fälle eingetragen.

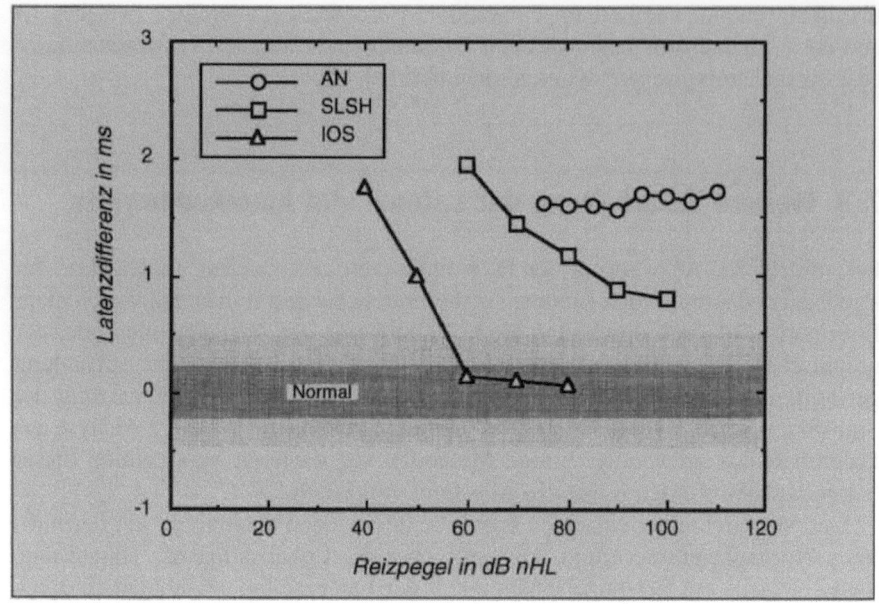

Abb. 7.14. Die Linien für die Differenzen aus gemessener Latenz und mittlerem Normalwert zeigen für verschiedene Hörstörungen charakteristische Eigenschaften. Die Originaldaten zu dieser Darstellung sind dieselben wie für Abb. 7.10 (Abkürzungen s. dort)

Die Erkennung der großen und intensitätsunabhängigen Latenzvergrößerungen aufgrund retrokochleärer Läsionen bereitet in einem solchen Diagramm keine Schwierigkeiten. Die Unterscheidung zwischen Mittelohr- und Innenohrstörungen dagegen ist ohne die erwähnten berechneten Exponentialkurven nicht so augenfällig. Werden alle Daten nach der Differenzbildung durch die pegelabhängige Korrekturgröße $b \cdot e^{-L/\lambda}$ dividiert, so wird der exponentielle Verlauf der Kennlinien korrigiert, und man erhält ein neues normiertes Latenzabweichungsdiagramm (Hoth 1991a). In diesem in Abb. 7.15 gezeigten Diagramm liegen normale Latenzwerte auf der Nullinie, reine Horizontalverschiebungen der Kennlinie wie bei Schalleitungsstörungen führen zu horizontalen Linien, die Daten recruitmentpositiver Innenohrschwerhörigkeiten liefern von links nach rechts fallende und die Daten neuraler Störungen steigende Linien.

Die in den Abb. 7.10, 7.14 und 7.15 in verschiedenen Diagrammen dargestellten Einzelbeispiele zeigen zwar eine deutliche Unterscheidung zwischen Schalleitungs-, sensorischer und neuraler Störung, sie belegen aber noch nicht die Nützlichkeit der verschiedenen Kennliniendiagramme im Allgemeinfall. Da die Erkennung von Schalleitungsstörungen sicher nicht das Hauptanliegen der BERA ist, muß v. a. die Unterscheidung zwischen kochleären und retrokochleären Schäden geprüft werden. Hier zeigt sich bereits in Einzelfallbetrachtungen, daß das „klassische" konvergente Verhalten der 2 Kennlinien für Innenohrerkrankungen und Normalhörigkeit bei weitem nicht die Regel ist. Vielmehr nehmen die Latenzen im Falle vieler rein sensorischer Ausfälle bei hohen Reizintensitäten oftmals

Weitere Verarbeitung der Latenz- und Amplitudenwerte

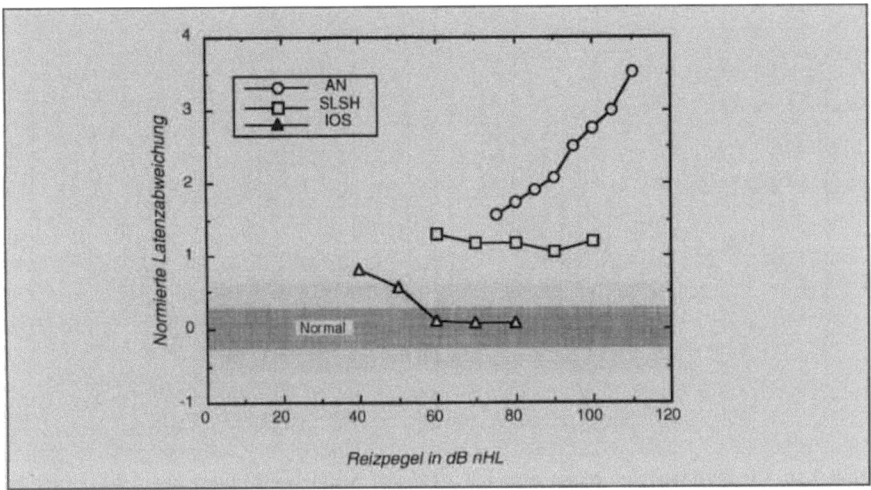

Abb. 7.15. Normiertes Latenzabweichungsdiagramm, erstellt mit denselben Daten wie Abb. 7.10 und Abb. 714. Für diese Darstellung der Daten wurde aus gemessenem und normalem Latenzwert die Differenz gebildet und diese Differenz durch den Exponentialterm $b \cdot e^{-L/\lambda}$ aus der Normalkennlinie dividiert

sehr große Werte an, so daß eine Konvergenz der Kennlinien im Bereich niedriger Pegel und eine Divergenz bei hohen Pegeln beobachtet wird. Eine Unterscheidung in Hinblick auf Ursache der Hörstörung und betroffene Frequenzbereiche ist Gegenstand von Kap. 9 und 10; ohne eine solche Unterscheidung ergibt sich statistisch für zufällig ausgewählte sehr unterschiedliche Innenohrschwerhörigkeiten für die 2 Latenzabweichungsdiagramme das in Abb. 7.16 wiedergegebene Verhalten, d.h. sowohl die einfache Differenz als auch die normierte Latenzabweichung nehmen im statistischen Mittel mit zunehmendem Reizpegel zu. Damit ist das Latenzverhalten demjenigen bei rein retrokochleären Läsionen (in dieser Abb. anhand der präoperativen Messungen an 38 Fällen operativ gesicherter Akustikusneurinome belegt) prinzipiell vergleichbar, bei letzteren ist es aber sehr viel deutlicher ausgeprägt.

Die Unterscheidung zwischen sensorischen und neuralen Störungen mit Hilfe der AEP wird, wann immer das durchführbar ist, nicht anhand der Latenzkennlinie und ihrer Abweichung vom Normalverlauf vorgenommen, sondern anhand der Differenz aus den Latenzzeiten t_5 und t_1 der Potentiale J5 und J1. Da Potential J1, wie in Abschn. 7.1 ausgeführt, schon beim Normalhörenden meistens erst sehr weit überschwellig nachweisbar ist, wird es auch bei Patienten mit pathologischem Gehör nicht immer ableitbar sein. Sehr häufig wird man in der Praxis den Befund allein auf die Beobachtung von J5 und seiner Pegelabhängigkeit stützen müssen. Die oben erwähnten Kennlinienkonstruktionen zeigen einige Wege auf, Hinweise auf retrokochleäre Prozesse auch ohne das Potential J1 richtig zu deuten.

Die als Hirnstammlaufzeit oder zentrale Leitzeit bezeichnete Latenzdifferenz t_5-t_1 wird ermittelt, indem der zeitliche Abstand zwischen den unter denselben

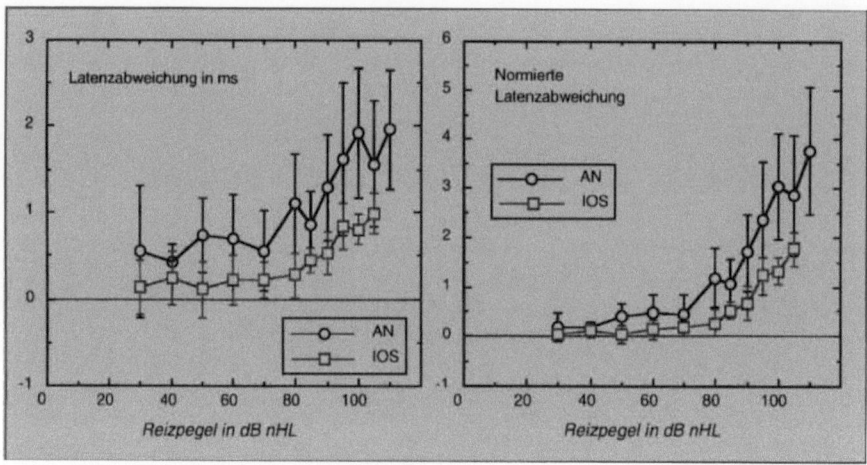

Abb. 7.16. Die Differenz aus gemessener Latenz t5 und Normalwert (*links*) sowie die normierte Latenzabweichung (*rechts*) nimmt im statistischen Mittel sowohl für rein sensorische als auch für rein retrokochleäre Störungen mit zunehmendem Reizpegel zu. Die Punkte entsprechen den Mittelwerten aus jeweils 38 Fällen operativ und histologisch gesicherter Akustikusneurinome (*AN*) bzw. 38 Fällen von Innenohrschwerhörigkeiten ohne Mittelohr- oder Hörnervenbeteiligung (*IOS*). Die *senkrechten* Balken entsprechen der jeweiligen Standardabweichung. Die Zunahme ist stärker im Falle rein neuraler Störungen, wobei die normierte Darstellung eine geringfügig bessere Trennung der 2 Gruppen ermöglicht

Reizbedingungen erhaltenen Potentialen J1 und J5 ausgemessen wird. Normalerweise sind die beiden Potentiale in ein- und derselben Kurve enthalten, es ist aber unter weiter unten beschriebenen Umständen durchaus möglich, t_5 und t_1 aus verschiedenen Ableitungen zu gewinnen. Die Leitzeit t_5-t_1 ist in guter Näherung nicht vom Reizpegel abhängig und beträgt bei normalem Gehör etwa 4 ms. Abb. 7.17 zeigt die Mittelwerte sowie verschiedene Quantilbereiche in Abhängigkeit von der Reizintensität und demonstriert damit die erwähnte Pegelunabhängigkeit.

Die Latenzdifferenz t_5-t_1 erfährt durch retrokochleäre Störungen signifikante Verlängerungen, bei reinen Innenohranomalien bleibt sie dagegen in guter Näherung unverändert. Weil aber das Potential J1 durch einen kochleären *Hochton*hörverlust oftmals stärker verzögert wird als Potential J5 und bei sensorisch bedingtem *Tiefton*hörverlust das Potential J1 wenig beeinflußt wird, J5 aber verfrüht auftreten kann, wird bei Innenohrhörstörungen häufig eine geringfügige *Verkürzung* der Hirnstammlaufzeit t_5-t_1 beobachtet (Coats u. Martin 1977; Neuwirth-Riedl et al. 1990; Heltriegel et al. 1992). Abgesehen von solchen vergleichsweise geringfügigen Effekten gibt die Betrachtung der aus einer Messung ermittelten Hirnstammlaufzeit aber Hinweise auf das Vorhandensein *neuraler* Hörstörungen. Hierzu ist es wegen der nachgewiesenen Reizpegelunabhängigkeit unerheblich, bei welchem Reizpegel die Größe t_5-t_1 gewonnen wurde.

Gemäß der zu Beginn dieses Kapitels gegebenen Definition des Begriffes „Auswertung" und seiner Abgrenzung von der „Beurteilung" ist in diesem Abschnitt das aus Ablesen, Umrechnen und Zeichnen bestehende Werkzeug vorge-

Weitere Verarbeitung der Latenz- und Amplitudenwerte

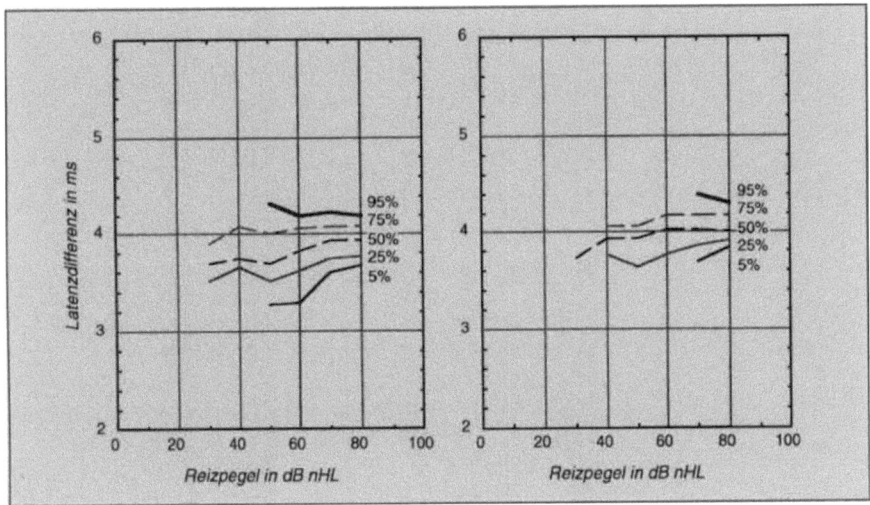

Abb. 7.17. Die Mittelwerte, 25- und 5-Perzentilbereiche der Latenzdifferenz t_5–t_1 zeigen nahezu keine Abhängigkeit vom Reizpegel. Die Daten ergaben sich aus der Untersuchung von 15 weiblichen (*links*) bzw. 15 männlichen (*rechts*) normalhörenden Probanden

stellt und mit einigen Beispielen illustriert worden. Die Aussagekraft der mit diesem Werkzeug erstellten Diagramme und ihre Relation zu klinisch relevanten Hörstörungen wird in Kap. 9 und 10 diskutiert.

8 Physiologische Eigenschaften der AEP

Entsprechend ihrem Ursprungsort weisen die akustisch evozierten Potentiale unterschiedliche physiologische Eigenschaften im Hinblick auf Frequenzspezifität, Bezug von Potentialschwelle zur Hörschwelle sowie den Einflüssen von Lebensalter, Geschlecht, Vigilanzniveau und Medikamenten auf. Die entlang der gesamten Hörbahn auftretenden Potentiale lassen sich anhand ihrer Eigenschaften sinnvoll in verschiedene Gruppen unterteilen. Am besten hat sich dabei die in Abb. 2.11 gezeigte Unterteilung nach der Latenz bewährt. Die physiologischen Grundeigenschaften dieser in Gruppen zusammengefaßten Potentiale geben die Grundlage zur Beurteilung ihrer Einsatzfähigkeit, der Indikationsbereiche sowie der klinischen Interpretation.

8.1 Einteilungskriterien und Nomenklatur

Die sehr frühen akustisch evozierten Potentiale (SFAEP) umfassen die mit der Elektrokochleographie gewonnenen kochleären Mikrophonpotentiale (CM = „cochlear microphonics"), das Summationspotential (SP) sowie das Summenaktionspotential (SAP oder CAP = „compound action potential") des Hörnervs. Sie treten innerhalb der ersten 5 ms nach Reizbeginn auf.

Daran schließen sich zeitlich die Hirnstammpotentiale an. Sie werden auch als frühe akustisch evozierte Potentiale (FAEP oder BAEP = „brainstem auditory evoked potentials") bezeichnet, treten innerhalb der ersten 10 ms nach Reizbeginn auf und entstehen in Hörnerv und Hirnstamm.

Es folgen die Potentiale mittlerer Latenz (MAEP = mittlere akustisch evozierte Potentiale oder MLR = „middle latency responses"). Sie repräsentieren eine nahezu sinusförmige Abfolge von 6 bzw. 8 Potentialen mit der Bezeichnung N_0, P_0, N_a, P_a, N_b, P_b, N_c und P_c und weisen eine Latenz zwischen 10 und 60 ms auf.

Als letzte Gruppe von Potentialen mit audiologischer Relevanz treten mit einer Latenz von 60–1000 ms die späten akustisch evozierten Potentiale (SAEP = „slow auditory evoked potentials") auf. Diese mit P1, N1, P2, N2 und P3 bezeichneten niederfrequenten Potentiale sind in der Amplitude deutlich größer als die FAEP und MAEP. In der Nomenklatur findet man entsprechend ihrer Herkunft auch den Begriff kortikale akustisch evozierte Potentiale (CAEP).

Die langsamen Potentiale (LAEP = langsame akustisch evozierte Potentiale), auch sehr späte akustisch evozierte Potentiale (SSAEP) genannt, weisen eine Latenz von 200 ms bis zu mehreren Sekunden Dauer auf. Sie umfassen die Erwartungswelle, die „contingent negative variation" (CNV), das Verarbeitungspotential P300 und das perstimulatorische negative Gleichspannungspotential (PNG). Sie repräsentieren elektrophysiologische Vorgänge des bewußten Hörens, Einflüsse der Aufmerksamkeit und der Bedeutung des Gehörten (Keidel 1976).

Weitere übergeordnete Einteilungskriterien der AEP sind die Unterscheidung zwischen „sustained potentials" gegenüber „On-/Off-Potentialen" sowie die Abgrenzung von exogenen gegenüber endogenen Potentialen.

Während die „sustained potentials" die Dauer des akustischen Reizes widerspiegeln, werden die On-Potentiale nur durch die Initialphase des akustischen Reizes, die Off-Potentiale durch die Beendigung des Reizes ausgelöst. Ihr weiterer Verlauf ist von der Dauer des Reizes unbeeinflußt (Davis 1976).

Exogene Potentiale treten innerhalb der ersten 100 ms nach Reizbeginn auf, sind modalitätsspezifisch, relativ unabhängig vom Aktivierungsniveau des Probanden, weisen eine hohe intraindividuelle Stabilität auf und repräsentieren die Funktion sensorischer Systeme. Die endogenen Potentiale mit einer Latenz > 100 ms werden deutlich weniger von der Konfiguration der physikalischen Reizparameter beeinflußt, weisen jedoch eine ausgeprägte Abhängigkeit von psychologischen Parametern und dem psychischen Zustand des Probanden auf und sind in ihrer Topographie nahezu modalitätsunabhängig. Somit kann ein Potential als endogen bezeichnet werden, wenn seine Variabilität nicht auf die Veränderung des physikalischen Reizes zurückgeführt werden kann. Als exogen können solche Potentiale bezeichnet werden, deren Varianz von den Eigenschaften des Reizes bestimmt wird.

Die verschiedenen Einteilungskriterien sowie die gebräuchliche Nomenklatur sind in Tabelle 8.1 zusammengefaßt.

Tabelle 8.1. Übersicht über die AEP, ihre Grundmerkmale und die verwendete Nomenklatur

AEP-Gruppe	SFAEP			FAEP	MAEP	SAEP	SSAEP
Synonyma				BAEP ABR	MLR SMLR	CAEP	LAEP
AEP-Komponenten	CM	SP	SAP	J1...J5	$P_0...P_C$	N1, P2, N2	CNV P300 PNG
Latenz	0–10 ms				6–60 ms	50–300 ms	>200 ms
„Sustained"	X	X			X		X
On/Off			X	X	X	X	X
Exogen	X	X	X	X	X	X	
Endogen						X	X

8.2 Sehr frühe akustisch evozierte Potentiale (SFAEP)

Diese aus Kochlea und Hörnerv stammenden Potentiale repräsentieren die frühesten beim Hörvorgang auftretenden elektrischen Vorgänge. Im einzelnen handelt es sich um die oben definierten Komponenten CM, SP und SAP (Abb. 8.1). Dabei ist das Summenaktionspotential des Hörnervs (SAP) identisch mit dem Potential J1 der FAEP.

Die Potentiale können mit Hilfe der Elektrokochleographie (ECochG) transtympanal unter Verwendung einer Nadelelektrode oder extratympanal mit einer trommelfellnah plazierten Gehörgangselektrode gewonnen werden (vgl. Abschn. 5.2 und Eggermont 1976 sowie Stange 1979). Bei Benutzung einer Nadelelektrode treten die Potentiale aufgrund des besseren Signal/Rausch-Verhältnisses deutlicher hervor und weisen eine größere Amplitude auf. Dabei soll die Spitze der Nadelelektrode in der Nische des runden Fensters plaziert werden (Abb. 8.2), da hier die größten Potentiale zu registrieren sind. Eine Verletzung der runden Fenstermembran ist bei normalen anatomischen Verhältnissen aufgrund der parallelen Orientierung von Nadelachse und runder Fenstermembran nicht zu befürchten. Durch den Überhang des Promontorialknochens kann die Membran des runden Fensters nicht getroffen werden. Andere Verhältnisse können sich bei vorliegenden Mißbildungen ergeben. Hier sollte eine Elektrokochleographie erst nach definitiver Abklärung der anatomischen Verhältnisse durch ein hochauflösendes Felsenbein-CT vorgenommen werden.

Alle 3 mit der ECochG zu gewinnenden Potentiale, die kochleären Mikrophonpotentiale (CM), das Summationspotential (SP) und das Summenaktionspotential des Hörnervs (SAP) sind unabhängig vom Vigilanzniveau des Probanden, d. h. sie ändern weder Latenz, Amplitude noch Morphologie in Abhängigkeit von Schlaf- oder Wachzustand oder Grad der Aufmerksamkeit. Sie sind weiterhin sehr resistent gegenüber pharmakologischen Einflüssen, insbesondere Sedativa,

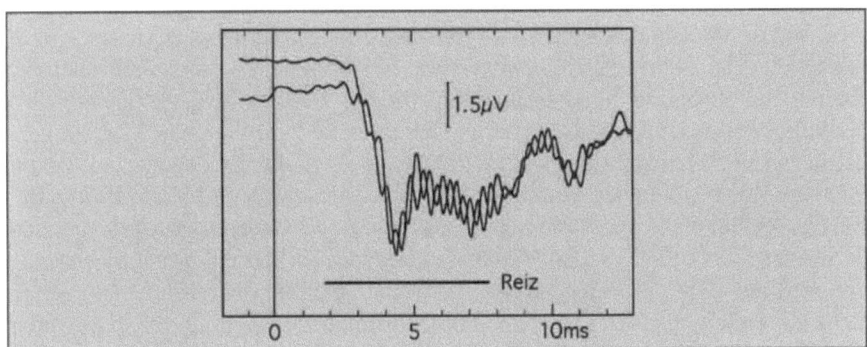

Abb. 8.1. Beispiel der transtympanalen Registrierung aller SFAEP, ausgelöst mit einem Tonpuls (2 kHz, 80 dB HL) alternierender Polarität an einem normalhörenden Ohr. Wegen der alternierenden EEG-Mittelung entstehen 2 teilweise gegenphasige Kurven, aus denen sich die Komponenten SAP, CM und SP durch Addition und Subtraktion teilweise voneinander trennen lassen (vgl. Abb. 5.4)

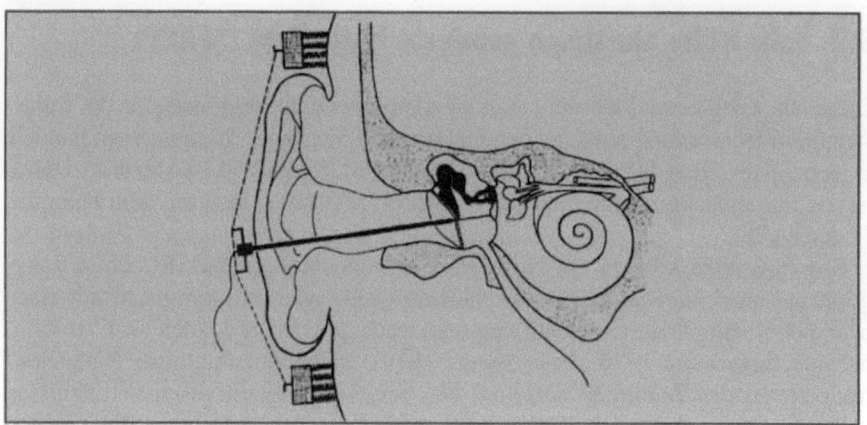

Abb. 8.2. Schematische Darstellung der räumlichen Anordnung von Nadelelektrode, Trommelfell und Promontorialknochen bei der transtympanalen Elektrokochleographie. (Nach Eggermont 1976)

und bereits bei Geburt nachweisbar. Auch Reifungsvorgänge machen sich nur in Form einer Latenzverkürzung des SAP innerhalb der ersten Lebensmonate bemerkbar. Dies ist auf die bei der Geburt bereits weitgehend abgeschlossene funktionelle Differenzierung der Kochlea und der afferenten Hörnervenfasern zurückzuführen.

8.2.1 Kochleäre Mikrophonpotentiale (CM)

Damit werden reizsynchrone, d. h. den zeitlichen Verlauf des akustischen Reizes nachbildende Wechselspannungen bezeichnet, die durch die mechanoelektrische Transduktion in den äußeren Haarzellen entstehen. Daneben läßt sich eine passive, von der Motilität äußerer Haarzellen unabhängige und bis zu mehrere Stunden postmortal nachweisbare Komponente beschreiben. Ihr liegt wahrscheinlich die passive Basilarmembranauslenkung mit der Verschiebung der elektrischen Nullinie in Bezug auf die Lage der Nadelelektrode zugrunde. Die CM sind erst bei höherem Reizpegel (ab etwa 50–60 dB HL) erkennbar, nehmen mit zunehmendem Reizpegel in der Amplitude zu und weisen oberhalb 100 dB HL ein Sättigungsverhalten auf. Ihr Verlust kann als Ausfall der äußeren Haarzellen gedeutet werden. Aufgrund der Lage der Nadelelektrode im Bereich der Basalwindung der Kochlea wird vorwiegend die Aktivität äußerer Haarzellen aus diesem Kochleabereich, also dem für hohe Frequenzen zuständigen Abschnitt eingefangen. Über die Aktion äußerer Haarzellen im apikalen Teil der Kochlea kann i. a. keine Aussage getroffen werden. Die kochleären Mikrophonpotentiale sind hinsichtlich ihrer Frequenzspezifität nicht sicher zu beurteilen. Da sie den zeitlichen Verlauf des akustischen Reizes nachbilden, lassen sich die CM mit Sinusreizen unterschiedlicher Frequenz auslösen.

Diese Frequenzspezifität der Antwort darf jedoch nicht so gedeutet werden, daß damit nur die Funktion der dieser Frequenz auf der Basilarmembran nach der Frequenz-Orts-Transformation zugeordneten Haarzellen überprüft wird. Vielmehr antworten auch Haarzellen anderer Kochleabereiche auf beliebige frequenzspezifische Reize. Es handelt sich somit um Summenantworten zahlreicher synchron erregter Haarzellenverbände. Aufgrund der Amplitudenabschwächung von ca. 3 dB/mm Distanz zur Nadelelektrode sowie der durch die Laufzeit auf der Basilarmembran bedingten Phasenverschiebung können bei intakten äußeren Haarzellen der Basalwindung die CM der übrigen Kochleaabschnitte i. allg. nicht registriert werden. Erst bei Ausfall der basalen Haarzellen können die in der Amplitude kleiner ausfallenden CM mehr apikal gelegener äußerer Haarzellen registriert werden („remote CM"). Abnorm große CM lassen sich durch die phasenkongruente Generierung bei bestimmten Schäden einzelner Basilarmembranabschnitte erklären.

Da die CM reizsynchron auftreten, handelt es sich um sog. „sustained potentials", d. h. kontinuierliche Potentiale, deren Dauer von der des Reizes abhängt. Die Latenz zum Reizbeginn wird nur durch die akustische Verzögerungsstrecke zwischen Schallgeber und Innenohr bestimmt. Mit Wechsel der Reizpolarität ändern auch die CM ihre Polarität. Im allgemeinen werden zur Auslösung frequenzspezifische Sinusbursts, die trapezförmig eingehüllt sind und eine Dauer von mehreren Millisekunden haben, verwendet. Da die CM der Polarität des akustischen Reizes folgen, können sie bei alternierender Reizpolarität nur bei getrennter Mittelung der durch Sog- oder Druckreiz ausgelösten Antworten registriert werden. Durch die Gegenphasigkeit der Antworten kommt es sonst zu ihrer nahezu vollständigen Auslöschung. Durch Subtraktion beider Teilmittelwerte treten die CM bei gleichzeitiger Elimination des SAP deutlicher hervor (vgl. Abb. 5.4).

Bei der Ableitung kommt der Elimination des ebenfalls reizsynchronen morphologisch ähnlichen elektromagnetischen Störfeldes, das von jedem elektroakustischen Wandler abgegeben wird, große Bedeutung zu. Zur artefaktfreien Darstellung der CM empfiehlt sich daher die Verwendung eines Lautsprechersystems, das in definiertem Abstand, z. B. 1 m, zum untersuchten Ohr aufgestellt wird. Durch diesen Abstand wird eine Einstreuung des elektromagnetischen Feldes aufgrund der starken Abschwächung mit zunehmendem Abstand zur Elektrode erheblich gemindert und wegen der unterschiedlichen Ausbreitungsgeschwindigkeiten für Schall und elektromagnetische Wellen zeitlich getrennt. Die auftretende akustische Verzögerung muß bei der Latenzberechnung berücksichtigt werden. Alternativ zur Freifeldbeschallung bietet sich die Verwendung eines akustischen Verzögerungsrohrs an, dessen eine Seite durch einen eingelassenen Kopfhörer verschlossen ist und dessen offenes Ende dicht am Ohr des Probanden anliegt.

In gewisser Weise stellen die kochleären Mikrophonpotentiale das elektrische Pendant der otoakustischen Emission dar. Eine Gleichsetzung ist jedoch aufgrund des unterschiedlichen physiologischen Mechanismus (elektrischer vs. akustisch-mechanischer Vorgang) und der verschiedenen Registrierbedingungen nicht statthaft. Beide spiegeln bestimmte Teilfunktionen äußerer Haarzellen wider.

8.2.2 Summationspotential (SP)

Damit wird ein reizsynchrones Gleichspannungspotential bezeichnet, das ebenfalls in der Kochlea generiert wird und eine während der Reizeinwirkung auftretende Verschiebung der elektrischen Nullinie bezeichnet, die sich den CM überlagert. Das Potential tritt ebenso wie die CM praktisch ohne zeitliche Verzögerung, also ohne neuronalen Verarbeitungsprozeß auf. Die Latenz wird lediglich durch die akustische Verzögerungsstrecke sowie die Laufzeit der Wanderwelle entlang der Basilarmembran bestimmt. Als mögliche Entstehungsmechanismen werden neben einer asymmetrischen nichtlinearen Basilarmembranauslenkung mit Verschiebung des Ruhepotentials zwischen Scala media und Scala tympani aktive Prozesse der äußeren Haarzellen vermutet, die während der Beschallung ihr Bestandspotential und damit das Potentialgleichgewicht zwischen den flüssigkeitsgefüllten Skalen verändern. Dabei sollen die Haarzellen in der Basalwindung der Kochlea durch den aufsteigenden Schenkel der Wanderwelle erregt werden und so das SP fensternah generieren. Dafür spricht auch die wesentlich größere Amplitude des durch Sogreize ausgelösten SP. Durch Addition der separat gemittelten Antworten auf Sog- und Druckreize lassen sich die CM eliminieren und, wie in Abb. 8.3 gezeigt, das SP (zusammen mit dem SAP) deutlicher darstellen.

Der zeitliche Verlauf des SP entspricht der einhüllenden Kurve des akustischen Reizes. Die Schwelle liegt bei ca. 60 dB HL, die Amplitude zeigt eine Zunahme mit steigendem Reizpegel bis 100 dB HL, darüber kommt es zu einer Sättigung. Amplitude und Polarität sind stark von der Lage der Nadelelektrode abhängig, weswegen die Beurteilung pathologischer Befunde insbesondere von Kontrollmessungen schwierig ist. Im allgemeinen ist die Polarität negativ (SP–), kann aber in Abhängigkeit von der Reizfrequenz und der Position der Nadelelektrode bezüglich der elektrischen Nullinie auf der Basilarmembran auch positiv ausfallen (SP+). Dies trifft auch zu bei Ausfall der Haarzellen in der basalen Kochleawindung, da die verbliebenen Haarzellen u. U. im abfallenden Schenkel der Wanderwelle erfaßt werden.

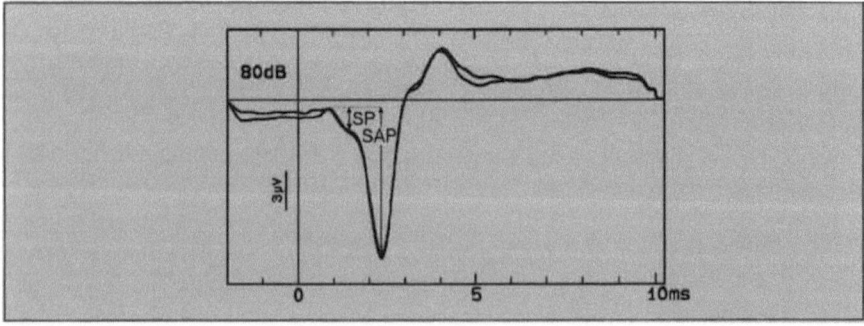

Abb. 8.3. Definition des Summationspotentials SP und des Summenaktionspotentials SAP (Reiz: Tonpuls 2000 Hz, 80 dB HL). In jeder der 2 gezeigten ECochG-Teilmittelwertkurven sind die Antworten auf Reize *beider* Polaritäten gemittelt

Sehr frühe akustisch evozierte Potentiale (SFAEP)

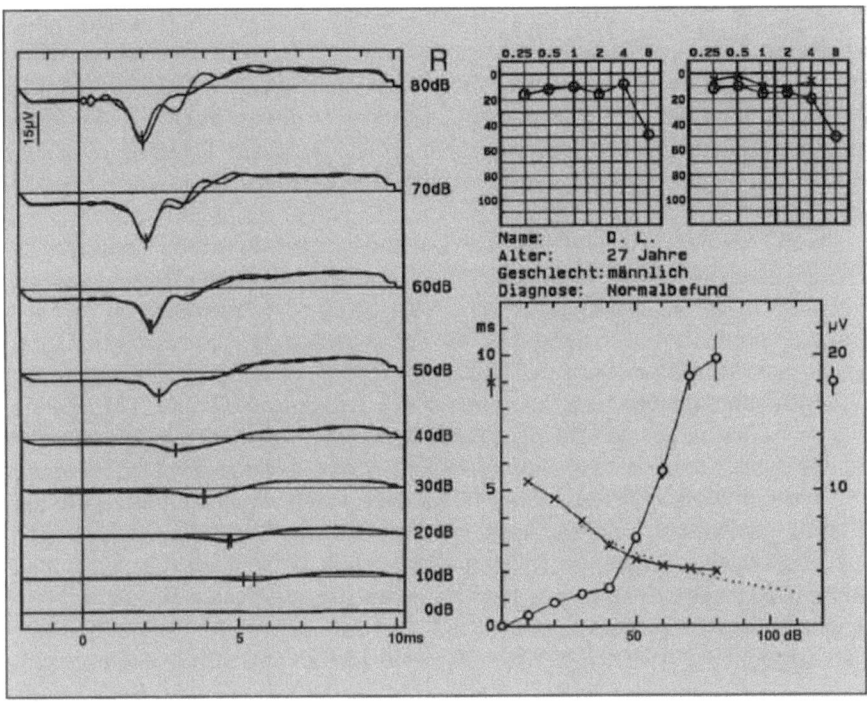

Abb. 8.4. Das mit der ECochG gemessene SAP weist in Latenz und Amplitude eine ausgeprägte Abhängigkeit vom Reizpegel auf. Die Latenzwerte fallen bei der Normalhörigkeit mit der Normalkennlinie für das FAEP J1 (*punktierte Linie* im Kennliniendiagramm) zusammen. Reizung mit bipolarem Clickreiz alternierender Polarität, Ableitung im Frequenzbereich 20–1800 Hz. Die Mikrophonpotentiale (CM) sowie der bei hohen Reizpegeln auftretende Reizartefakt wurden durch geeignete Zusammenfassung der Signalabschnitte bei der Mittelung eliminiert

8.2.3 Summenaktionspotential des Hörnervs (SAP)

Dieses auch mit CAP („compound action potential"), NAP („nerve action potential") oder AP („action potential") bezeichnete Potential stellt die Summenantwort zahlreicher synchron erregter Hörnervenfasern (Synchronisationspotential) dar. Es handelt sich dabei um eine On-Antwort, die durch die initiale Anstiegsflanke des akustischen Reizes ausgelöst wird.

Wirksam ist dabei nur die erste Sogphase des Reizes, weswegen die Latenzen bei Sogreizen kürzer ausfallen als bei Druckreizen (welche ebenfalls eine – spätere – Sogphase aufweisen). Das SAP weist, wie in Abb. 8.4 gezeigt ist, eine deutlich vom Reizpegel abhängige Latenz auf: je höher der Reizpegel, desto kürzer die Latenz. Dies deutet auf einen vorgeschalteten pegelabhängigen Verarbeitungsprozeß in der Kochlea hin. Mögliche Glieder der Verzögerungskette stellen die mechanoelektrische Transduktion in den Haarzellen, die erforderliche Zeit zur Synchronisation zahlreicher Hörnervenfasern sowie die Laufzeit auf der Basilarmembran dar. Die Amplitude ist ebenfalls pegelabhängig, verläuft bis ca. 50 dB HL flach ansteigend und weist darüber sprunghaft einen deutlich stärkeren

Zuwachs auf. Dieses zweistufige Verhalten ist oft auch in der Latenzkennlinie erkennbar. Das Potential ist dabei zwei- oder mehrphasig mit einer initialen kleinen vertexnegativen und einer großen vertexpositiven Auslenkung. In der initialen Flanke ist das Summationspotential eingelagert, dessen Ende von der Dauer des Reizes abhängt (im Gegensatz zum SAP). Wird das Potential durch die initiale Reizflanke ausgelöst, hat der weitere Reizverlauf, d. h. die Reizdauer, keinen Einfluß mehr auf das SAP.

Da es sich bei dem SAP um eine On-Antwort mit Synchronisationsprinzip handelt, also zur Erzeugung des Potentials simultan zahlreiche Hörnervenfasern durch die vorgeschalteten inneren Haarzellen angeregt werden müssen, läßt sich das SAP am besten mit Clickreizen, die den stärksten Synchronisationsreiz darstellen, auslösen. Unter Verwendung frequenzspezifischer Bursts mit trapez- oder Gauß-förmiger einhüllender Kurve lassen sich frequenzspezifische SAP generieren, denen auf der Kochlea an verschiedener Stelle lokalisierte Gruppen aktivierter afferenter Hörnervenfasern zugrunde liegen. Mit absteigender Trägerfrequenz des Reizes müssen jedoch aufgrund der Frequenzspreizung immer breitere Regionen auf der Basilarmembran durch den einlaufenden Reiz erregt werden (Abb. 8.5), wodurch das Prinzip der Synchronisation, d. h. der zeitlich zum selben Zeitpunkt ablaufenden Anregungen von Haarzellen bzw. afferenten Hörnervenfasern durchbrochen wird. Somit können unterhalb 1 kHz keine verläßlichen frequenzspezifischen SAP generiert werden. Oberhalb 1 kHz können frequenzspezifische

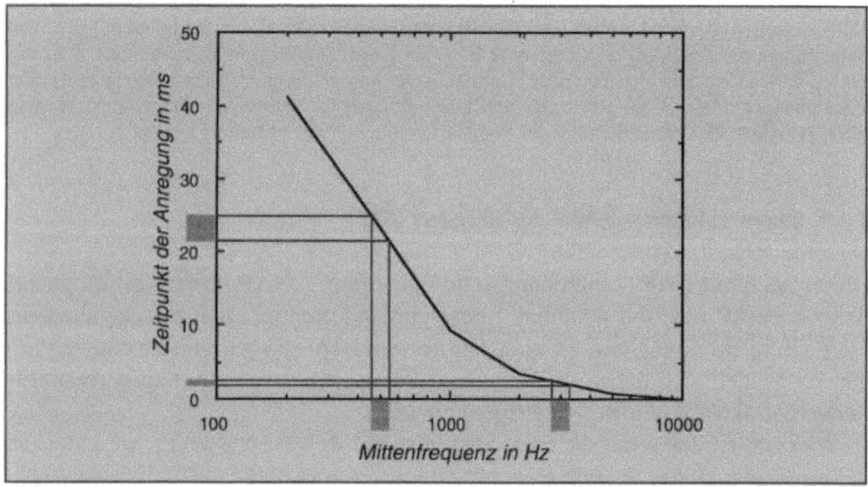

Abb. 8.5. Die logarithmische Verteilung der Schallfrequenzen entlang der Basilarmembran bei nahezu homogener Verteilung der Haarzellen hat zur Folge, daß Hochtonreize bei gleicher spektraler Breite auf einen engeren Bereich abgebildet werden als Tieftonreize. Dies hat eine bei hohen Frequenzen geringe zeitliche Dispersion und damit eine besser synchronisierte Hörnervenaktivität zur Folge. Die in der Graphik angedeuteten terzbandbreiten Eingangssignale weisen bei hoher Mittenfrequenz eine sehr viel geringere Latenzunschärfe auf als bei niedriger Mittenfrequenz. Die Daten zu diesem Diagramm wurden aus der bekannten Orts-Frequenz-Relation (v. Békésy 1960) und dem Zusammenhang zwischen Schallfrequenz und Wanderwellengeschwindigkeit (Eggermont 1976) gewonnen

SAP-Antworten mit festem Bezug der Potentialschwelle zur Hörschwelle erhalten werden. In aller Regel sind Potential- und Hörschwelle dabei nahezu identisch. Geringe Abweichungen mit gegenüber der Hörschwelle schlechterer Potentialschwelle lassen sich v. a. bei mangelhafter Meßqualität durch zu hohe Störanteile im elektrischen Signal erklären.

Das SAP gilt allgemein als empfindlichster Parameter zur Beurteilung des Funktionszustandes des peripheren auditorischen Systems, d. h. des Innenohrs und des Hörnervs. Es ist dabei völlig unabhängig von Veränderungen im Hirnstammbereich, weist keine Vigilanz- und Medikamentenabhängigkeit auf und läßt sich bereits unmittelbar nach der Geburt zuverlässig und reproduzierbar ableiten. Da Antworten aus dem Frequenzbereich unterhalb 1 kHz in aller Regel nicht gewonnen werden können, bedeutet das Nichtvorhandensein des SAP nicht unbedingt das Vorliegen einer Taubheit. Vielmehr können erhebliche Tieftonhörreste vorhanden sein, die dem elektrokochleographischen Nachweis komplett entgehen. Aufgrund der Invasivität der Messung ist der Nachweis des SAP bestimmten Fragestellungen vorbehalten, die mit Hilfe der otoakustischen Emissionen und der FAEP nicht zu klären sind.

8.3 Frühe akustisch evozierte Potentiale (FAEP)

Mit Hilfe von Oberflächenelektroden lassen sich zwischen ipsilateralem Mastoid und Vertex mit einer Latenz von 1–10 ms 7 vertexpositive Potentiale ableiten, deren Generatoren im Hörnerv und in der Hörbahn im Hirnstamm und im Zwischenhirn liegen. Die den ersten 5 dieser frühen Potentiale zugeordneten Generatoren sind in Tabelle 8.2 aufgezählt. Die derzeit akzeptierte, nicht ganz widerspruchsfreie Zuordnung ist das Ergebnis von Modellrechnungen (Scherg 1991), klinischen Beobachtungen bei bekannten umschriebenen Läsionen und Übertragungen von tierexperimentellen Befunden. Wie die Tabelle zeigt, haben keineswegs alle Komponenten der FAEP ihren Ursprung im Hirnstamm. Der oftmals verwendete Begriff Hirnstammpotentiale oder BAEP („brainstem auditory evoked potentials") ist daher streng genommen unzutreffend, hat sich jedoch international durchgesetzt. Synonym gebrauchte Begriffe sind „auditory brainstem responses" (ABR) und akustisch evozierte Hirnstammpotentiale (AEHP). Die Potentiale werden sowohl mit römischen Ziffern I–VII als auch mit J1–J7, in Anlehnung an einen der Erstbeschreiber (Jewett), bezeichnet.

Die in ihrem Auftreten etwas instabilen späteren Komponenten J6 (bzw. VI) und J7 (bzw. VII) entstehen mit großer Wahrscheinlichkeit im Zwischenhirn und im primären auditorischen Kortex. Somit spiegeln die FAEP in ihrer Gesamtheit den Funktionszustand sowohl des peripheren als auch eines großen Teils des zentralen auditorischen Systems wider, wodurch ihnen eine große topodiagnostische Bedeutung zukommt. Als ihr wichtigstes Einsatzgebiet gilt die Differenzierung zwischen kochleären und retrokochleären Hörstörungen (s. Kap. 9). Da die FAEP bereits bei Geburt auslösbar sind, nicht-invasiv mit Hilfe von Oberflächenelektroden abgeleitet werden können, vigilanzunabhängig sind und bis nahe an die

Tabelle 8.2. Mögliche Generatoren der FAEP

FAEP-Komponente	Latenz bei Click 70 dB HL [ms]	Wahrscheinlicher Entstehungsort
J1 bzw. I	1,8	Initialsegment des Hörnervs
J2 bzw. II	2,9	Eintritt des Hörnervs in den Hirnstamm
J3 bzw. III	3,8	Hirnstamm (Nucleus cochlearis)
J4 bzw. IV	5,0	Hirnstamm (ipsilaterale obere Olive oder Lemniscus lateralis)
J5 bzw. V	5,8	Hirnstamm (kontralaterale obere Olive, Lemniscus lateralis oder Colliculus inferior)

Hörschwelle nachgewiesen werden können, stellen sie darüber hinaus die wichtigste Methode zur Beurteilung des auditorischen Systems beim Neugeborenen dar.

Potential J1 (= I) entspricht dem SAP, das mit Hilfe der Elektrokochleographie gewonnen wird (vgl. Abschn. 8.2). Da die Oberflächenelektrode am Mastoid weiter vom Generator des Potentials im Bereich des distalen Hörnervs entfernt ist als die Nadel- oder Gehörgangselektrode bei der Elektrokochleographie, ergibt sich in der BERA ein schlechteres Signal/Rausch-Verhältnis und damit eine kleinere Amplitude. In aller Regel läßt sich daher das Potential J1 nicht bis zur Hörschwelle verfolgen im Gegensatz zum SAP. Dies ist lediglich für das Potential J5 (= V) möglich, während die übrigen Potentiale ebenfalls ihre Potentialschwelle im überschwelligen Bereich haben. Bei Normalhörenden ist J3 in aller Regel erst 30 dB und J1 erst 50 dB über der Hörschwelle nachweisbar. Die Potentiale J6 (= VI) und J7 (= VII) sind nur inkonstant nachweisbar und stark von den verwendeten Filtereinstellungen abhängig. Sie sind wahrscheinlich mit den frühen Komponenten der Potentiale mittlerer Latenz identisch (vgl. Abschn. 8.4).

Da die FAEP an neuronale Verarbeitungsprozesse gebunden sind, weisen sie ebenso wie das SAP eine Latenz nach Einwirkung des akustischen Reizes auf. Die Absolutlatenz der Einzelpotentiale weist ebenso wie ihre Amplitude eine Reizpegelabhängigkeit auf. Während die Latenz mit zunehmendem Reizpegel abnimmt, nimmt die Amplitude, die sich im nV- bis µV-Bereich bewegt, mit steigender Reizintensität zu. Das komplette Antwortmuster ist bei Normalhörenden erst oberhalb 50–60 dB HL ausgeprägt (Abb. 8.6). Aus diesem reizpegelabhängigen Verhalten der Potentiale kann auf die Dynamik des Verarbeitungsprozesses in der Kochlea und in retrokochleären Abschnitten rückgeschlossen werden (s. Kap. 9).

Dagegen sind die Interpeaklatenzen, definiert als der Zeitabstand zwischen einzelnen Potentialmaxima, nahezu unabhängig vom Reizpegel. Diese Tatsache spiegelt die Eigenart neuronaler Verarbeitungsprozesse wider. Ist einmal der neuronale Verarbeitungsprozeß angestoßen, so läuft dieser im Sinne einer Alles-oder-nichts-Antwort mit einer vorgegebenen Geschwindigkeit unabhängig von der Größe des auslösenden Sinnesreizes ab. Die Größe des Sinnesreizes schlägt sich dagegen nieder in dem peripheren Verarbeitungsprozeß, der dem neuronalen vor-

Frühe akustisch evozierte Potentiale (FAEP)

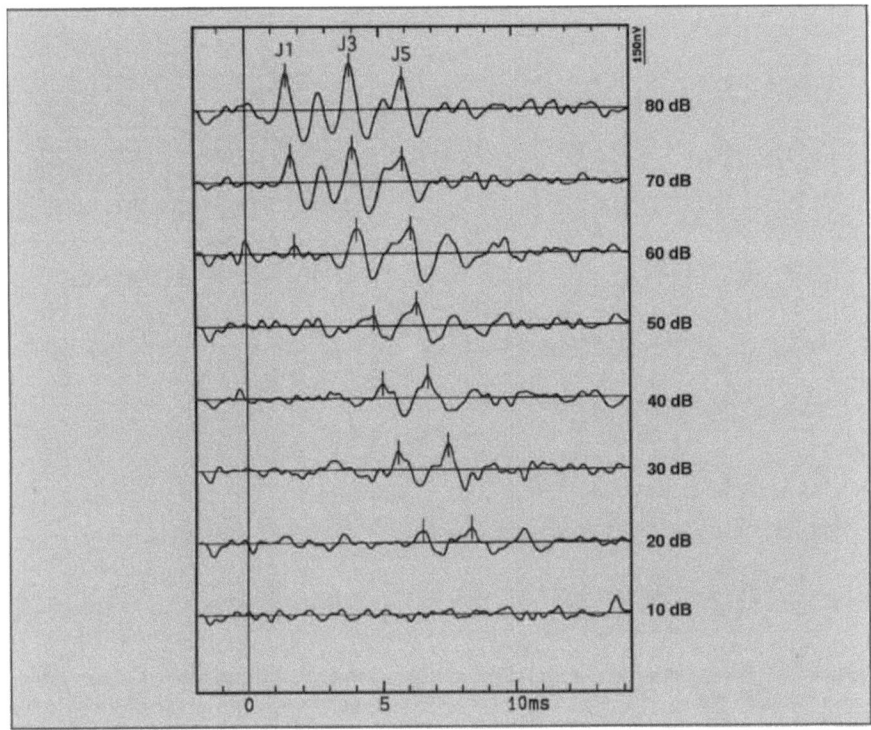

Abb. 8.6. Die durch einen Click ausgelösten FAEP (hier gemessen im Frequenzbereich 300–1800 Hz und 2000fach gemittelt) weisen auch bei Normalhörenden erst bei relativ hohen Reizpegeln alle bekannten Potentialkomponenten auf

geschaltet ist. Dieser periphere Vorgang entscheidet über die Anzahl aktivierter Neurone und damit über die Größe der mit Hilfe der Oberflächenelektroden abgeleiteten Summenantwort. Weiterhin wirkt sich die Größe des Sinnesreizes auf die Geschwindigkeit des peripheren Verarbeitungsprozesses aus. Die Geschwindigkeit des *neuronalen* Verarbeitungsprozesses ist interindividuell sehr konstant ausgeprägt, weswegen die statistische Schwankungsbreite im Vergleich zu anderen biologischen Meßgrößen als gering einzustufen ist. So beträgt der Mittelwert für die Interpeaklatenz t_5-t_1 4,0 ms mit einer 2,5fachen Standardabweichung von etwa 0,4 ms. Aufgrund dieser geringen Variabilität kommt diesem Parameter bei der Funktionsbeurteilung des Hörnervs und der distalen Hörbahn eine besondere Bedeutung zu.

Die Geschwindigkeit des neuronalen Verarbeitungsprozesses wird durch Schalleitungsschwerhörigkeiten gar nicht und durch kochleäre Schwerhörigkeiten wenig beeinflußt. Dies trifft nicht für die Absolutlatenzen, also den Zeitabstand zwischen *Reizbeginn* und Potentialmaximum zu. Aus der Verschiebung der Kennlinien gegenüber den Normwerten lassen sich Rückschlüsse auf die Natur der zugrundeliegenden Schwerhörigkeit ziehen (vgl. Kap. 7 und 9). Von physiologischer Seite ist hierfür die Tatsache verantwortlich, daß die einzelnen Potentiale von verschiedenen Bereichen der Kochlea vorwiegend gespeist werden.

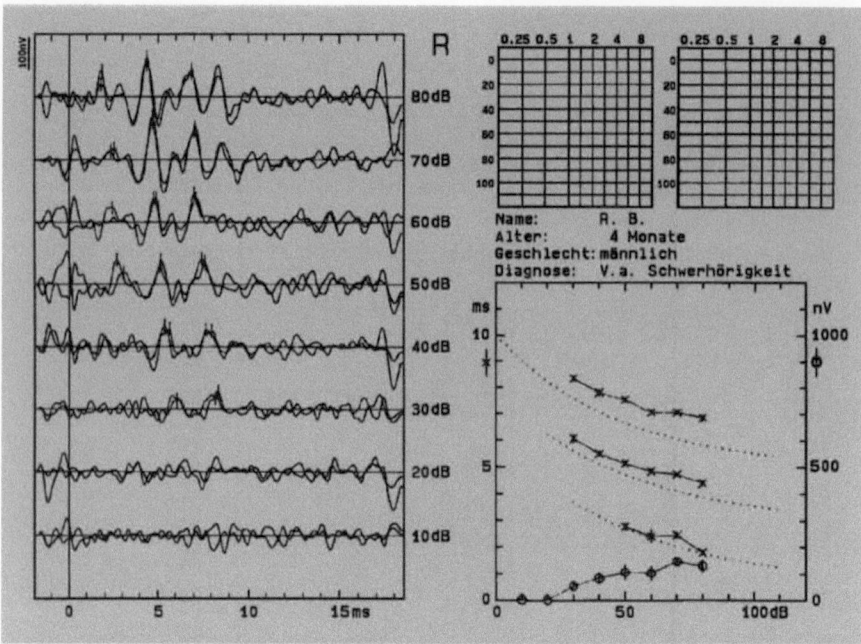

Abb. 8.7. Typische Merkmale der bei Säuglingen gemessenen FAEP sind ein verändertes Potentialmuster und verlängerte Latenzen v. a. der späteren Komponenten sowie, daraus resultierend, eine verlängerte Hirnstammlaufzeit. Das gezeigte Beispiel wurde gemessen an einem 4 Monate alten Jungen (Reiz: bipolarer alternierender Click, Ableitung im Frequenzbereich 90 Hz–2 kHz, Digitalfilter 300 Hz/1,8 kHz)

Eine bereits bei Normalpersonen stark ausgeprägte interindividuelle Variabilität weist die Amplitude der Potentiale auf. Diese kann entweder als Abstand des Potentialgipfels zur elektrischen Nullinie oder als Spannungsdifferenz zu dem vorangehenden bzw. nachfolgenden vertexnegativen Potentialminimum definiert werden. Diagnostische Rückschlüsse lassen sich daher nicht so sehr aus dem Absolutwert der Amplitude bei gegebenem Reizpegel ziehen, sondern vielmehr aus dem reizpegelabhängigen Verlauf, also der Amplitudenkennlinie. Gründe für die interindividuelle Variabilität liegen im wesentlichen in der Lage des Generators zur Ableitachse der Elektroden und der Anzahl der aktivierten neuronalen Elemente.

Die FAEP sind bei Geburt regelmäßig vorhanden und können sogar bereits bei Frühgeborenen nachgewiesen werden. Die Latenzen und Latenzdifferenzen sind gegenüber Erwachsenenwerten deutlich verlängert, die Potentialmorphologie zeichnet sich durch weniger scharf ausgeprägte Formen großer Amplitude aus (vgl. Abb. 8.7). Aufgrund der innerhalb der ersten 3 Lebensjahre ablaufenden Reifungsvorgänge im Bereich des Hörnervs und der Hörbahn kommt es jedoch zu Latenzverkürzungen und Morphologieänderungen, so daß erst nach Ablauf dieser Zeitspanne ein endgültiges Potentialmuster mit Latenz- und Latenzdifferenzwerten des Erwachsenen erreicht wird.

Auf die Unabhängigkeit der FAEP vom Vigilanzzustand ist schon mehrfach hingewiesen worden. Hiermit ist gemeint, daß keine Änderungen der Potentialform, der Schwelleneigenschaften, der Latenzen und Interpeaklatenzen sowie des überschwelligen Verhaltens mit Änderung des Wachheitszustandes auftreten. Die FAEP können daher äquivalent im wachen Zustand und in verschiedenen Schlafphasen abgeleitet werden. Weiterhin werden sie von vielen Medikamenten, insbesondere Schlafmitteln oder Narkotika, nicht beeinflußt und sind daher auch in Sedierung oder Narkose ableitbar, was für die Untersuchung von Kindern ein großer Vorteil ist. Trotz dieser Robustheit sind sie aufgrund der kleinen absoluten Amplituden (in der Größenordnung von nV = 10^{-9} V) sowohl gegen biologische Störsignale als auch gegen technische Artefakte in hohem Maß anfällig, so daß optimalen Meßbedingungen eine besondere Bedeutung zukommt. Die Meßbedingungen werden durch Schlaf oder Narkose insofern günstig beeinflußt, als die Amplitude des spontanen EEG und die Muskelaktivität reduziert werden.

Da es sich bei den FAEP wie beim SAP um Synchronisationspotentiale handelt, die die möglichst zeitgleiche Aktivierung einer ausreichend großen Zahl von Hörnervenfasern zur Voraussetzung haben, gelten hier die bereits in Abschn. 8.2.3 genannten Bedingungen und Einschränkungen hinsichtlich der geeigneten akustischen Reizform. Der Clickreiz ist wegen seiner kurzen Dauer und der steilen Schalldruckflanken im Hinblick auf die Synchronisation nahezu ideal, er weist aber infolge dieser günstigen Zeitstruktur ein sehr breites Frequenzspektrum und damit eine nur geringe Frequenzspezifität auf. Gestalt und Lage des Amplitudenmaximums hängen von der Reizform, dem Übertragungsverhalten des Kopfhörers und den Resonanzen von Außenohr und Gehörgang ab. Aus Messungen mit Sondenmikrophonen in der Trommelfellebene ist bekannt, daß das Intensitätsmaximum des Clicks im Bereich von 1–4 kHz liegt. Die mit dem Click ausgelösten Antworten lassen also nur für den Hochtonbereich eine Aussage über die Hörschwelle zu.

Frequenzspezifische Kurzzeitreize wie Tonpulse oder Bursts mit trapez- oder Gauß-förmiger einhüllender Kurve bewirken aufgrund ihrer physikalischen Eigenschaften eine sehr viel weniger wirksame Synchronisation der neuronalen Aktivität. Die Situation wird in dieser Hinsicht mit abnehmender Reizfrequenz immer ungünstiger, da eine niedrige Frequenz mit einer langen Schwingungsdauer und daher mit einer größeren Reizdauer verknüpft ist. Hinzu kommt der Effekt der unterhalb von 1000 Hz zunehmenden Frequenzspreizung auf der Kochlea, so daß Aussagen über das Hörvermögen im Bereich niedriger Frequenzen in aller Regel nicht mehr zuverlässig zu erhalten sind. Zwar können beim Normalhörenden i. allg. auch mit Tieftonreizen reproduzierbare FAEP registriert werden, doch sind dazu optimale Meßbedingungen, hohe Mittelungszahlen und oftmals weit überschwellige Reizpegel erforderlich. Daher kann das Fehlen der Potentiale nicht mit dem Vorliegen einer Taubheit bzw. eines massiven Hörverlustes in diesem Frequenzbereich gleichgesetzt werden.

Aufgrund ihrer physiologischen Eigenschaften stellen die FAEP heute die mit Abstand wichtigste Gruppe der akustisch evozierten Potentiale für den klinischen Einsatz dar. Sie eignen sich zu einer zuverlässigen objektiven, wenngleich nicht frequenzspezifischen Hörschwellenbestimmung in jedem Lebensalter. Im Gegensatz zur Elektrokochleographie können sie nicht-invasiv mit Hilfe von Oberflächenelektroden abgeleitet werden. Die BERA kann daher ohne besondere Vorbereitung bei Patienten eingesetzt werden. Ist bei Kleinkindern oder nichtkooperativen Personen anderer Altersgruppen eine Sedierung erforderlich, ist dies ohne nachteiligen Einfluß auf das Meßergebnis. Können FAEP nachgewiesen werden, schließt dies eine Taubheit aus. Somit eignen sie sich insbesondere als Screeningverfahren bei Risikoneugeborenen, teilweise in Ergänzung zu den otoakustischen Emissionen, können jedoch darüber hinaus zur quantitativen Einteilung des Schwerhörigkeitsgrades herangezogen werden. Im Vergleich mit den physiologischen Reifungsvorgängen können Reifungsverzögerungen oder Reifungsstörungen erkannt werden. Da die FAEP den Funktionszustand der Hörbahn vom peripheren Hörnerv bis zum Zwischenhirn wiedergeben, stellen sie die Methode der Wahl zum Nachweis eines retrokochleären Schadens dar. Die BERA übertrifft hinsichtlich Sensitivität und Spezifität hier alle anderen audiometrischen Verfahren. Aufgrund der Robustheit gegenüber Narkotika eignen sich die FAEP ebenso wie die SFAEP auch zum intraoperativen Monitoring, d. h. zur Funktionskontrolle des Hörsystems bei operativen Eingriffen (Lenarz 1991; Lenarz u. Ernst 1992).

Die Erkennung von Funktionsstörungen des Gehörs mit Hilfe der BERA beruht zu einem großen Teil auf der Beurteilung von Parametern, die aus den FAEP-Kurven berechnet werden. Es ist für eine effektive Nutzung der Methode von Bedeutung, auch solche Veränderungen dieser Parameter in Betracht zu ziehen, die auf medikamentöse Einflüsse oder Grunderkrankungen zurückzuführen sind. Bei *Stoffwechselkrankheiten* treten in Abhängigkeit vom Schweregrad und den klinischen Manifestationen Veränderungen der FAEP auf. Liegt eine kochleäre Schädigung vor, sind die für Innenohrschäden typischen Veränderungen nachzuweisen. Bei Diabetes mellitus können – bedingt durch die Angiopathie – zusätzlich Durchblutungsstörungen im Hirnstammbereich auftreten, die in den FAEP als retrokochleäre Läsion imponieren können und meistens beidseits auftreten (Lenarz 1988b).

Unter *akutem Alkoholeinfluß* kommt es zu einer progressiven Zunahme der Absolut- und Interpeaklatenzen in Korrelation zum Blutalkoholspiegel. Ursächlich ist daran neben der eigentlichen Äthanolwirkung auch die durch periphere Vasodilatation bedingte Hypothermie beteiligt. Die Veränderungen sind reversibel. Die bei *chronischem Alkoholkonsum* zu beobachtenden FAEP-Veränderungen treten nur bei einem Teil der Patienten auf. Es kommt zu einer Verlängerung der Interpeaklatenzen und einer Amplitudenminderung z. T. mit Potentialverlust als Zeichen eines diffusen Hirnstammschadens (Lenarz et al. 1988).

Bei *Epilepsiepatienten* unter antiepileptischer Dauertherapie mit Phenhydan, Carbamazepin und Valproinat kommt es gehäuft zu Innenohrschwerhörigkeiten und retrokochleären Veränderungen der FAEP mit Interpeaklatenzverlängerung, Amplitudenreduktion einzelner Potentiale und Desynchronisation des Potentialmusters. Das Auftreten dieser Veränderungen ist mit neurootologischen Symptomen verbunden und abhängig von der Dauer der Erkrankung, der Gesamtmenge und der Kombination der eingenommenen Antiepileptika. Besonders schädigend hat sich bei Reihenuntersuchungen an über 350 Patienten die Kombination von

Phenhydan und Carbamazepin erwiesen (Henningsen et al. 1986). Die Veränderungen sind nur im Akutversuch reversibel (Lenarz et al. 1987). Dabei zeigt Phenhydan eine Suppression der CM und des SAP sowie eine Verlängerung der Interpeaklatenz der FAEP, während Carbamazepin nur auf die FAEP in gleicher Weise einwirkt (Lenarz u. Hoth 1985). Mit zunehmender Dosis kommt es zu einer Desynchronisation und Amplitudenreduktion bis zum Verschwinden der Potentiale.

Membranwirksame Medikamente mit antiarrhythmischer Wirkung können die AEP unterschiedlich beeinflussen. Lidocain und Tocainid führen zu einer Verlängerung der Interpeaklatenzen ab J1, entfalten also vorwiegend retrokochleäre Wirkungen. Erst bei höherer Dosierung zeigt sich auch eine Amplitudenreduktion der CM als Ausdruck eines zusätzlichen kochleären Angriffspunktes (Lenarz 1989). Medikamente mit zentral dämpfender Wirkungsweise (Sedativa und Narkotika) beeinflussen generell die MAEP und SAEP, indem sie die Latenzen und Interpeaklatenzen verlängern und die Amplituden reduzieren. Die Potentiale können dabei auch ganz verschwinden oder einen morphologischen Gestaltwandel durchlaufen, der ihre Erkennbarkeit sehr erschwert. Dies trifft für die SFAEP und FAEP nicht zu. Eine Ausnahme scheint nur das Ketanest zu bilden.

Bei der Messung der AEP werden alle zeitlich veränderlichen elektrischen Spannungen erfaßt, die während oder nach der Darbietung eines akustischen Reizes entstehen. Der strengen Definition zufolge gehören zu den FAEP nur die

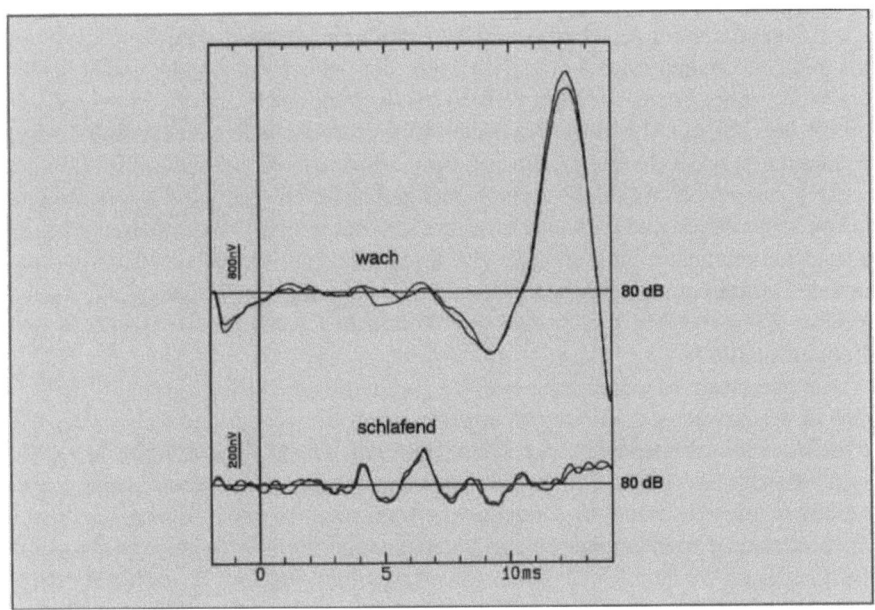

Abb. 8.8. V. a. bei weit überschwelligen Reizen sind häufig innerhalb des für die frühen Reizantworten gewählten Zeitfensters zusätzlich zu den neurogenen FAEP mit einer Latenz von 10–15 ms auch Potentiale myogenen Ursprungs zu beobachten. Das Auftreten und die Amplitude dieser Antworten sind stark von der Vigilanz des Patienten und der Filterung des EEG-Signals abhängig (Analogfilter: 90 Hz/2 kHz, Digitalfilter: 300 Hz/1,8 kHz)

Spannungsänderungen *neurogenen* Ursprungs. Nichtsdestoweniger treten aber innerhalb des für die FAEP analysierten Zeitbereiches auch Potentialkomponenten myogenen Ursprungs auf. Die Eigenschaften dieser Muskelpotentiale weichen von denen der Hörnerven- und Hirnstammpotentiale teilweise beträchtlich ab (sie sind z. B. in hohem Maße von der Vigilanz abhängig). In Abb. 8.8 ist ein Beispiel für eine besonders stark ausgeprägte sonomotorische Antwort mit einer Latenzzeit von etwa 12 ms gezeigt. Diese mit dem Postaurikularreflex zusammenhängende Muskelantwort tritt nur bei hohen Reizpegeln auf. Ihre Latenz ist vom Reizpegel abhängig, die Amplitude kann bis zu einige µV betragen und damit die der FAEP um ein Vielfaches übertreffen. Die sonomotorische Antwort ist i. a. langwelliger als die FAEP, daher ist sie in Abhängigkeit von den Grenzfrequenzen der Filterung besser oder schlechter nachweisbar. Obwohl die myogenen Potentiale bei der Messung der FAEP gewissermaßen unerwünscht sind, können auch sie für Audiometrie verwertbar sein, da sie mit auditorischen Empfindungen einhergehen und daher eine – wenn auch inter- und intraindividuell sehr variable – Aussage über das Hörvermögen zulassen.

8.4 Potentiale mittlerer Latenz (MAEP)

Die Potentiale mittlerer Latenz (MAEP = mittlere akustisch evozierte Potentiale oder MLR = „middle latency responses") treten als nahezu sinusförmige Abfolge von 8 Potentialen im Anschluß an die FAEP mit einer Latenz zwischen 10 und 60 ms auf. Sie können mit Oberflächenelektroden zwischen ipsilateralem Mastoid und Vertex oder Stirn abgeleitet werden und werden mit N_0, P_0, N_a, P_a, N_b, P_b, N_c und P_c bezeichnet (Abb. 8.9). Die frühen Komponenten sind wahrscheinlich identisch mit den FAEP J6 und J7, die aufgrund der verschiedenen Filtereinstellungen und Reizparameter als solche nicht immer in Erscheinung treten. Ihr Ursprung ist teilweise neurogen und teilweise myogen. Die neuronalen Generatoren der frühen Komponenten liegen im Thalamus, die der späteren im Bereich der Hörstrahlung und des primären auditorischen Kortex im Temporallappenbereich. Zu den muskulären Komponenten tragen die sonomotorischen Antworten der Nacken- und Kaumuskulatur bei.

Als neuronale Mechanismen werden oszillatorische, also kreisende Erregungen in den erwähnten Strukturen angenommen. Sie stehen damit zwischen den Synchronisationspotentialen der FAEP und den On-/Off-Antworten der SAEP (vgl. Abschn. 8.3 und 8.5). Zu ihrer Auslösung sind daher keine starken Synchronisationsreize, wie z. B. Clickreize, erforderlich. Dennoch ist ihre Auslösung am besten mit einem Kurzzeitreiz möglich, der aber frequenzspezifisch sein kann. Im Gegensatz zu den FAEP fallen die Antworten auch im Tieftonbereich frequenzspezifisch aus. So lassen sich die MAEP reproduzierbar auch aus dem Frequenzbereich um 500 Hz gewinnen. Latenz und Amplitude hängen vom Reizpegel ab. Mit steigendem Reizpegel nimmt die Amplitude zu, erreicht jedoch schnell ein Sättigungsniveau bei 60–70 dB HL, die Latenz nimmt dagegen mit steigendem Reizpegel ab. Die Latenz*differenzen* sind dabei wiederum weitgehend unabhängig vom Reizpegel.

Potentiale mittlerer Latenz (MAEP)

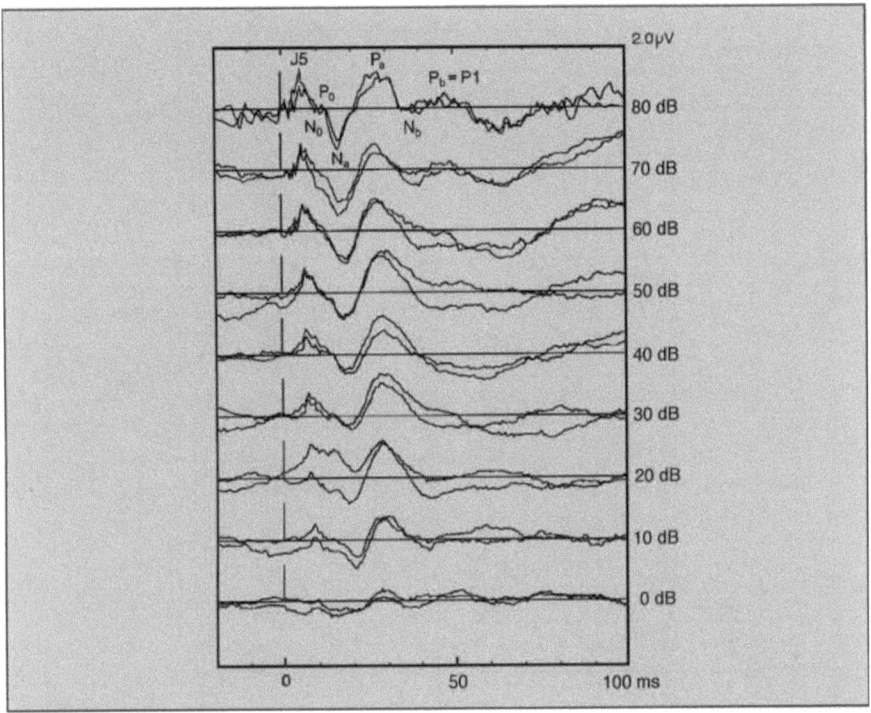

Abb. 8.9. Clickevozierte Potentiale mittlerer Latenz, bei verschiedenen Reizpegeln gemessen an einer normalhörenden Person. Reizabstand: 160 ms, Frequenzband: 20 Hz–2 kHz (analog), Tiefpaß 1 kHz (digital), 2000 Mittelungen. Am Beginn des Zeitfensters stellen sich die FAEP dar, von denen deutlich die vertexpositive Welle J5 erkennbar ist

Die MAEP zeigen eine erhebliche Vigilanz- und Pharmakaabhängigkeit. Im Schlafzustand und unter Sedierung kann die Amplitude deutlich kleiner ausfallen. Dies ist in erster Linie auf die Verminderung des myogenen Potentialanteils zurückzuführen. In Schwellennähe kann daher die Nachweisbarkeit im Schlafzustand oder bei Verwendung von Sedativa erheblich erschwert sein. Zusätzlich wird auch der neurogene Potentialanteil beeinflußt, da ein Teil der Generatoren bereits im Bereich des Kortex gelegen ist, dessen Aktivität generell eine erhebliche Vigilanz- und Pharmakaabhängigkeit aufweist. Da die Einflüsse systematisch kaum erfaßbar sind, kann im Einzelfall die Interpretation der Meßergebnisse problematisch sein. Aus dem Fehlen der Potentiale kann nicht unbedingt auf das Vorliegen einer schweren Hörstörung oder gar einer Taubheit geschlossen werden.

Die MAEP hängen in ausgeprägter Form vom Lebensalter ab, was durch Reifungsvorgänge erklärt wird. Da das auditorische System von der Peripherie nach zentral ausreift, ist es verständlich, daß die MAEP bei Geburt in der Regel nicht nachweisbar sind. Innerhalb der ersten Lebensjahre lassen sich dann einzelne Potentialkomponenten bis hin zum vollständigen Potentialmuster nachweisen. Dieser Prozeß weist jedoch erhebliche interindividuelle Schwankungen auf. Auch aus diesem Grund ist das Fehlen der Potentiale nicht gleichzusetzen mit einer

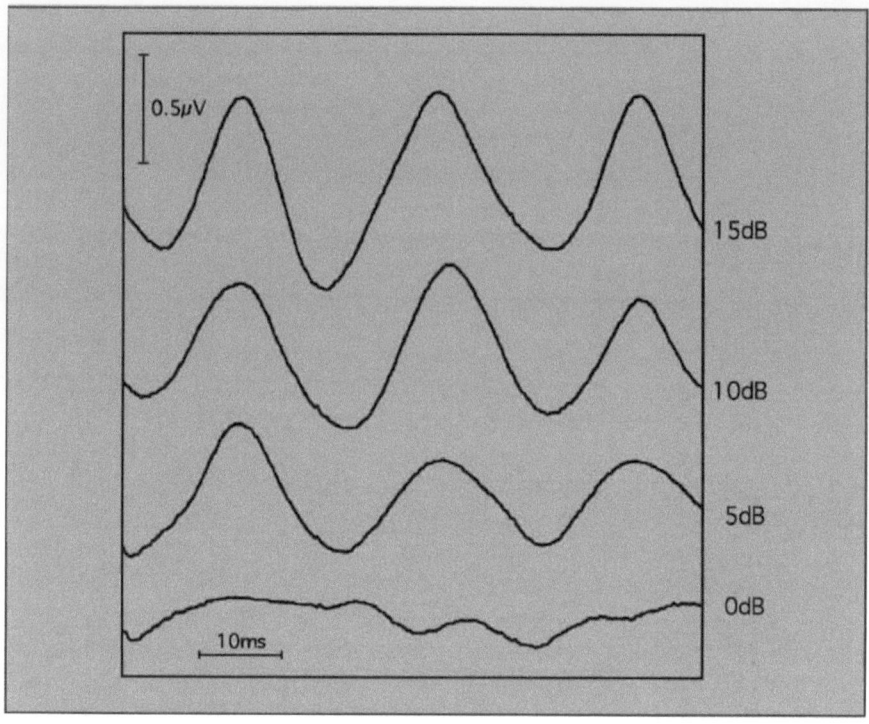

Abb. 8.10. Durch die Verwendung der 40-Hz-Methode läßt sich die charakteristische periodische Struktur der MAEP deutlicher hervorheben. Die gezeigten Kurven wurden an einer wachen, normalhörenden Person unter Verwendung eines 500-Hz-Tonpulses gemessen. Deutlich ist das Verschwinden der Reizantwort bei Annäherung an die Hörschwelle zu erkennen

Taubheit oder schwerwiegenden Hörstörung. Umgekehrt schließt jedoch der Nachweis der Potentiale eine solche schwerwiegende Hörstörung aus.

Eine Verbesserung der Nachweisbarkeit, insbesondere an der Potentialschwelle, kann durch eine besondere Form der Auslösung und Registrierung der MLR erzielt werden. Mit Hilfe der 40-Hz-Methode werden sog. synchronisierte oder „superposed" MLR (SMLR) abgeleitet. Unter Verwendung einer Reizfolgefrequenz von 40 Reizen/s wird die sinusförmige Struktur der MAEP mit einer Periodendauer von 25 ms so ausgenutzt, daß sich die durch die einzelnen Reize ausgelösten Potentialzüge mit der zeitlichen Verschiebung der Phasenlage von genau einer Periode überlagern (vgl. Abb. 5.3). Durch dieses Vorgehen wird selektiv die Amplitude der MAEP erhöht, wodurch sich diese Potentiale wesentlich deutlicher darstellen (Abb. 8.10). Es handelt sich dabei um stationäre Potentiale („sustained potentials"), die hinsichtlich ihrer Morphologie sehr stabil und aufgrund der sinusförmigen Struktur deutlicher erkennbar sind. Sie lassen sich besonders in Schwellennähe gut erkennen. Inwieweit es sich dabei nur um ein Überlagerungsphänomen oder um eine eigenständige Antwort handelt, die besonders den oszillatorischen neuronalen Prozeß der Potentialentstehung ausnutzt, ist bisher nicht geklärt (Lenarz et al. 1986a).

8.5 Späte akustisch evozierte Potentiale (SAEP)

Die späten akustisch evozierten Potentiale (SAEP = „slow auditory evoked potentials") lassen sich mit einer Latenz von 60–500 ms nach Reizbeginn (On-Effekt), in schwächerer Form auch nach Reizende, ableiten. Aufgrund ihrer Herkunft werden sie auch als kortikale akustisch evozierte Potentiale (CAEP = „cortical auditory evoked potentials") bezeichnet. Mit der Hilfe von Oberflächenelektroden lassen sie sich von weiten Bereichen der Schädeloberfläche ableiten. Als Standardposition hat sich dabei eine Elektrodenachse zwischen kontralateralem Mastoid und Vertex bzw. Stirn bewährt. Die SAEP entstammen dem sekundären und tertiären auditorischen Kortex sowie den auditorischen Assoziationsfeldern der Temporoparietalregion. Auf neuronaler Ebene liegen ihnen komplizierte Verschaltungsprozesse zugrunde, die sich in Form von zeitlich und räumlich ausgedehnten Erregungsprozessen entlang der gefalteten Oberflächenstruktur des Kortex ausdrücken. Dem zeitabhängigen Potentialmuster ist ein Gleichspannungspotential negativer Polarität („contingent negative variation", CNV) überlagert, dessen klinische Bedeutung bisher nicht bekannt ist und auf das im folgenden nicht näher eingegangen wird.

Nach ihrer (auf den Vertex bezogenen) Polarität und Latenz werden die Hauptkomponenten der CAEP mit N 1 (ca. 100 ms), P 2 (ca. 200 ms) und N 2 (ca. 300 ms) bezeichnet. Entscheidend für die Auslösung der Potentiale ist die steigende bzw. fallende Phase des akustischen Reizes. Da keine Synchronisation erforderlich ist, können zur Auslösung der CAEP Tonpulse mit langsamem An- und Abstieg sowie einem langen Plateau verwendet werden. Die Antworten fallen frequenzspezifisch aus, da sie nicht den peripheren, sondern den zentralen auditorischen Verarbeitungsprozeß im Bereich der Hörrinde wiedergeben. Somit kann die Potentialschwelle objektiv und frequenzspezifisch bestimmt werden (objektives Audiogramm). Die Potentiale sind vom Reizpegel abhängig: ihre Latenz nimmt mit zunehmendem Reizpegel ab, die Amplitude nimmt zu (Abb. 8.11). Im Gegensatz zu den FAEP ist die Abhängigkeit der Latenzen vom Reizpegel nur gering, und die Latenzwerte weisen eine größere interindividuelle Variabilität auf.

Da den CAEP kortikale Verarbeitungsprozesse zugrunde liegen, sind die Potentiale in hohem Maße von Vigilanz und Pharmakaeinflüssen abhängig. Sie können zuverlässig und mit konstanter Morphologie nur im entspannten Wachzustand nachgewiesen werden. Diesem Zustand entspricht im EEG ein α-Rhythmus. Abweichungen davon, insbesondere Schlafzustände, führen zu massiven Veränderungen der Potentialform bis hin zum Verschwinden der Potentiale, so daß zuverlässige Aussagen hinsichtlich Potentialschwelle, Latenz und Amplitude nicht mehr getroffen werden können. Entsprechendes gilt für den Einfluß von Sedativa oder Alkohol. Dies hat zur Folge, daß eine Ableitung z. B. in Sedierung, wie sie bei nichtkooperativen Patienten u. U. wünschenswert wäre, i. a. nicht möglich ist. Die Wirkung von Barbiturat auf die SAEP ist in Abb. 8.12 dargestellt.

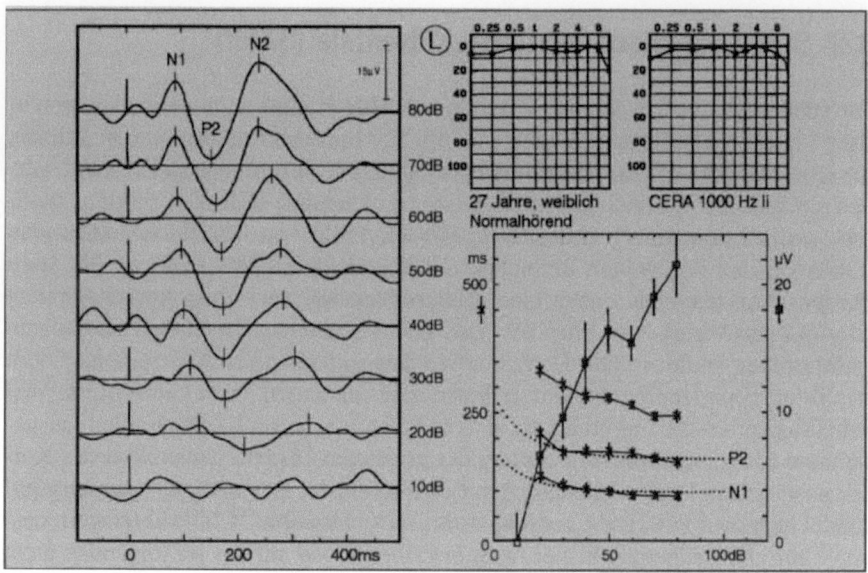

Abb. 8.11. Beispiel für die an einem normalhörenden Ohr bei verschiedenen Reizpegeln registrierten SAEP N1, P2 und N2, ausgelöst mit einem Tonburst der Frequenz 1 kHz und einer Dauer von 500 ms

Das Auftreten der späten Potentiale ist vom Alter des Patienten abhängig. Aufgrund der von peripher nach zentral fortschreitenden Reifung der Hörbahn machen sich die langsamen kortikalen Reifungsvorgänge besonders stark bemerkbar. Aus diesem Grund sind die Potentiale zuverlässig erst bei älteren Kindern nachweisbar. Dies bedeutet wiederum, daß aus dem fehlenden Nachweis der SAEP bei jun-

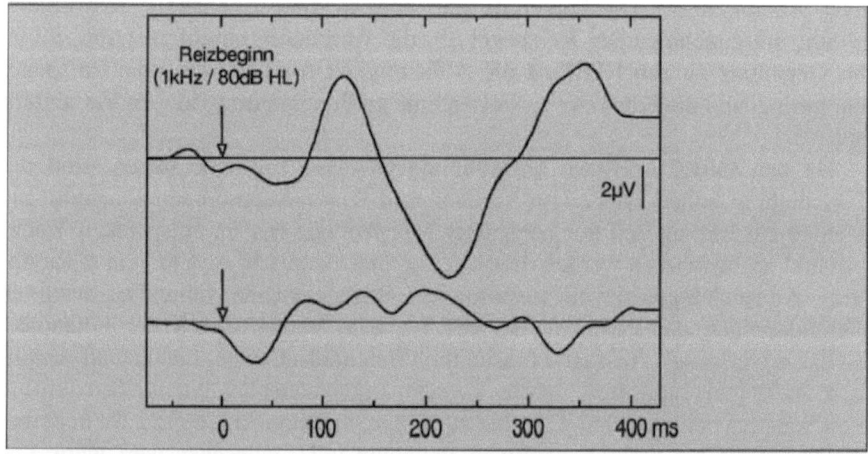

Abb. 8.12. Die 2malige Messung der SAEP an demselben Patienten, *oben* vor und *unten* nach der Gabe von 100 mg Barbiturat unter ansonsten unveränderten Versuchsbedingungen, veranschaulicht die Empfindlichkeit der späten Potentiale auf Substanzen mit sedierender oder narkotisierender Wirkung

gen Patienten nicht auf das Vorliegen einer Taubheit oder hochgradigen Schwerhörigkeit geschlossen werden kann. Umgekehrt bedeutet jedoch der Nachweis der Potentiale den Ausschluß einer solchen Schwerhörigkeit oder Taubheit.

Weiterhin zeigen die Potentiale ein deutliches Adaptationsverhalten. Bei hoher Reizfolgefrequenz kommt es zu einer deutlichen Amplitudenabnahme und Latenzzunahme, ggf. auch zu einem völligen Verschwinden der Potentiale. Hierfür sind wahrscheinlich Inhibitionsmechanismen bei pyramidalen Neuronen verantwortlich. Optimal ist eine Reizfolgefrequenz von ca. 0,5 Hz oder darunter (d. h. Reizabstand 2 s oder größer), da hiermit Adaptationsvorgänge sicher vermieden werden können. Unterscheiden sich aufeinanderfolgende Reize wesentlich in ihrem Informationsgehalt (z. B. der Frequenz) oder werden nacheinander verschiedene Ohren gereizt, so kann der Reizabstand ohne Amplitudenverlust unter diese Grenze verkürzt werden.

Aufgrund der beschriebenen physiologischen Eigenschaften erstreckt sich der Anwendungsbereich der späten Potentiale auf die objektive frequenzspezifische Hörschwellenbestimmung z. B. im Rahmen der Begutachtung bei Erwachsenen und Jugendlichen, auf die Abklärung einer psychogenen Schwerhörigkeit und auf den Nachweis einer kortikalen Taubheit. Ungeeignet sind die SAEP i. allg. für den Einsatz bei Neugeborenen und Kleinkindern.

8.6 Zusammenfassung

Eine Synopsis der wesentlichen Eigenschaften akustisch evozierter Potentiale ist in Tabelle 8.3 wiedergegeben. Daraus leiten sich die klinischen Einsatzgebiete sowie Aussagemöglichkeiten her.

Tabelle 8.3. Übersicht über die einzelnen AEP-Gruppen, ihre physiologischen Eigenschaften und die zugehörige ERA-Methode (Nomenklaturvorschlag)

AEP-Gruppe	SFAEP			FAEP	MAEP	SAEP	SSAEP
Latenz [ms]	0–10				6–60	50–300	>200
AEP-Komponenten	CM	SP	SAP	J1–J5	P_0–P_c	N1, P2, N2	CNV P300 PNG
Potentialgenerator	Haarzellen	Kochlea	Hörnerv	Hörnerv, Hirnstamm Zwischenhirn	Zwischenhirn, primärer auditorischer Kortex	Auditorischer Kortex	Assoziationsfelder
Pharmakaeinfluß	Nein	Nein	Nein	Nein	Ja	Ja	Ja
Vigilanzabhängig	Nein	Nein	Nein	(Ja)	Ja	Ja	Ja
Frequenzspezifische Schwelle	(Ja)	Nein	Nein	Nein	Ja	Ja	Ja
ERA-Methode		ECochG		BERA	MLRA	CERA	–

9 Klinische Einsatzgebiete der AEP

Die Anwendungsgebiete der AEP haben sich im Lauf der Zeit bedeutend erweitert. Standen am Anfang audiologische Fragestellungen zur Differenzierung und Quantifizierung von Hörstörungen im Vordergrund, so gewannen die Potentiale schnell an topodiagnostischer Bedeutung in Neurologie, Neurochirurgie, Pädiatrie und Psychiatrie. In diesem Kapitel sollen die audiologischen und neurootologischen Fragestellungen systematisch dargestellt und durch Beispiele illustriert werden. Darüber hinaus werden Ausblicke auf die anderen Einsatzgebiete gegeben. Im Vergleich mit anderen audiologischen Methoden werden Möglichkeiten und Grenzen der ERA verdeutlicht.

9.1 Allgemeine Zielsetzungen der objektiven Audiometrie

Die ERA-Verfahren werden im Rahmen der objektiven Audiometrie zu 2 Fragestellungen herangezogen. Das Ziel der *objektiven Hörschwellenbestimmung* liegt in der Erfassung und frequenzbezogenen Quantifizierung einer Schwerhörigkeit. Aufgabe der *Topodiagnostik* ist die Typisierung und Lokalisation einer Schwerhörigkeit als Funktionsstörung im auditorischen System. Abbildung 9.1 verdeutlicht den Stellenwert der ERA bei der Topodiagnostik von Hörstörungen im Zusammenhang mit anderen audiometrischen Methoden.

Während Schalleitungsschwerhörigkeiten durch die Impedanzprüfung zu verifizieren sind, erfordert die Differenzierung der Schallempfindungsschwerhörigkeiten in sensorische, neurale und zentrale Läsionen neben der Registrierung des Stapediusreflexes und der otoakustischen Emissionen (OAE) den Einsatz der verschiedenen ERA-Methoden. Bei der Verifizierung kochleärer Läsionen, insbesondere zur Objektivierung von Funktionsstörungen der äußeren Haarzellen, wird die zu den ERA-Verfahren zählende ECochG durch die OAE-Messung ergänzt. Die Stapediusreflexprüfung sichert die Differentialdiagnostik der sensorineuralen Schwerhörigkeit durch Nachweis eines Metz-Recruitments oder eines Reflex-Decay ab. Die psychoakustischen überschwelligen Verfahren wie der SISI-Test nach Jerger und das Geräuschaudiogramm nach Langenbeck werden zum positiven Nachweis eines Recruitments als Ausdruck einer Schädigung äußerer Haarzellen herangezogen.

Einen Überblick über die bei der Differenzierung von Schwerhörigkeiten gebräuchlichen Begriffe gibt Abb. 9.2. Die Begriffe sensorisch und kochleär sind dabei synonym zu gebrauchen. Bei retrokochleären Schwerhörigkeiten muß zwischen den im Hörnerv lokalisierten neuralen Formen und den in höheren Abschnitten der Hörbahn gelegenen zentralen Läsionen unterschieden werden.

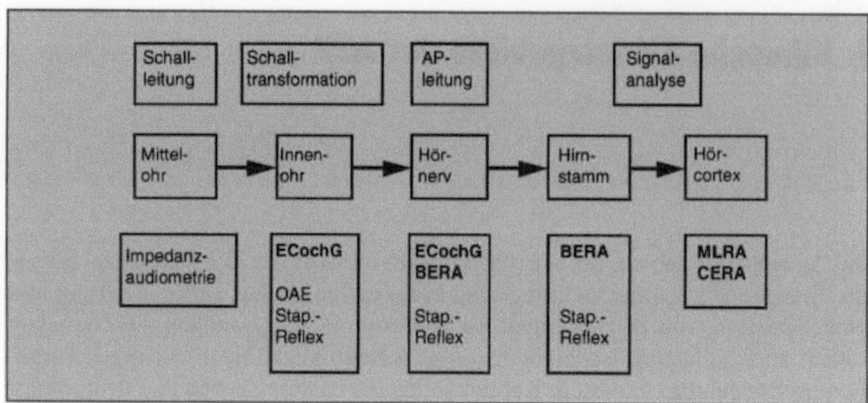

Abb. 9.1. Stellenwert der ERA in der Funktionsdiagnostik des auditorischen Systems im Vergleich mit anderen objektiven Methoden (*OAE* otoakustische Emissionen)

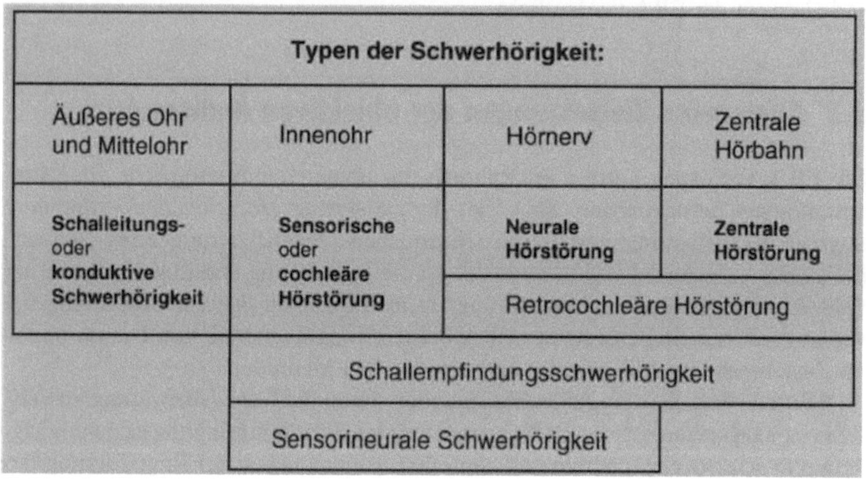

Typen der Schwerhörigkeit:			
Äußeres Ohr und Mittelohr	Innenohr	Hörnerv	Zentrale Hörbahn
Schalleitungs- oder konduktive Schwerhörigkeit	Sensorische oder cochleäre Hörstörung	Neurale Hörstörung	Zentrale Hörstörung
		Retrocochleäre Hörstörung	
	Schallempfindungsschwerhörigkeit		
	Sensorineurale Schwerhörigkeit		

Abb. 9.2. Begriffe und Definitionen bei der Differenzierung von Hörstörungen

Bei der Bearbeitung dieser Aufgabenstellungen gehen die verschiedenen Eigenschaften der einzelnen Gruppen der AEP (s. Kap. 8) mit ihrer Alters-, Vigilanz- und Frequenzabhängigkeit ein.

9.2 Objektive Hörschwellenbestimmung

Die Bestimmung der Hörschwelle mit Hilfe objektiver audiometrischer Verfahren erfolgt unter der Prämisse, über einen Parameter, der unabhängig von psychoakustischen Testmethoden und ohne Bewertung subjektiver Angaben des Probanden bestimmbar ist, Aussagen zur Hörschwelle zu machen. Idealerweise sollen die erzielten Meßwerte für die Erstellung eines objektiven Tonschwellenau-

Objektive Hörschwellenbestimmung

diogramms verwendet werden können. Dabei ist zu beachten, daß dies nur indirekt möglich ist durch Verwendung einer Meßgröße, die einen bekannten Zusammenhang mit der psychoakustisch, also subjektiv bestimmten Hörschwelle aufweist. Im Fall der Verwendung der AEP geschieht dies durch die Bestimmung der Potentialschwelle. Diese Meßgröße, definiert als der niedrigste Reizpegel mit sicher registrierbaren Reizantworten, soll unter klinischen Gesichtspunkten eine exakte und frequenzspezifische Bestimmung der Hörschwelle erlauben und von weiteren Einflußgrößen wie Alter, Aufmerksamkeit, Vigilanzniveau oder Medikamenten möglichst unabhängig sein. Keine der ERA-Methoden kann diese Forderungen gleichzeitig erfüllen, so daß die Auswahl der anzuwendenden Methode im Einzelfall sich an Lebensalter, Fragestellung und Mitarbeit des Patienten orientieren muß.

Die Indikation zur Hörschwellenbestimmung mit Hilfe der AEP ist gegeben für:

> 1. Patienten, die keine Angaben zu ihrem Hörvermögen machen können, also bei Neugeborenen, Säuglingen, Kleinkindern, seltener bei Erwachsenen mit entsprechender Behinderung.
> 2. Patienten, die *bewußt* falsche Angaben machen, also bei Aggravation und Simulation (im Rahmen der Begutachtung).
> 3. Patienten, die im Rahmen der Hörprüfung *unbewußt* falsche Angaben als Ausdruck einer psychogenen Schwerhörigkeit machen.

Die objektive Potentialschwelle wird unter klinischen Bedingungen durch Interpolation als der Mittelwert zwischen den Stimuluspegeln, bei denen gerade noch ein Potential bzw. kein Potential mehr nachweisbar ist, bestimmt. Dieses Vorgehen ist streng genommen nicht ganz korrekt (vgl. Abschn. 7.1 und 10.1), jedoch unter den Bedingungen der Praxis ausreichend genau. Bei den üblicherweise vorgenommen Messungen in 10-dB-Abständen beträgt der Meßfehler bei Anwendung dieser Regel etwa 10 dB (Abb. 9.3).

Eine Messung mit einer feiner abgestuften Reizpegeleinstellung ist genauer, verlängert jedoch aufgrund der erforderlichen größeren Anzahl von Messungen die Meßdauer. Eine Verlängerung der Meßdauer kann aber u. U. zu einer Veränderung der allgemeinen Untersuchungsbedingungen, z. B. durch Unruhe oder Wachwerden bei Untersuchungen in Sedierung, führen. Es ist daher in jedem Fall ein Kompromiß zwischen der anzustrebenden Genauigkeit der Potentialschwellenbestimmung und dem im Einzelfall möglichen Aufwand zu treffen.

Speziell die FAEP weisen eine Eigenart auf, die bei der Bestimmung der Potentialschwelle eine besondere Sorgfalt erfordert: Der im Normalfall 2stufige Verlauf der Amplitudenkennlinie von J5 (nur dieses Potential ist unter den FAEP für eine Schwellenbestimmung geeignet) kann im Einzelfall dahingehend verändert sein, daß auch beim Normalhörenden bei etwa 50 dB HL kein evoziertes Potential mehr nachweisbar ist, bei niedrigeren Reizpegeln aber wieder Potentiale großer Amplitude beobachtet werden (Abb. 9.4). Zur Absicherung gegen eine durch diesen Effekt hervorgerufene falsche Schwellenbestimmung sollten

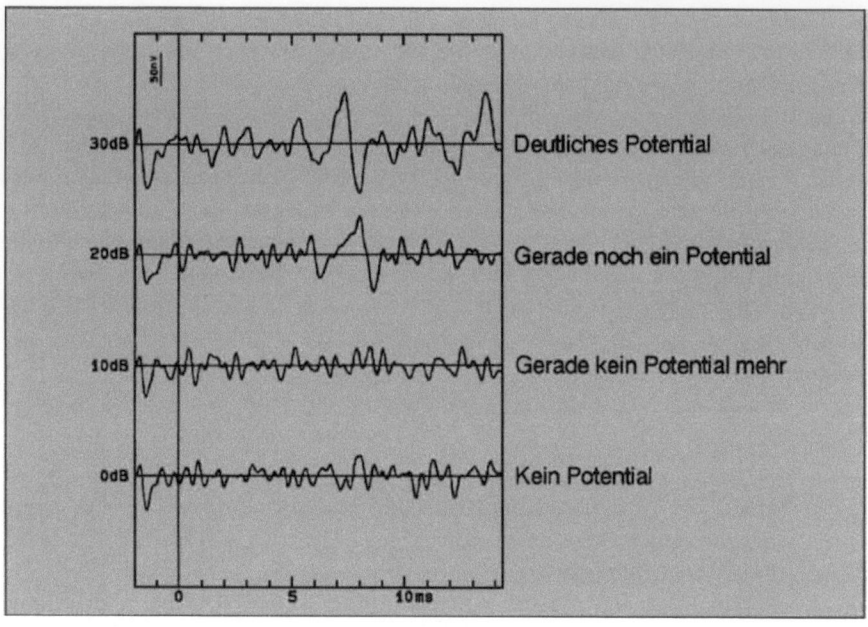

Abb. 9.3. Prinzip der Potentialschwellenbestimmung am Beispiel der FAEP. Potential J5 ist bei einem Reizpegel von 20 dB HL noch nachweisbar, bei 10 dB HL nicht mehr. Durch Interpolation läßt sich die Schwelle bei 15 dB HL festlegen

grundsätzlich mindestens 2 Messungen bei 10 dB und 20 dB unterhalb der (vermeintlichen) Potentialschwelle durchgeführt werden.

Der Zusammenhang zwischen der so bestimmten *Potentialschwelle* und der *Hörschwelle* hängt im Einzelfall von verschiedenen Faktoren ab. In der gewählten ERA-Methode gehen dabei das Ausmaß des Hörverlustes, der Hörschwellenverlauf im Tonaudiogramm, die Qualität der Meßbedingungen, insbesondere die Größe des technisch und biologisch bedingten Rauschens, sowie unbestimmte Variabilitätsfaktoren ein. Aufgrund der Wahrscheinlichkeitsverteilung für das Auftreten eines Potentials in Abhängigkeit einer gegebenen Hörschwelle (s. Abschn. 10.1) kann aus der gemessenen Potentialschwelle nur mit einem bestimmten Meßfehler auf die tatsächlich vorliegende Hörschwelle rückgeschlossen werden. Im ungünstigsten Fall sind dabei Abweichungen bis zu 30 dB möglich. Meistens liegt die Potentialschwelle schlechter als die Hörschwelle. Es kann daher aus der Potentialschwelle nur bedingt auf eine Schwerhörigkeit geschlossen bzw. der genaue Grad der Schwerhörigkeit bestimmt werden. Die subjektive Hörschwelle läßt sich nur unter Kenntnis dieser statistisch gegebenen Variabilität abschätzen.

Dennoch haben die ERA-Methoden ihre klinische Brauchbarkeit bei der Hörschwellenbestimmung unter Berücksichtigung dieser Einschränkungen bewiesen. Das wesentliche, bis heute nicht gelöste Problem besteht in der mangelnden Frequenzspezifität der sehr frühen und der frühen akustisch evozierten Potentiale. Da sie als Synchronisationspotentiale am besten mit einem Clickreiz oder einem dem

Objektive Hörschwellenbestimmung 125

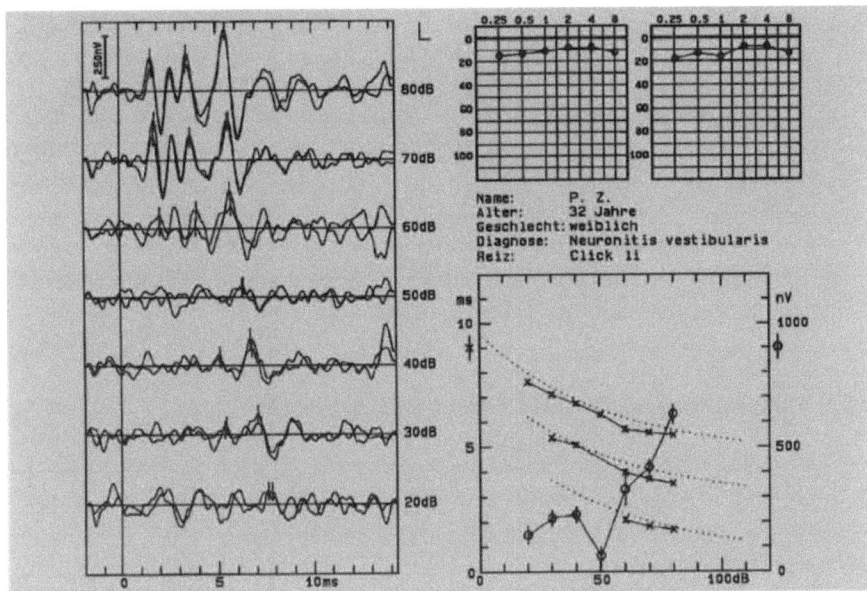

Abb. 9.4. Als Grenzfall der normalerweise in 2 Stufen ansteigenden Amplitudenkennlinie von J5 läßt sich bei den FAEP gelegentlich bei Reizpegeln um 50 dB HL kein oder nur ein sehr undeutliches Potential J5 registrieren, auch wenn das untersuchte Ohr eine normale Hörschwelle aufweist. Dies kann zu einer Fehlbestimmung der Hörschwelle führen

Click ähnlichen Kurzzeitreiz evozierbar sind und da zeitlich begrenzte Reize grundsätzlich ein breites akustisches Frequenzspektrum aufweisen, tragen immer bestimmte Frequenzbänder der Kochlea zur Antwort bei. Das Spektrum des vom Kopfhörer erzeugten Clickreizes weist ein Energiemaximum im Frequenzbereich von 1–4 kHz auf. Resonanzen im Bereich von Gehörgang, Mittel- und Innenohr führen zu einer weiteren Akzentuierung dieses Frequenzbereiches, so daß vorwiegend die Kochleaabschnitte zwischen 2 und 4 kHz zur Antwort beitragen. Diese basalen, nahe dem runden Fenster gelegenen Basilarmembranabschnitte werden immer zuerst vom einlaufenden Reiz ausgelenkt. Da es sich bei den FAEP um Synchronisationsantworten handelt, die durch synchrone Erregung einer kritischen Anzahl von Haarzellen generiert werden, tragen apikal gelegene Basilarmembranabschnitte kaum noch zur Reizantwort bei. Sie werden erst dann erregt, wenn die zur Auslösung der Antwort erforderliche kritische Anzahl basal bereits erreicht ist. Zusätzlich macht sich die apikalwärts zunehmende Frequenzdispersion entlang der Basilarmembran bemerkbar, da relativ immer weniger Haarzellen auf einem durch konstante spektrale Breite definierten Basilarmembranabschnitt lokalisiert sind und damit quasi synchron erregt werden (vgl. Abb. 8.5). Aus diesem Grund können auch bei Verwendung von frequenzspezifischen Gauß- oder Trapezreizen keine oder nur schwache Antworten mit Reizfrequenzen unterhalb 1 kHz evoziert werden.

Frequenzspezifische Schwellenwerte lassen sich dagegen mit den späten kortikalen akustisch evozierten Potentialen (SAEP) und mit den AEP mittlerer

Latenz (MAEP) gewinnen. Bei ihnen ist die Verwendung eines Sinusbursts möglich, der eng umschriebene Bereiche der Kochlea frequenzspezifisch erregt. Aufgrund der erheblichen Vigilanz-, Medikamenten- und Reifungsabhängigkeit lassen sich die SAEP zuverlässig nur bei kooperativen Patienten, also in aller Regel bei Kindern ab dem Schulalter, Jugendlichen und Erwachsenen verwenden. Den besten Kompromiß zwischen Frequenzspezifität einerseits und erforderlicher Synchronisation andererseits stellen die akustisch evozierten Potentiale mittlerer Latenz dar. Sie sind jedoch bei Kleinkindern in Abhängigkeit von der Ausprägung der Reifung der Hörbahn nur inkonstant vorhanden und erlauben daher bei Fehlen keine Aussage zum Vorliegen einer Schwerhörigkeit.

9.2.1 Früherfassung einer Schwerhörigkeit im 1. Lebensjahr

Aufgrund der bereits bei der Geburt ausgereiften Funktion der Kochlea sowie der bereits funktionstüchtigen Hörbahnabschnitte im Bereich des Hörnervs und des Hirnstamms einerseits und der erst sehr viel später abgeschlossenen Reifung der zentralen Hörbahnanteile andererseits kommen im ersten Lebensjahr grundsätzlich nur die sehr frühen AEP (SFAEP) und die frühen AEP (FAEP) zum Einsatz. Als Methode der Wahl hat sich aufgrund der Nichtinvasivität die BERA erwiesen. Das Verfahren ist bereits bei Frühgeborenen mit einem Gestationsalter von 6 Monaten einsetzbar und liefert zuverlässige Ergebnisse. Mit Hilfe von Oberflächenelektroden lassen sich die Potentiale z. B. im Postprandialschlaf bei Neugeborenen problemlos ableiten. Als wesentliche Vorteile können dabei gelten:

- die Vigilanzunabhängigkeit,
- das stabile Antwortmuster,
- eine Grobeinteilung des Schweregrades einer festgestellten Schwerhörigkeit,
- die topodiagnostische Differenzierung von Schwerhörigkeiten.

Die BERA läßt sich als Screeningverfahren neben den otoakustischen Emissionen zur Beurteilung der Hörfähigkeit bei Risikogeburten einsetzen (z.B. ALGO-1-Plus mit dem Nachweis eines Potentials J5 bei einer Potential-Schwelle besser als 35 dB HL). Der erforderliche Meßaufwand ist angesichts der diagnostischen Aussagemöglichkeiten hinsichtlich Schwerhörigkeitsgrad und Art der Schwerhörigkeit gerechtfertigt. Neben der Grobeinteilung des Schwerhörigkeitsgrades lassen sich differentialdiagnostische Aussagen zum Vorliegen einer Schalleitungsschwerhörigkeit, einer Innenohrschwerhörigkeit, oder, mit Einschränkungen, einer retrokochleären Schwerhörigkeit treffen. Abbildung 9.5 zeigt das Ergebnis der an einem Kleinkind durchgeführten BERA-Untersuchung.

Da die Potentiale innerhalb der ersten 3 Lebensjahre einen Reifungsprozeß mit von J1 zu J5 zunehmender Verkürzung der Absolutlatenzen t_1 bis t_5 und damit der Latenzdifferenz t_5 bis t_1 (zentrale Leitzeit) bei gleichzeitiger Verschiebung des Amplitudenverhältnisses A_5/A_1 durchlaufen, lassen sich durch Vergleich mit den altersgemäßen Normwerten (Tabelle 10 in Anhang C) Aussagen zum Reifungszustand der Hörbahn bis zum Dienzephalon treffen (vgl. auch Abb. 8.7). So kann

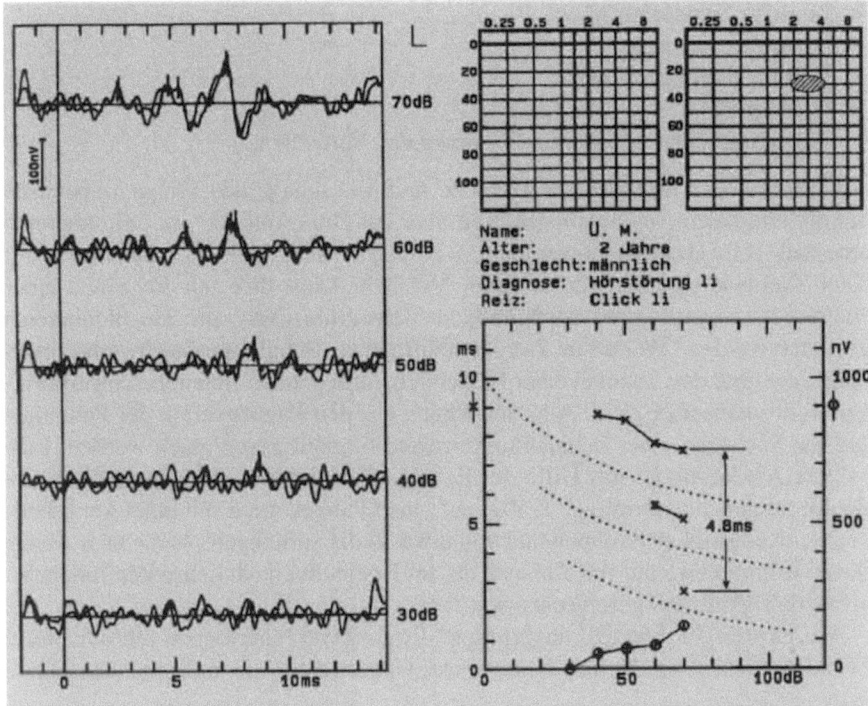

Abb. 9.5. FAEP bei einem 2jährigen Kind. Deutlich erkennbar ist die gegenüber Erwachsenen veränderte Potentialmorphologie mit verlängerten Latenzen und Latenzdifferenzen im Vergleich mit den altersabhängigen Normwerten (s. Tabelle 10 in Anhang C). Die Potentialschwelle ist erhöht als Ausdruck einer kombinierten Schwerhörigkeit mit einer konduktiven und sensorineuralen Komponente. Kontrolluntersuchungen zur Beurteilung der Hirnreifung in 3monatigen Abständen

das Ausmaß einer Reifungsverzögerung z. B. im Rahmen einer kongenitalen Hypothyreose anhand der FAEP erfaßt und im Zeitverlauf beobachtet werden. Da sich retrokochleäre Schäden z. B. bei einem tumorösen Geschehen jedoch mit qualitativ gleichem Muster präsentieren können, ist allein aus einer verlängerten altersbezogenen Latenzdifferenz nicht auf eine Reifungsverzögerung rückzuschließen. Vielmehr ist das diagnostische Gesamtbild entscheidend. Bei Vorliegen einer Reifungsverzögerung sind Rückschlüsse auf die Hörschwelle nur mit Vorsicht möglich, da die Potentialmorphologie und die Beziehung zwischen Potential- und Hörschwelle verändert sein können.

Folgende Risikofaktoren gehen mit einer erhöhten Inzidenz an Schwerhörigkeiten einher (in Anlehnung an die Vorschläge der Kommission Pädaudiologie der ADANO 1991):

- kongenitale Hypothyreose,
- Geburtsasphyxie,
- Früh- und Mangelgeburten,
- Mißbildungssyndrome,

- familiäre Schwerhörigkeit,
- Hyperbilirubinämie,
- Mehrfachbehinderungen,
- Meningitis,
- Virusinfektionen wie Röteln, Zytomegalie, Varizellen.

Als wesentlicher Nachteil der Methode muß die mangelnde Frequenzspezifität mit der fehlenden Aussagemöglichkeit über das Hörvermögen im Tieftonbereich unterhalb 1000 Hz genannt werden. Ein Fehlen der Potentiale darf daher nicht mit einer Taubheit gleichgesetzt werden. Vielmehr kann dies nur im Sinne einer zumindest ausgeprägten hochgradigen Schwerhörigkeit im Hochtonbereich gewertet werden. Weiterhin kommt häufig eine Schalleitungsschwerhörigkeit hinzu, die über das Ausmaß einer tatsächlich vorliegenden Innenohrschwerhörigkeit hinwegtäuschen kann. Allerdings kann aus den Latenzwerten der Potentiale auf das Vorliegen einer Schalleitungsschwerhörigkeit geschlossen werden. Eine weitere Abklärung ist mit Hilfe der Reizung über Knochenleitung möglich. Da die Mittelohrschwerhörigkeit i. allg. auf einen Paukenerguß mit einer konsekutiven Schwerhörigkeitskomponente von etwa 30 dB zurückgeht, kann nach Abzug dieser Komponente auf das Ausmaß der im Hochtonbereich gelegenen Innenohrschwerhörigkeit rückgeschlossen werden.

Im Extremfall können ausgeprägte Reifungsverzögerungen retrokochleäre Schädigungen, die z. B. im Rahmen einer Geburtsasphyxie auftreten, überlagern

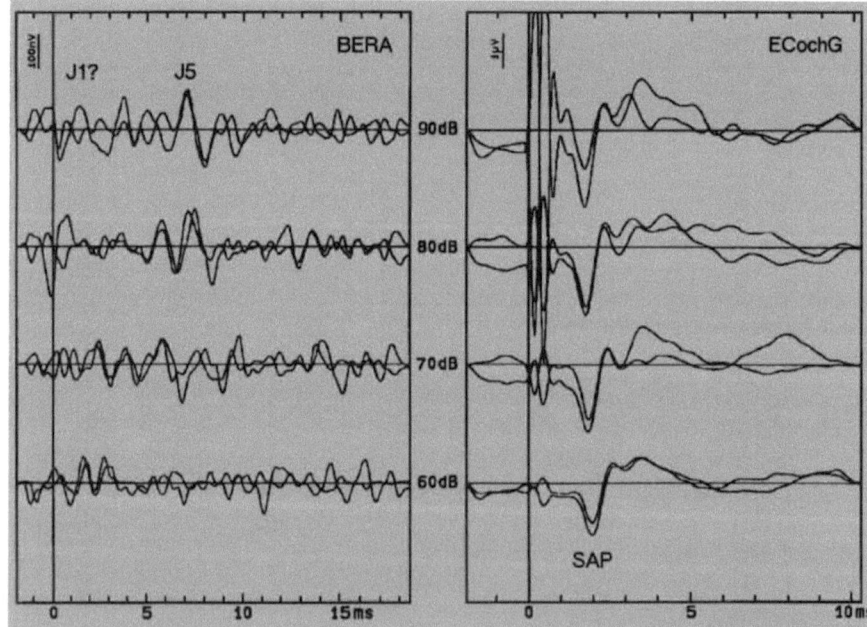

Abb. 9.6. Der Vergleich der an demselben (erwachsenen) Patienten mit einem Clickreiz durchgeführten BERA- und ECochG-Untersuchungen belegt die Überlegenheit der transtympanalen Ableitung beim Nachweis von J1 (= SAP)

und somit eine Differenzierung erschweren. In jedem Fall ist bei Kindern mit solchen BERA-Befunden eine weiterführende Diagnostik erforderlich.

Die weiteren ERA-Methoden kommen nur vereinzelt zum Einsatz. Die ECochG weist aufgrund des besseren Signal-Rausch-Abstands eine höhere Sensitivität auf. Jedoch gestattet auch sie nur mit den erwähnten Einschränkungen eine Beurteilung des tieffrequenten Hörbereichs. Es können durch Ableitung der „cochlear microphonics" (CM) sowie des Summationspotentials (SP) weitere differentialdiagnostische Aussagen getroffen werden. Nachteilig wirkt sich die zur Durchführung der Messung erforderliche tiefe Sedierung oder Narkose aus, da nur unter Verwendung einer auf dem Promontorium lokalisierten Nadelelektrode zuverlässige Ergebnisse zu erzielen sind. Demzufolge wird die ECochG einzelnen Fragestellungen vorbehalten bleiben. Eine Indikation liegt vor, wenn mit Hilfe der BERA keine Potentiale evoziert werden können oder Zweifel an der Meßqualität bestehen. Dies ist u. U. gegeben beim Einsatz bestimmter Sedativa oder Narkotika, bei Unruhe des Kindes sowie bei einer Diskrepanz zwischen den subjektiven Eindrücken zur Hörleistung und dem Meßergebnis. So können bei Vorliegen einer neuralen oder zentralen Taubheit die CM und das SAP, aber keine FAEP evoziert werden. Bei schlechter Meßqualität in der BERA und nicht vorhandenem J1 ermöglicht, wie in Abb. 9.6 erkennbar ist, das höhere Signal/Rausch-Verhältnis der ECochG den Nachweis des mit J1 identischen SAP.

Die MAEP sind i. allg. bei Neugeborenen noch nicht genügend ausgeprägt, so daß sie nur im positiven Fall verwendbar sind. Dann sind durch die verbesserte Frequenzspezifität auch Aussagen über die tieffrequenten Bereiche möglich. Ähnliches gilt für die SAEP: diese sind i. allg. wegen der fehlenden Reifung der kortikalen Hörbahnabschnitte nicht evozierbar und daher in diesem Lebensalter nicht verwendbar.

9.2.2 Hörschwellenbestimmung bei Kleinkindern

Die objektive Hörschwellenbestimmung im Kleinkindesalter zwischen dem 2. und dem 6. Lebensjahr ist in der Regel durch die mangelnde Kooperation der Kinder erschwert. So kann i. allg. der Postprandialschlaf für die Durchführung einer BERA-Untersuchung nicht mehr ausgenutzt werden, da die Kinder die besondere Situation der Untersuchung realisieren und darauf durch Abwehr reagieren können. Eine entsprechende Umgebungssituation zur Durchführung der Messung ist mitentscheidend. Vorteilhaft ist sicherlich die Anwesenheit eines Elternteils während der Messung. Die Messungen lassen sich in aller Regel nur in Sedierung durchführen. Die Sedierung muß auf das Lebensalter des Patienten abgestimmt werden. Vorschläge hierzu finden sich im Anhang E dieses Buches.

Durchaus mit Erfolg kann die Ableitung der SAEP versucht werden. Sind die Potentiale ableitbar, so läßt sich das Ergebnis zur Hörschwellenbestimmung heranziehen, wie in Abb. 9.7 gezeigt ist. Dagegen kann aus dem Fehlen der Potentiale nicht auf eine Taubheit geschlossen werden, vielmehr kann der Grund hierfür auch in der noch nicht abgeschlossenen Reifung der zentralen Hörbahn und

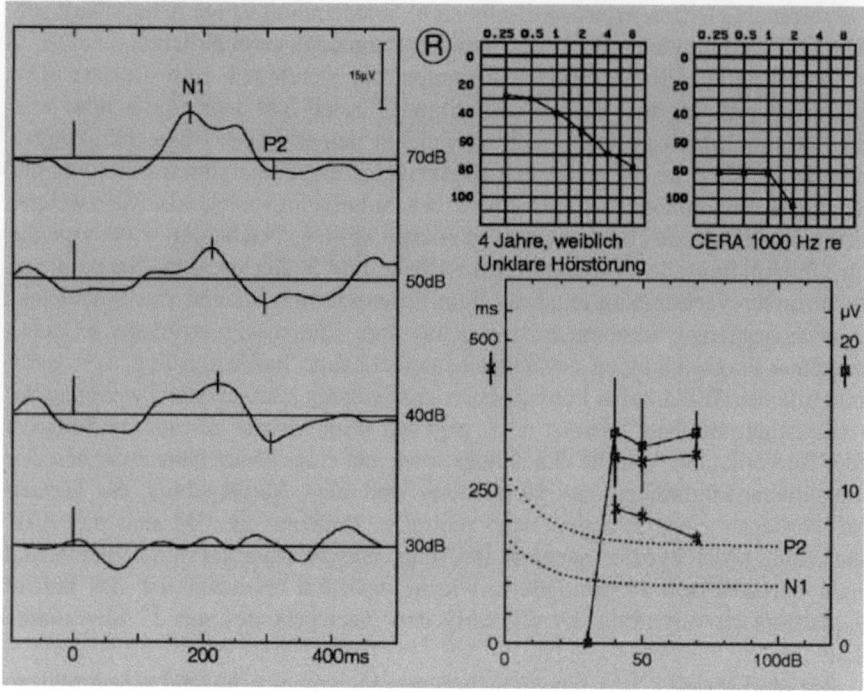

Abb. 9.7. Der positive Nachweis der kortikalen Potentiale (SAEP) kann eine Hörschwellenbestimmung auch beim Kleinkind ermöglichen. Auffällig ist das Erscheinungsbild der Potentiale, insbesondere deren Latenzen, die gegenüber den beim Erwachsenen gemessenen Werten verlängert sind

der kortikalen Hörfelder sowie in mangelnder Kooperation und Aufmerksamkeit des Patienten liegen.

Neben der Früherfassung einer Schwerhörigkeit sind v. a. Fragen der Kontrolle und der Topodiagnostik einer nachgewiesenen Schwerhörigkeit von Bedeutung. Aufgrund der weiterhin nicht abgeschlossenen Hörbahnreifung ist der Einsatz der Potentiale mittlerer und später Latenz fraglich, allerdings erhöht sich der Anteil der Kinder mit nachweisbaren Potentialen mittlerer Latenz sukzessive, so daß die MAEP am Ende des Kleinkindesalters i. allg. bei allen Kindern ableitbar sind.

Die Hirnstammpotentiale erreichen am Ende des 3. Lebensjahres bei normaler Entwicklung das Potentialmuster von Erwachsenen. Somit unterscheiden sich Latenzen, Latenzdifferenzen und Potentialmuster nicht mehr von denen im späteren Lebensalter. Es gilt jedoch weiter die Einschränkung, daß Aussagen über den Tieftonbereich nicht möglich sind. Die Potentiale mittlerer und später Latenz können bei positivem Nachweis eine Aussage ermöglichen. Bedingt durch die noch nicht abgeschlossene Reifung sind jedoch auch dann Differenzen zu den aus der Verhaltens- und Spielaudiometrie ermittelten Hörschwellenwerten möglich.

9.2.3 Schulalter

Im Schulalter sind i. allg. neben den FAEP auch die Potentiale mittlerer Latenz (MAEP) sowie die Potentiale später Latenz (SAEP) einsetzbar. Mit diesen können, falls eine Sedierung nicht erforderlich ist, frequenzspezifische Aussagen über alle Frequenzbereiche getroffen werden, wie in Abb. 9.8 anhand der MAEP demonstriert wird. Im statistischen Mittel liegen die gemessenen Werte für die Potentialschwelle ca. 15 dB oberhalb der Hörschwelle. Unter klinischen Gesichtspunkten kann eine Genauigkeit von ±10 dB angesetzt werden.

Es muß allerdings die lange Meßdauer zur Bestimmung mehrerer Schwellenwerte bei verschiedenen Frequenzen beachtet werden. Besonders die SAEP zeigen einen deutlichen Einfluß der Adaptation und des Vigilanzniveaus auf Potentialmorphologie und Potentialschwelle. Der Verlust des α-Rhythmus im EEG führt zu einem veränderten Potentialmuster, das die Identifikation des Potentialkomplexes N1-P2-N2 erschwert. Die Beziehung der Reizantwortschwelle zur Hörschwelle wird mit zunehmender Schlaftiefe immer unsicherer, so daß der Einsatz der SAEP fraglich wird. Zusätzlich ist die ausgeprägte pharmakologische Beeinflussung der Potentiale, v. a. durch Sedativa, hervorzuheben, welche eine massive Anhebung der Potentialschwelle oder ein völliges Verschwinden der SAEP herbeiführen kann (vgl. Abschn. 8.5). Die MAEP weisen deutlich niedrigere Amplituden im Schlafzustand auf, ohne den Bezug zur Hörschwelle zu ändern. Dies kann durch den Wegfall der myogenen Potentialkomponenten erklärt werden.

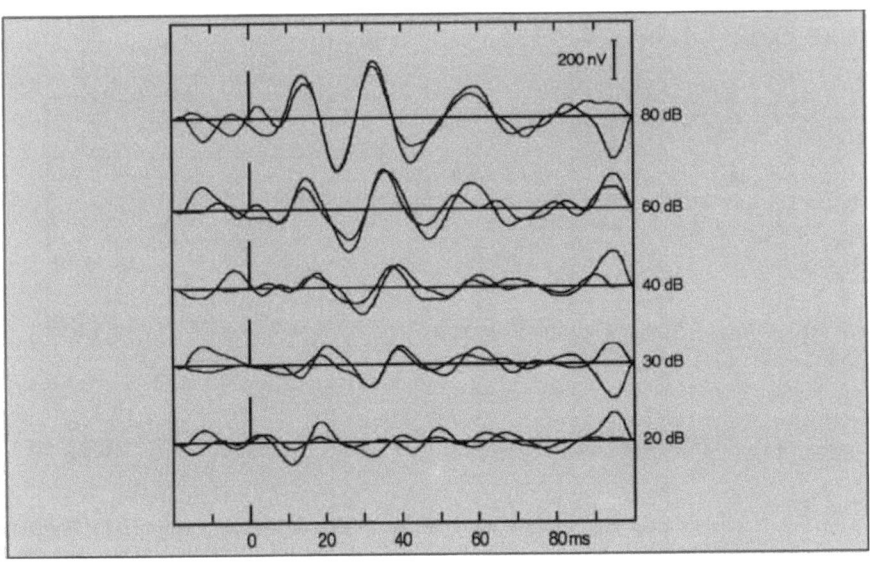

Abb. 9.8. Potentiale mittlerer Latenz, ausgelöst (durch einen frequenzspezifischen Reiz mit 500 Hz) und abgeleitet (Analogfilter 20 Hz–2 kHz, 1200fache Mittelung, digitale Filterung 30–60 Hz) bei einem 14jährigen normalhörenden Kind

9.2.4 Jugendliche und Erwachsene

Bei Verdacht auf Simulation oder Aggravation ist die CERA die Methode der Wahl. Durch Verwendung von Tonpulsen können frequenzspezifische Potentiale evoziert und somit ein objektives Tonaudiogramm gewonnen werden. Die Beziehung zur Hörschwelle ist relativ genau, so daß mit einer mittleren Fehlerbreite von 10–15 dB Aussagen über die tatsächlich vorliegende psychoakustische Hörschwelle getroffen werden können. Für die Begutachtung bedeutet dies, daß auf der Grundlage der gemessenen Werte allein nur eine *Abschätzung* der tatsächlichen Hörschwelle, nicht jedoch eine genaue Berechnung des prozentualen Hörverlustes zulässig ist. Wie in Abb. 9.9 gezeigt ist, lassen sich grobe Diskrepanzen zwischen der objektiven SAEP-Messung und den subjektiven tonaudiometrischen Angaben ohne Schwierigkeiten nachweisen und entsprechend verwerten. Weichen die Ergebnisse von CERA und Tonaudiogramm aber um weniger als 20 dB voneinander ab, so kann dies auf die begrenzte Genauigkeit der Potentialschwellenbestimmung zurückzuführen sein, und es ist eine nochmalige Überprü-

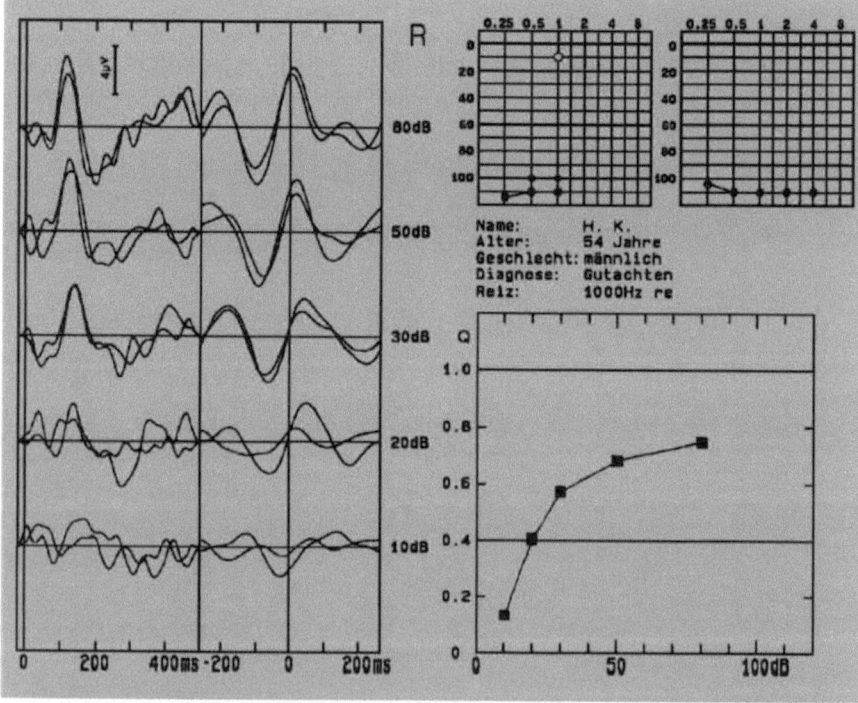

Abb. 9.9. Nachweis einer Aggravation mit Hilfe der SAEP. Der Patient gibt bei der Frequenz von 1 kHz die Hörschwelle für Luftleitung bei 110 dB an, die CERA zeigt deutliche und reproduzierbare Potentiale bis hinab zu einem Reizpegel von 20 dB (*links*). Aus diesen Potentialkurven sowie aus den mit einer Musterkurve berechneten Kreuzkorrelationsfunktionen (*Mitte*) und aus der Kennlinie des in Abschn. 7.1. beschriebenen Q-Parameters (*unten*) ergibt sich die Hörschwelle bei 10 dB

fung erforderlich. Bei nicht kooperativen Patienten ist weiterhin der Einsatz von Methoden erforderlich, die eine Sedierung zulassen. Hier kommen entweder die FAEP oder die Potentiale mittlerer Latenz in Frage.

Einen Überblick über die für die Hörschwellenbestimmung geltenden Einsatzgebiete der einzelnen ERA-Methoden mit den Einschränkungen hinsichtlich Frequenzspezifität, Lebensalter, Einfluß von Vigilanz und Sedierung gibt Tabelle 9.1.

Tabelle 9.1. Einsatz der ERA zur objektiven Hörschwellenbestimmung im Überblick

ERA-Methode	ECochG	BERA	MLRA	CERA
Frequenzspezifität	Nein	Nein	Bedingt	Ja
Vigilanzeinfluß	Nein	Nein	Bedingt	Stark
Sedativaeinfluß	Nein	Nein	Bedingt	Stark
Altersbeschränkung	Nein	Nein	Ab Schulalter	Ab 10 Jahre

9.3 Topodiagnostik und Differenzierung von Schwerhörigkeiten

Die AEP spiegeln in ihrer Gesamtheit Teile des Hörvorgangs von der Kochlea bis zu den auditorischen Assoziationsfeldern wider. Damit sind sie grundsätzlich zur Topodiagnostik geeignet, d. h. es sind Rückschlüsse von den Veränderungen einzelner AEP-Komponenten auf den Sitz einer Hörstörung und den zugrundeliegenden Krankheitsprozeß möglich. Dies gilt prinzipiell für die gesamte Verarbeitungskette vom Außenohr bis zu den Wahrnehmungsarealen der Hirnrinde. In diesem allgemeinen Sinne dient die Topodiagnostik der Unterscheidung zwischen sensorischen, neuralen und zentralen Hörstörungen. In der Praxis werden zur Topodiagnostik im engeren Sinne v. a. die mit der BERA gemessenen FAEP intensiv genutzt, da sie die Unterscheidung zwischen kochleären und retrokochleären Schädigungen ermöglichen. Die hohe Sensitivität, mit der diese Differentialdiagnose möglich ist, erklärt sich daraus, daß einige der Meßgrößen einerseits bei Normalhörenden nur geringfügige Streuungen aufweisen und andererseits im Fall von kochlären und retrokochlären Hörstörungen signifikant und in sehr spezifischer Weise verändert werden.

An den in Abb. 9.10 und Tabelle 9.2 gezeigten, am normalhörenden Ohr gemessenen Potentialkurven ist zu erkennen, daß bei Reizpegeln oberhalb 60 dB alle Potentiale (bis auf das inkonstant auftretende J4) identifizierbar sind. Ausgewertet wurden die Latenzen t_1, t_3 und t_5 der Komponenten J1, J3 und J5 sowie die – gemäß Abb. 7.5 vom Potentialgipfel bis zum nachfolgenden Tal gemessene – Amplitude A_5 des Potentials J5. Die Kennlinien zeigen die Werte von t_1, t_3 und t_5 und A_5 in Abhängigkeit vom Reizpegel zur Dokumentation der vom Auswerter vorgenommenen Potentialzuordnung. Mit Hilfe von Referenzkurven läßt sich die gute Übereinstimmung der gemessenen Latenzen mit den Normalwerten erken-

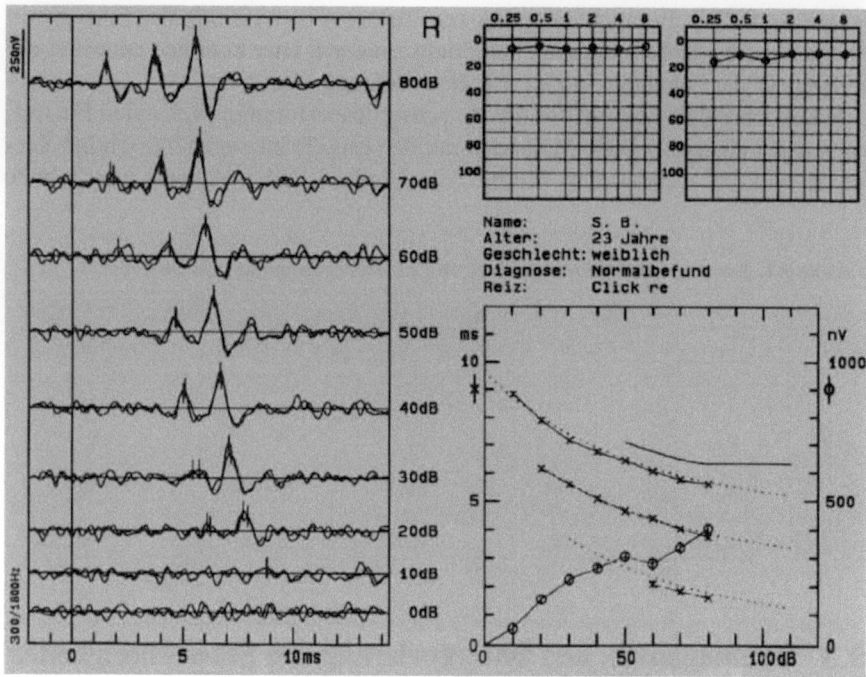

Abb. 9.10. Dokumentation der Meßergebnisse clickevozierter FAEP, erhalten von einem normalhörenden Ohr. Die Hörschwelle des untersuchten (rechten) Ohrs ist im linken der *oben rechts* gezeigten Tonaudiogramme wiedergegeben. Aus den links gezeigten Potentialkurven (2000 Mittelungen, 4poliges rekursives Digitalfilter mit Durchlaßbereich von 300 Hz–1,8 kHz) wurden die Latenzen der Potentiale J1, J3 und J5 ermittelt und in das *unten rechts* gezeigte Kennliniendiagramm übertragen

nen. Die Amplitudenkennlinie $A_5(L)$ weist die typische 2stufige Struktur mit einem Sättigungsverhalten bei etwa 50 dB und einem erneuten Wiederanstieg bei höheren Reizpegeln auf.

Tabelle 9.2. Die wichtigsten Latenzen und Latenzdifferenzen mit den zugehörigen Standardfehlern der Messungen aus Abb. 9.10

Pegel [dB]	t_1 [ms]	t_3-t_1 [ms]	t_3 [ms]	t_5-t_3 [ms]	t_5 [ms]	t_5-t_1 [ms]
80	1,58±0,05	2,17±0,07	3,74±0,05	1,85±0,07	5,59±0,05	4,01±0,06
70	1,82±0,07	2,20±0,09	4,02±0,05	1,72±0,07	5,74±0,05	3,92±0,08
60	2,08±0,12	2,31±0,14	4,39±0,07	1,65±0,09	6,04±0,06	3,96±0,13
50			4,64±0,06	1,79±0,07	6,43±0,04	
40			5,08±0,06	1,67±0,07	6,75±0,05	
30			5,58±0,06	1,58±0,09	7,16±0,06	
20			6,14±0,07	1,75±0,09	7,89±0,06	
10					8,84±0,09	
Gewichteter Mittelwert		2,20±0,05		1,73±0,03		3,98±0,05

Topodiagnostik und Differenzierung von Schwerhörigkeiten

Zusätzlich zu den Meßwerten und den Normalkurven enthält das Kennliniendiagramm noch eine Grenzkurve, welche den für rein sensorische Schwerhörigkeiten maximal tolerierbaren Werten für t_5 entspricht (Hoth 1991a). Überschreiten die Meßwerte diese Kurve, so ist dies mit einer erhöhten Wahrscheinlichkeit für das Vorliegen einer retrokochleären Hörstörung gleichbedeutend.

Die Tabelle 9.2 enthält die Zahlenwerte der Latenzen und Latenzdifferenzen sowie die aus dem Rauschen und der Kurvenkrümmung berechneten Konfidenzintervalle (vgl. Abschn. 7.2). Über die bei verschiedenen Reizpegeln ermittelten Latenzdifferenzen t_3-t_1, t_5-t_3 und t_5-t_1 wurden, da diese vom Reizpegel unabhängig sind, Mittelwerte berechnet. Für diese Berechnung wurden die einzelnen Werte mit dem Kehrwert aus dem Quadrat des Standardfehlers gewichtet, um somit den genaueren Meßwerten einen höheren Einfluß auf das Endergebnis zu verleihen.

Ausgehend von den anhand Abb. 9.10 beschriebenen Merkmalen der am normalhörenden Ohr gemessenen FAEP und den hieran demonstrierten graphischen und numerischen Auswertehilfen sollen zunächst die typischen Kennzeichen der Schalleitungs-, der kochleären oder sensorischen und der retrokochleären Schwerhörigkeit dargestellt werden.

9.3.1 Schalleitungsschwerhörigkeit

Die Schalleitungsstörung bewirkt eine Dämpfung des wirksamen Schalldrucks, der auf das Innenohr auftrifft. Dadurch wird der wirksame Reizpegel um die Differenz zwischen Luft- und Knochenleitungshörschwelle abgeschwächt. Bei den geringeren effektiven Reizpegeln liegen längere Latenzen und kleinere Amplituden vor. Im Kennliniendiagramm wirkt sich dies neben der erhöhten Potentialschwelle in einer Verschiebung aller Latenz-Pegel-Kennlinien und der Amplituden-Pegel-Kennlinie von J5 um den Betrag der Schalleitungskomponente aus. Das überschwellige Kennlinienverhalten ändert sich dagegen nicht, die zentrale Leitzeit t_5-t_1 bleibt unverändert (Abb. 9.11). Bei Clickreizung, mit Reizantworten bevorzugt aus dem hohen Frequenzbereich zwischen 2 und 4 kHz ist eine Auswirkung nur dann zu erwarten, wenn sich die Schalleitungsstörung auf diesen Bereich ausdehnt. Das Potential J1 kann nur bei sehr hohen Reizpegeln evoziert werden, die Amplitudenkennlinie von J5 weist keinen versteilten Verlauf wie bei der kochleären Schwerhörigkeit als Zeichen des Recruitment auf.

9.3.2 Kochleäre oder sensorische Schwerhörigkeit

Wesentliches Merkmal der kochleären Schwerhörigkeit ist neben der angehobenen Hörschwelle die veränderte Lautheitsempfindung in Form des Recruitments. Der objektive Nachweis dieser Merkmale gelingt mit Hilfe der ECochG und der BERA. Die Meßergebnisse sind gekennzeichnet durch eine zu höheren Reizpegeln hin verschobene Potentialschwelle. Zusätzlich ändert sich das überschwellige Latenz- und Amplitudenverhalten. Dies sei exemplarisch am Summenakti-

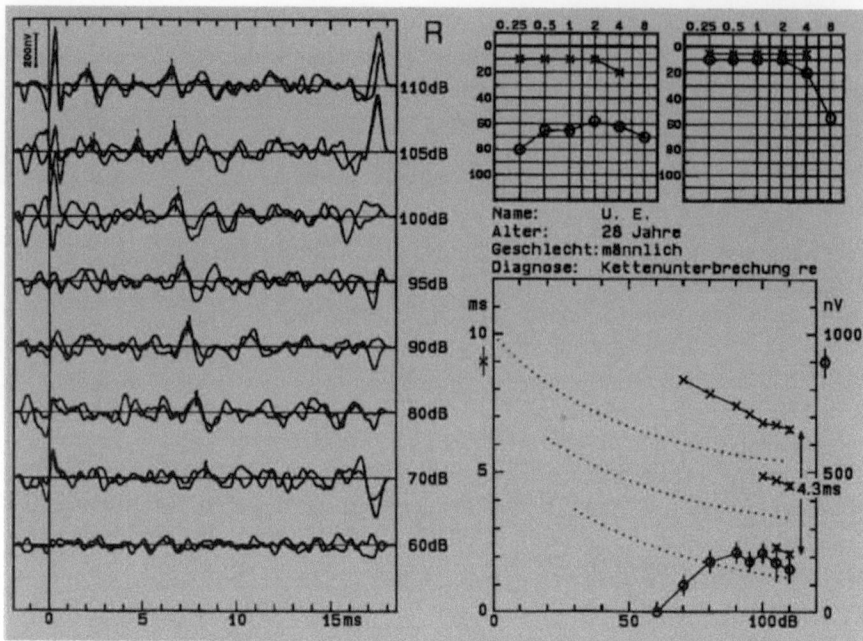

Abb. 9.11. Die FAEP sind im Falle einer reinen Schalleitungsschwerhörigkeit dadurch gekennzeichnet, daß reproduzierbare Potentiale erst bei hohen Reizpegeln nachweisbar sind und die Latenz- und Amplitudenkennlinien um das Ausmaß der Mittelohrkomponente nach rechts verschoben sind. Die Hirnstammlaufzeit t_5–t_1 liegt mit 4,3 ms noch im Normalbereich

onspotential des Hörnervs (SAP bzw. J1) in Abb. 9.12 und am Hirnstammpotential J5 in Abb. 9.13 demonstriert.

Während bei gerade über der Schwelle liegenden Reizpegeln die Amplituden klein und die Latenzen gegenüber der Norm deutlich verlängert sind, zeigen die Amplituden bei weiterer Erhöhung des Reizpegels eine abnorme Zunahme, wohingegen die Latenzen abnehmen und sich häufig den Normwerten rasch annähern. Im Kennliniendiagramm drückt sich dies in einem steileren Verlauf und evtl. Überschreiten der Normkennlinie bei den Amplituden, in einer Annäherung oder einem Einmünden in die Normkennlinie bei den Latenzen aus. Dies ist Ausdruck des aus der subjektiven Audiometrie bereits bekannten Recruitmentphänomens, das beispielsweise mit dem Fowler-Test festgestellt werden kann.

Die übrigen Potentiale J2–J4 verhalten sich ähnlich wie J1 und J5, so daß bei gering- bis mittelgradigen Schwerhörigkeiten mit positivem Recruitment bereits wenige dB oberhalb der Potentialschwelle das vollständige Potentialmuster vorliegt.

In Abhängigkeit von der Form der Hörschwellenkurve zeigen sich jedoch Unterschiede im Latenzverhalten. Entsprechend dem von der Hörstörung betroffenen Frequenzbereich muß die folgende Fallunterscheidung vorgenommen werden, die aber die Wirklichkeit insofern etwas vereinfacht, als die Zuordnung zwischen Hörschwellenkurve und BERA-Befund nicht eineindeutig ist: Die Erfah-

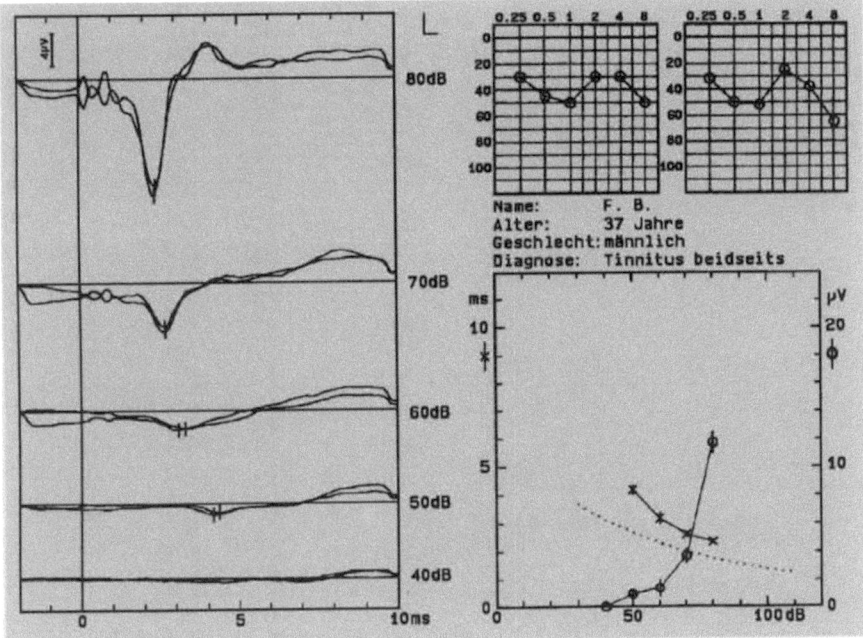

Abb. 9.12. Die typischen Merkmale einer innenohrbedingten Hörstörung, nämlich die erhöhte Hörschwelle und die eingeengte Dynamik, zeigen sich deutlich am Latenz- und Amplitudenverhalten des mit der ECochG gemessenen Hörnervenpotentials (Clickreiz, Ableitung mit Filtergrenzen bei 20 Hz und 2 kHz)

rung zeigt, daß 2 nahezu gleiche Audiogramme mit völlig verschiedenen FAEP verknüpft sein können.

Hochtonhörverlust

Bei Hörverlusten oberhalb 1 kHz tritt eine stärkere Verzögerung von J1 als von J5 auf, wodurch es zu einer Verkürzung der Leitzeit kommen kann (Abb. 9.14). Dies erklärt sich durch die Tatsache, daß die Generierung von J1 stärker vom basalen Anteil der Kochlea, die Generierung von J5 dagegen auch von den apikalen Anteilen abhängt. Demgemäß kann die Amplitude A_1 sehr klein ausfallen (oder das Potential J1 bis zu hohen Reizpegeln völlig fehlen), wohingegen A_5 sehr große Werte annimmt. Der Quotient A_5/A_1 nimmt Werte größer 1,5 an. Die ermittelte Potentialschwelle bezieht sich gemäß dem Spektrum des Clickreizes auf den Frequenzbereich von etwa 2–4 kHz. Bei Steilabfällen kann der Bezug zur Hörschwelle schwierig herzustellen sein. Im Extremfall können bei ausgeprägten Hörverlusten im Frequenzbereich oberhalb 1 kHz keine FAEP evoziert werden. Die Latenzkennlinien folgen insbesondere im Fall von Hochton*senken* entweder vollständig dem Normverlauf, oder es zeigt sich mit zunehmendem Reizpegel eine starke Latenzverkürzung mit Annäherung an die Normkennlinie (Grenzfall:

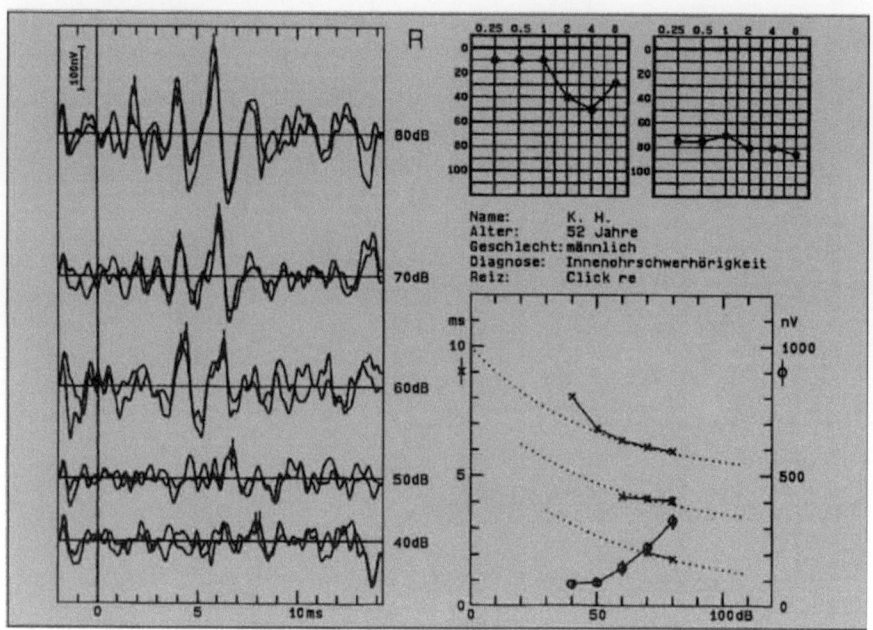

Abb. 9.13. Bei kochleären Schwerhörigkeiten werden in der BERA häufig Latenzkennlinien beobachtet, die sich mit zunehmendem Reizpegel an die *punktiert* gezeichneten Normkennlinien annähern oder in diese einmünden. Das Potential J5 nimmt, wie an den Potentialkurven und der Amplitudenkennlinie abzulesen ist, oberhalb der Schwelle rasch an Amplitude zu

einmündende Latenzkennlinien). Bei dem in Abb. 9.14 gezeigten Beispiel treten die Potentiale bei *allen* überschwelligen Reizintensitäten mit normaler oder verkürzter Latenz auf. Vermutlich wären die Latenzen auffällig verlängert (und zwar t_1 stärker als t_5), wenn sich die Hörschwellenkurve über 4 kHz hinaus mit gleicher Steilheit fortsetzen würde.

Pantonaler Hörverlust

Bei pantonalen Schwerhörigkeiten sind in Abhängigkeit vom Ausmaß des Hörverlustes sämtliche FAEP verzögert. Eine Normalisierung der Latenzwerte bei hohen Reizpegeln tritt selten auf, da hierfür eine annähernd normale Hörschwelle im Hochtonbereich Voraussetzung wäre. Die Hirnstammlaufzeit ist entweder normal oder verkürzt. Anders als bei der isolierten Hoch- oder Tieftonschwerhörigkeit werden *alle* 5 Hirnstammpotentiale, die ja auf den Ausfall einzelner Frequenzbereiche unterschiedlich reagieren, von der den gesamten Frequenzbereich betreffenden Hörstörung verzögert (Abb. 9.15). Dies hat zur Folge, daß bei den Amplitudenverhältnissen keine systematischen, für die pantonale Hörstörung charakteristischen Veränderungen vorkommen.

Topodiagnostik und Differenzierung von Schwerhörigkeiten

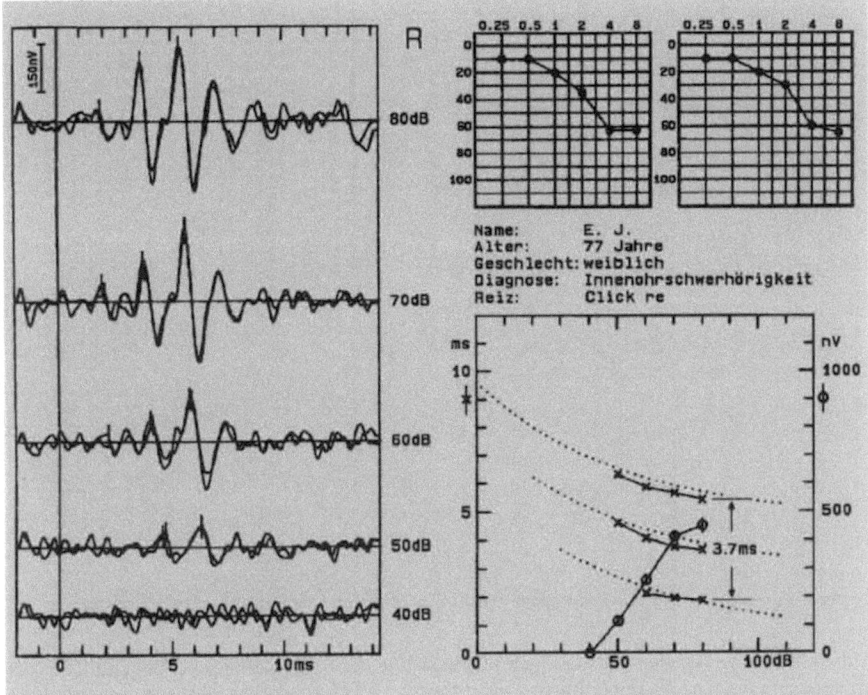

Abb. 9.14. Typische Veränderungen der FAEP bei kochleärer Hochtonschwerhörigkeit mit Recruitment: Potential J1 klein gegen J5, Latenzwerte oberhalb 50 dB nahezu normal, Hirnstammlaufzeit normal oder verkürzt, steil ansteigende Amplitudenkennlinie

Tieftonschwerhörigkeit

Bei Clickreizung wird lediglich der hohe Frequenzbereich zwischen 2 und 4 kHz erfaßt, so daß bei isoliertem Tieftonhörverlust die FAEP völlig normal ausfallen können (Abb. 9.16). Aufgrund der Abhängigkeit der Generierung der einzelnen Potentialkomponenten von unterschiedlichen Kochleaabschnitten kann es aber durch den Wegfall der langsamen Potentialanteile, die ihren Ursprung in den apikalen Bereichen haben, zu einer relativen Verkürzung von t_5 und damit der zentralen Leitzeit kommen. Die Amplitudenkennlinie kann verschiedene Verläufe aufweisen, wobei das typische Recruitmentverhalten in aller Regel weniger stark ausgeprägt ist.

Tieftonhörverlust bei Morbus Menière

Besteht der Verdacht, daß ein Hörverlust durch einen endolymphatischen Hydrops bei Morbus Menière verursacht wird, kann die ECochG zum Nachweis eines vergrößerten SP bzw. SP/SAP-Quotienten herangezogen werden. Ursache hierfür kann eine asymmetrische Auslenkung der Basilarmembran oder ein ver-

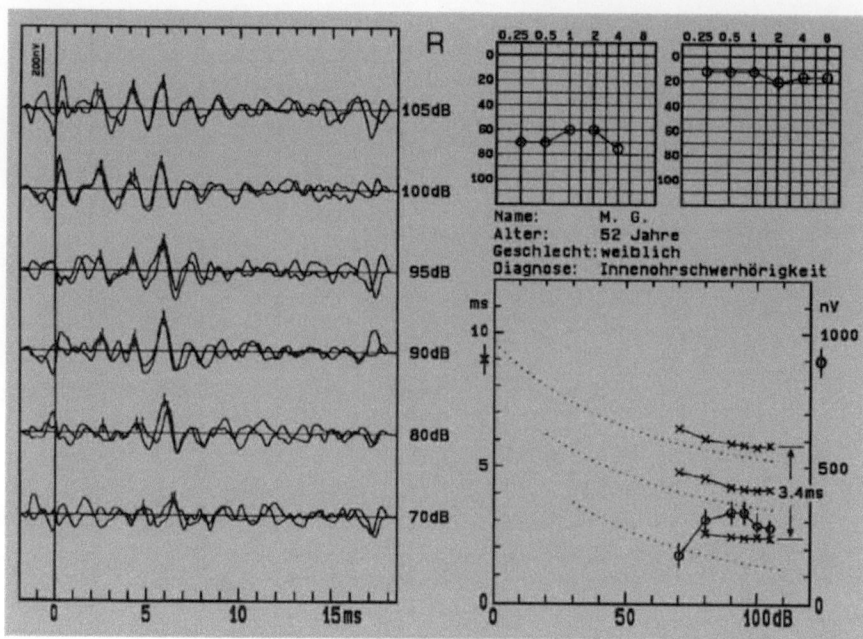

Abb. 9.15. Bei pantonalen Hörstörungen zeigen sich in der BERA oftmals verlängerte Latenzen im gesamten Reizpegelbereich. Im gezeigten Beispiel ist J1 wesentlich stärker verzögert als J3 und J5, die Hirnstammlaufzeit ist dadurch gegenüber dem Normwert signifikant verkürzt (Mittelwert über alle Messungen: 3,4 ms)

ändertes endokochleäres Potential sein, das zu einer abnormen Verschiebung der elektrischen Nullinie während der Reizdauer führt. Dies drückt sich in einem vergrößerten SP bei unveränderter oder verminderter SAP-Amplitude aus. Da die Absolutwerte starke interindividuelle Schwankungen aufweisen und zusätzlich von der Lage der Nadelelektrode sowie der Reizfrequenz abhängen, ist das Verhältnis SP/SAP aussagekräftiger. Ein endolymphatischer Hydrops kann bei Werten oberhalb 0,5 als sicher angesehen, bei Werten zwischen 0,35 und 0,5 vermutet werden. Ein Wert unterhalb 0,35 schließt jedoch einen Morbus Ménière nicht aus, da der Hydrops in Abhängigkeit von verschiedenen Krankheits- und Anfallstadien erheblichen Schwankungen unterliegt. Das SP ist unmittelbar vor einem Anfall wahrscheinlich am größten, es nimmt während des Anfalls ab, um danach allmählich wieder zuzunehmen. Unter Gabe von Glycerol kommt es bei einem Hydrops aufgrund der osmotischen Wirkung zu einem Flüssigkeitsentzug aus der Endolymphe und damit zu einer passageren Reduktion des Hydrops (Abb. 9.17). Elektrokochleographisch drückt sich dies in einer verbesserten Potentialschwelle, v. a. aber in einer Reduktion der SP-Amplitude mit einer Verkleinerung des SP/SAP-Quotienten aus. Im Tonaudiogramm zeigt sich eine Hörschwellenverbesserung um 10–20 dB im von der Schwerhörigkeit betroffenen Frequenzbereich. Die Effekte sind vorübergehend. Wegen der Abhängigkeit der Meßergebnisse von der Elektrodenposition empfiehlt es sich, die Nadelelektrode für die Dauer des Glyceroltests in situ zu belassen.

Topodiagnostik und Differenzierung von Schwerhörigkeiten

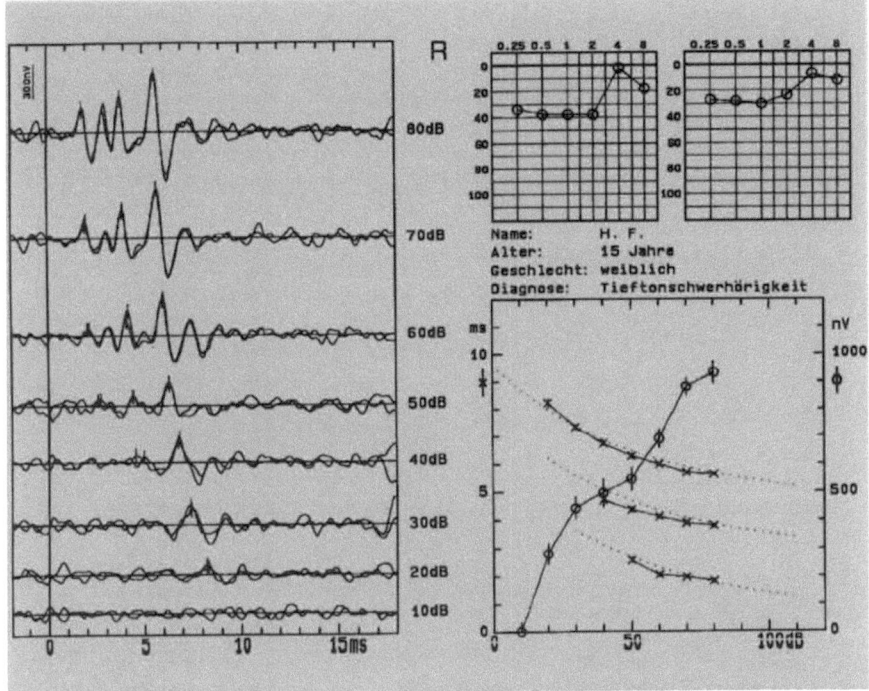

Abb. 9.16. Betrifft der Hörverlust nur die niedrigen Frequenzen, so ergibt sich häufig ein hinsichtlich Schwellen-, Latenz- und Amplitudenverhalten völlig normaler BERA-Befund

Es ist kritisch anzumerken, daß der elektrophysiologische Nachweis des Hydrops nur in wenigen Fällen sicher geführt werden kann. Es können davon abweichende Verläufe ohne Veränderungen oder gegenläufige Effekte beobachtet werden, deren Interpretation schwierig ist.

Hochgradiger Hörverlust und Hörrestigkeit

Liegt eine hochgradige Schwerhörigkeit vor oder sind lediglich noch Hörreste im Tieftonbereich vorhanden, so läßt sich manchmal bei sehr hohen Reizpegeln ein deformierter Potentialkomplex mit einer Latenz von ca. 3 ms evozieren, der nur eine geringe Dynamik mit einem ausgeprägten Recruitment aufweist (Abb. 9.18). Der Ursprung dieses Potentials ist unklar. Neben kochleären werden v. a. taktile Quellen angenommen. In aller Regel handelt es sich um kochleäre Schwerhörigkeiten, wenngleich eine retrokochleäre Ursache allein aufgrund dieses FAEP-Befundes nicht auszuschließen ist.

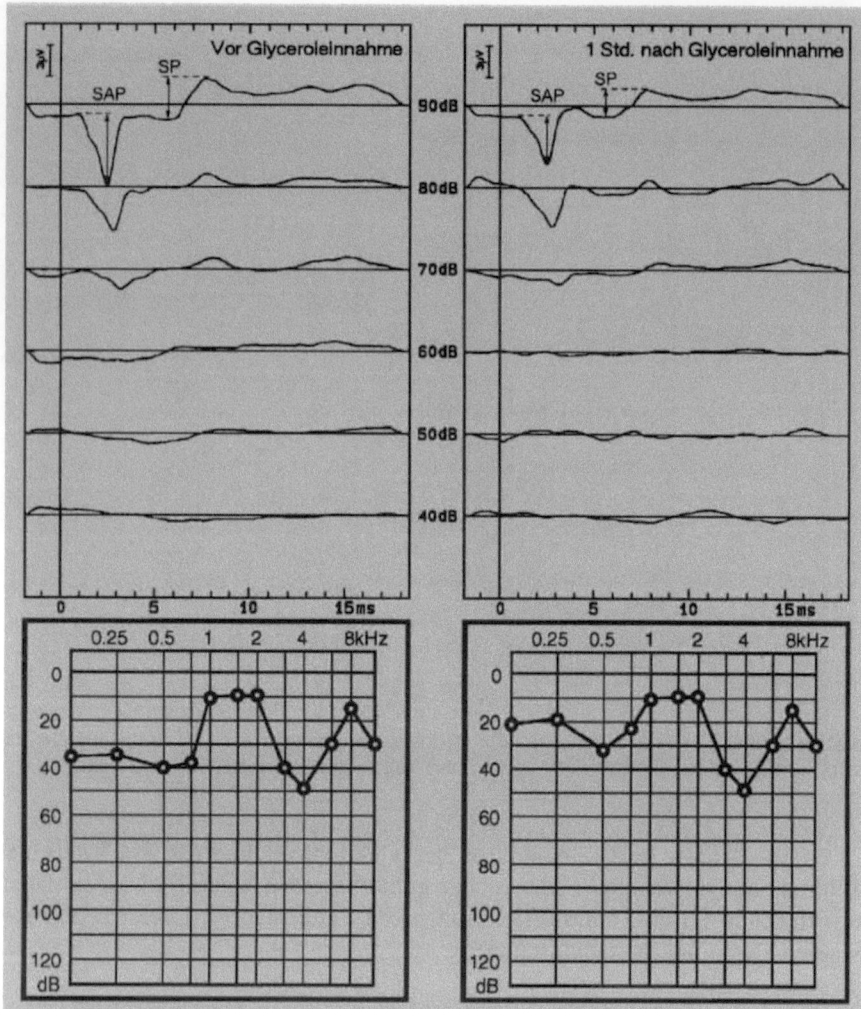

Abb. 9.17. Die Messung der mit einem 2-kHz-Burst ausgelösten SFAEP unmittelbar nach Glyceroleinnahme (*linke* Bildhälfte) und nach einstündiger Einwirkung (*rechts*) zeigt eine Abnahme der Amplituden von SAP und SP. Bei einem Reizpegel von 90 dB HL ändert sich das SP/SAP-Verhältnis von 0,59 (Initialwert) zu 0,50 (nach 1 h). Im Tonaudiogramm ist eine Besserung der Hörschwelle im Tieftonbereich um 10–20 dB (je nach Frequenz) zu beobachten

9.3.3 Retrokochleäre Schwerhörigkeit

Bei retrokochleären Schwerhörigkeiten liegen meistens Schädigungen im Hörnervenbereich (neurale Schwerhörigkeit), seltener in der zentralen Hörbahn (zentrale Schwerhörigkeit) vor. Charakteristisches Kennzeichen ist die verzögerte Reizfortleitung, was sich in einer verlängerten Hirnstammlaufzeit t_5-t_1 (= Interpeaklatenz IPL_{I-V} = zentrale Leitzeit) unabhängig vom Reizpegel niederschlägt. Dies bedeutet, daß bei normalem oder verzögertem t_1 die späteren Potentiale ver-

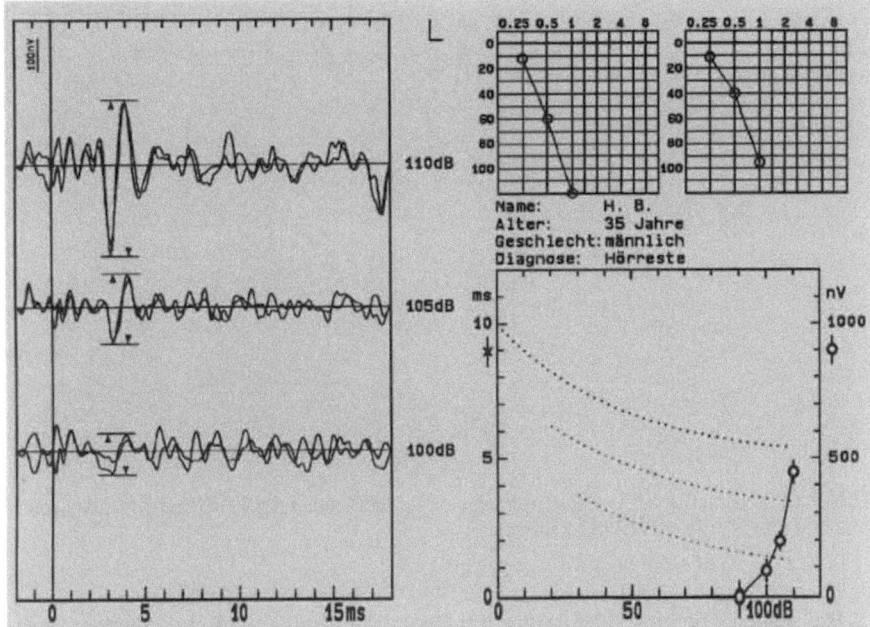

Abb. 9.18. Bei hochgradigen, v. a. basokochleär ausgeprägten Hörverlusten zeigt die BERA oftmals ein degeneriertes Potentialmuster, welches eine Zuordnung der Wellen J1–J5 nicht zuläßt. Typisch ist eine große vertexnegative Auslenkung etwa 3 ms nach dem Clickreiz. Diese Welle tritt nur in einem schmalen Intervall sehr hoher Reizpegel auf und verändert in diesem Intervall seine Latenz nahezu nicht, während die Amplitude sehr schnell auf hohe Werte ansteigt

zögert bzw. stärker verzögert sind. Die Streuung des Normbereichs für die Hirnstammlaufzeit (t_5–t_1 = 4,01 ± 0,4 ms) ist so gering, daß sich bereits initiale retrokochleäre Schäden in einer über die Norm reichenden Verlängerung bemerkbar machen. Dieser sensitive Parameter stellt daher neben weiteren Kriterien das wichtigste diagnostische Charakteristikum der retrokochleären Schwerhörigkeit im Hörnerven- und Hirnstammbereich dar, da er eine eindeutige Differenzierung zwischen kochleärer und retrokochleärer Störung zuläßt und zudem relativ häufig anzutreffen ist (Abb. 9.19, Typ 2).

Pathophysiologisch ist für die Verlängerung der neuralen Leitzeit eine Schädigung der Myelinscheiden der Hörnervenfasern oder der zentralen Leitungsbahnen verantwortlich, während sich Ganglienzellverluste eher in einer Amplitudenabnahme ausdrücken. Ist eine größere Zahl an Leitungsfasern geschädigt, so kann dies aufgrund der unterschiedlichen elektrophysiologischen Leitungseigenschaften im Vergleich mit den noch nicht geschädigten Fasern zu zeitlich asynchronen Entladungsmustern führen. Dadurch können trotz Verwendung eines Clickreizes die der Läsionsstelle nachfolgenden neuronalen Elemente nicht mehr synchron erregt werden. Dieser Synchronisationsverlust führt zu einem Abbruch der Potentialkette proximal der Läsion (Typ 3), obwohl das subjektive Tongehör noch erhalten sein kann.

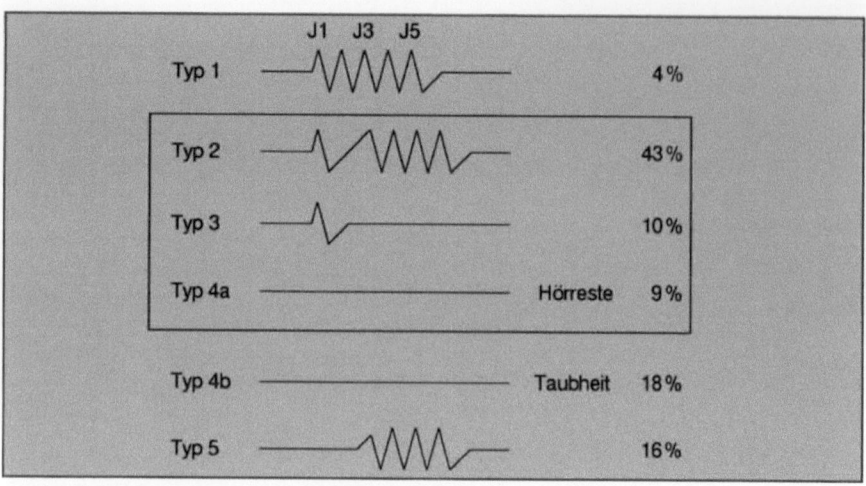

Abb. 9.19. Schematisierte Typen verschiedener Veränderungen der FAEP bei Akustikusneurinom und ihre Häufigkeit bei 112 Patienten

Bei weitergehender Schädigung mit Beeinträchtigung auch der distalen, intrameatalen Hörnervenanteile trägt der Synchronisationsverlust zu einem vollständigen Potentialverlust bei (Typ 4). Häufig liegt zusätzlich ein kochleärer Schaden anderer Ursache oder infolge einer durch den Tumor bedingten kochleären Durchblutungsstörung vor. Dies erklärt die häufig zu beobachtende Befundkonstellation eines positiven Recruitment (SISI- und Fowler-Test) gemeinsam mit Anzeichen retrokochleärer Schäden in den FAEP.

Zusätzlich können die weiteren in Tabelle 9.3 aufgezählten Parameter mit geringerer, weil nicht eindeutiger Entscheidungskraft herangezogen werden. Sie sind dann von Interesse, wenn die Hirnstammlaufzeit aufgrund eines fehlenden Potentials J1 nicht bestimmt werden kann, was bei begleitenden stärkergradigen Hörverlusten im Tonaudiogramm öfter der Fall sein kann (Typ 5).

Die *interaurale Latenzdifferenz* IT5 – definiert als der Absolutbetrag der Differenz aus 2 bei demselben Reizpegel an den beiden Ohren ermittelten Latenzwerten [|t_5(rechts) – t_5(links)|] – von Potential J5 soll auch bei stark seitendifferentem Gehör infolge einer kochleären Schwerhörigkeit nicht größer als 0,5 ms sein. Allerdings divergieren die Meinungen hinsichtlich der Wahl des Bezugsreizpegels, da die Differenzen z. B. aufgrund des Recruitments bei unterschiedlichen Reizpegeln verschieden ausfallen können. Die Diskussion dieser Problematik in Abschn. 10.2 zeigt, daß einerseits durch die Berücksichtigung des Hochtonhörverlusts die Aussagekraft der interauralen Latenzdifferenz verbessert werden kann, und daß andererseits nur positive Befunde eine Schlußfolgerung auf das Krankheitsbild zulassen, weil eine retrokochleäre Störung nicht notwendigerweise eine auffällige Seitendifferenz zur Folge haben muß. Ähnliches gilt für die *Seitendifferenz der Hirnstammlaufzeit*, die allerdings vom Bezugsreizpegel unabhängig und auf sensorisch bedingte Hörstörungen sehr viel weniger empfindlich ist, so daß sich direktere und aussagekräftigere Schlußfolgerungen ziehen lassen.

Tabelle 9.3. FAEP-Parameter zur Differenzierung zwischen kochleären und retrokochleären Hörstörungen. Die Kriterien sind in der Reihenfolge abnehmender Entscheidungskraft von oben nach unten geordnet. Einige der angegebenen Grenzwerte hängen streng genommen vom Hörverlust des untersuchten Ohrs ab und sind daher nur von grober Gültigkeit. Wo keine Grenzwerte angegeben sind, hängen diese zusätzlich vom Geschlecht des Patienten ab und können dem Anhang entnommen werden

Parameter	Kochleär	Retrokochleär
Leitzeit t_5-t_1 = IPL_{I-V}	Normal, verkürzt	Verlängert
Potentialmuster	J1–J5 vollständig	Abbruch der Potentialkette
Latenz t_5	Normal, verlängert	Stärker verlängert
Latenzdifferenz t_5-t_3	Normal, verkürzt	Verlängert
Interaurale Differenz der Leitzeit t_5-t_1	< 0,3 ms	≥ 0,3 ms
Interaurale Latenzdifferenz IT_5	< 0,5 ms	≥ 0,5 ms
Latenzkennlinie	z. B. einmündend	Flacher Verlauf
Amplitudenverhältnis A_5/A_1	> 1	≤ 1
Amplitudenkennlinie	Recruitment	Flacher Verlauf
Potentialschwelle	≤ 20 dB über Hörschwelle	Erhöht

Bei der Latenz t_5 des Potentials J5 kann nur eine extreme Verlängerung, die durch eine kochleäre Schädigung allein nicht bewirkt werden kann, als pathologisch gelten. Für die Wertung eines gegebenen Latenzwertes als „pathologisch verlängert" muß aber auch hier der Einfluß eines kochleär bedingten Hochtonhörverlustes berücksichtigt werden. Die *Latenzkennlinie* von J5 verläuft im Fall retrokochleärer Hörstörungen typischerweise parallel oberhalb der Normkennlinie und weist einen flachen, nahezu reizpegelunabhängigen Verlauf auf. Aufgrund der großen Normbereiche kommt dem *Amplitudenverhältnis* A_5/A_1 kaum diagnostische Bedeutung zu. Dies trifft in gewisser Weise auch auf die *Amplitudenkennlinien* zu, die allenfalls bei Vorliegen typischer und deutlicher Befunde zu verwerten sind (vgl. Abb. 7.12). Hierbei fällt ein flacher Verlauf ohne pegelabhängige Dynamik auf.

9.4 Klinische Befunde

Im folgenden sollen die für die Audiologie wichtigsten klinischen Ergebnisse, die auch den diagnostischen Wert der ERA belegen, mit Hilfe von Beispielen dargestellt werden. Anhand den bei der wichtigsten Ursache retrokochleärer Schäden, nämlich dem Akustikusneurinom, auftretenden FAEP-Befunden sollen die diagnostischen Möglichkeiten, aber auch die Grenzen des Verfahrens aufgezeigt werden.

Die Befunde beim Akustikusneurinom können aufgrund charakteristischer Merkmale in verschiedene Typen untergliedert werden. Die in Abb. 9.19 gezeigte Typisierung stützt sich auf 112 Fälle, in denen ein Akustikusneurinom mit Hilfe der Computertomographie (CT) bzw. der Kernspintomographie (MRT) nachgewiesen wurde. Den Prototyp des retrokochleären Schadens findet man bei 43%

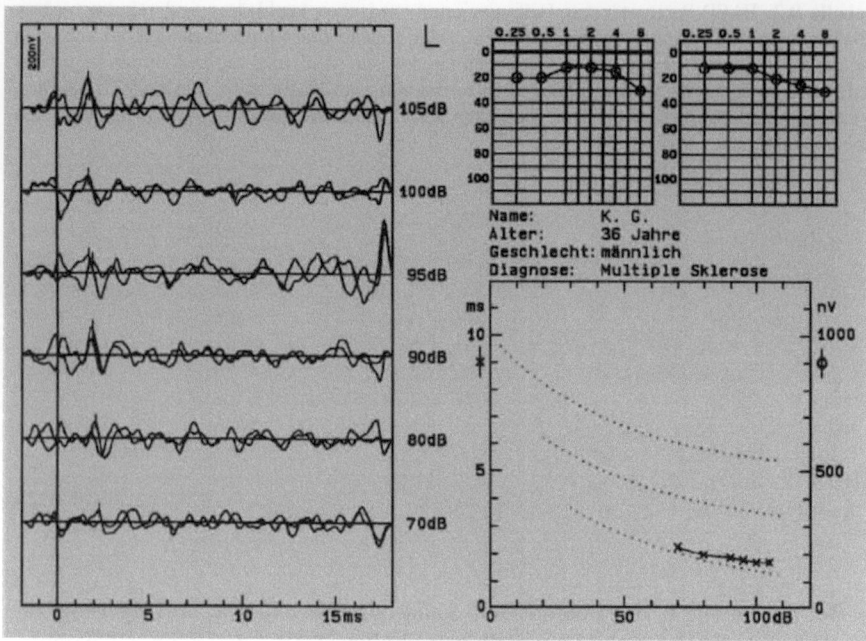

Abb. 9.20. FAEP bei Akustikusneurinom: Typ 2 mit verlängerter zentraler Leitzeit

der Fälle. Dieser Typ 2 zeigt eine *pathologisch verlängerte Leitzeit* bei nahezu vollständigem Potentialmuster (Abb. 9.20). Die Diagnose bereitet keine Probleme.

Dies trifft auch für Fälle des Typs 3 mit *Abbruch der Potentialkette* nach Potential J1 zu. Hier hat der retrokochleäre Schaden bereits zu einer Blockade der Reizfortleitung geführt. Die Potentiale J2–J5 entziehen sich der Beobachtung, obwohl der akustische Reiz subjektiv durchaus wahrgenommen wird. Dieser Befund spricht ebenfalls eindeutig für einen retrokochleären Schaden (Abb. 9.21).

Unsicher wird die Aussage der BERA, wenn ein *vollständiger Potentialverlust* mit nur geringen Hörresten oder gar Taubheit im Tonaudiogramm einhergeht, was sowohl die Folge eines kochleären als auch eines retrokochleären Schadens sein kann (Typ 4b in Abb. 9.19, s. Abb. 9.22).

Hier können evtl. die bei großen Tumoren auch kontralateral vorhandenen Veränderungen mit Amplitudenminderung von J5 und Verlängerung der Leitzeit t_5-t_1 oder einer ihrer Komponenten t_5-t_3 oder t_3-t_1 durch Hirnstammkompression richtungsweisend sein (Abb. 9.23).

Fehlen bei einer zuverlässigen Messung hingegen alle Potentiale trotz ausreichenden Hörvermögens gemäß dem Tonaudiogramm, so ist ein retrokochleärer Schaden sicher (Typ 4a in Abb. 9.19, s. Abb. 9.24).

Problematisch sind die Fälle, in denen aufgrund eines ausgeprägten sensorineuralen Hörverlustes im Hochtonbereich kein Potential J1 nachweisbar ist, so

Klinische Befunde 147

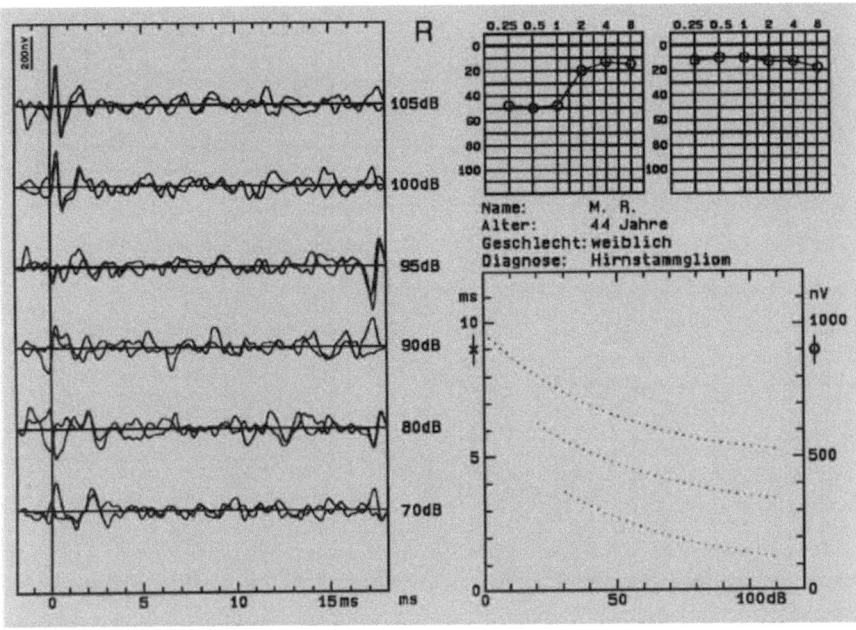

Abb. 9.21. FAEP bei Akustikusneurinom: Typ 3 mit Abbruch der Potentialkette nach J1

daß eine Bestimmung der zentralen Leitzeit t_5-t_1 nicht mehr möglich ist. Hier kann die Absolutlatenz t_5 herangezogen werden, falls diese weit über die Normwerte hinaus verlängert ist und über den für kochleäre Läsionen zu erwartenden Werten liegt (Abb. 9.25).

Eine über das bei sensorischen Hörstörungen zu erwartende Maß signifikant hinausgehende Verzögerung des Potentials J5 liegt aber nicht bei jeder retrokochleären Läsion vor. Im Zweifelsfall bietet sich der Einsatz der ECochG an, mit deren Hilfe oftmals der Nachweis von J1 = SAP des Hörnervs gelingt. Zu diesem Zweck werden BERA und ECochG an demselben Ohr nacheinander, besser aber simultan registriert und aus dem Ergebnis beider Messungen die zentrale Leitzeit $t_5-t_{SAP} = t_5-t_1$ bestimmt (Abb. 9.26).

Abbildung 9.19 gibt neben der Definition der beschriebenen Typen von FAEP-Veränderungen auch ihre relative Häufigkeit wieder. Es zeigt sich, daß die diagnostisch eindeutigen Befunde nur in ca. 2/3 der Fälle vorliegen (*umrandet*). In 1/3 können nur Verdachtsmomente erhoben werden. Eine seltene Variante stellen Fälle ohne FAEP-Veränderungen dar. Dabei dürfte die neurale Schädigung noch so gering sein, daß sie sich noch nicht in einer Verlängerung der Leitzeit oder anderen Veränderungen der Potentiale niederschlägt. Der Grenzwert zwischen normaler und pathologischer Leitzeit kann festgelegt werden als „Mittelwert + 2,5 Standardabweichungen" (vgl. Tabelle 9 in Anhang C). Ein etwas anderer Wert ergibt sich, wenn anhand der empirisch ermittelten Rate falsch-positiver und falsch-negativer Befunde ein Kompromiß aus Kostenersparnis und Vertretbarkeit falsch-negativer Befunde (vgl. Abschn. 10.2 und Abb. 10.4) eingegangen werden

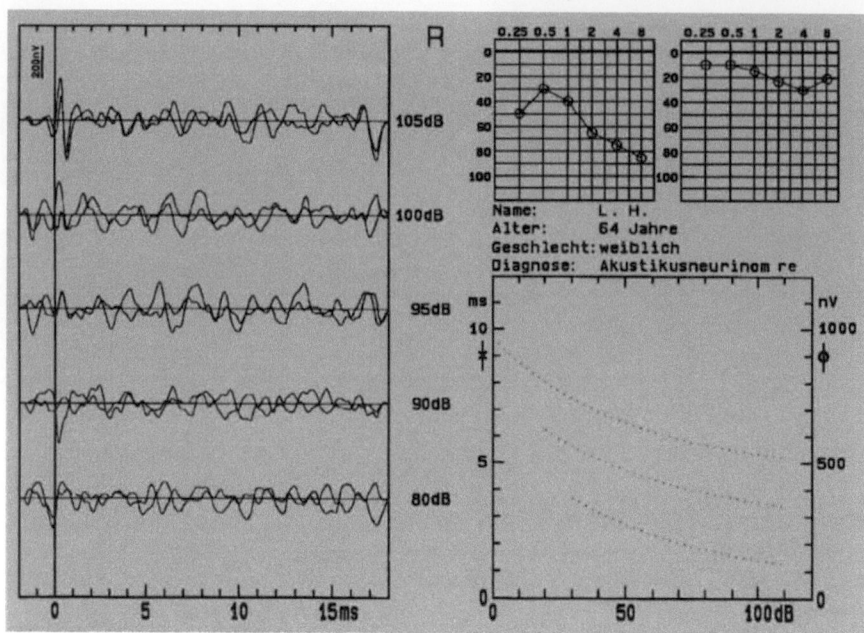

Abb. 9.22. FAEP bei Akustikusneurinom: Typ 4b mit vollständigem Potentialverlust bei nur geringen Hörresten im Hochtonbereich. Eine topodiagnostische Aussage ist nicht möglich

soll. Die Grenzwerte von 4,3 ms (bei weiblichen Patienten) bzw. 4,4 ms (bei männlichen Patienten) haben sich dahingehend bewährt, daß die Rate falschnegativer, also übersehener Akustikusneurinome sehr klein bleibt und damit die Sensitivität der Methode hoch ist. Eine engere Ziehung der Grenzen würde zuviele falsch-positive Befunde ergeben und damit zuviele unnötige CT- und Kernspinuntersuchungen zur Folge haben. Der gewählte Kompromiß nimmt daher bewußt in Kauf, die FAEP trotz Vorliegen eines Akustikusneurinoms als normal zu befunden.

Der besondere Stellenwert der BERA bei der Diagnostik retrokochleärer Schäden wird erst richtig deutlich im Vergleich mit konventionellen Methoden. Als Referenz der in Tabelle 9.4 angegebenen Werte für Sensitivität, Spezifität und Effektivität (letztere ist definiert als der Mittelwert aus Sensitivität und Spezifität) dient der positive oder negative CT- bzw. MRT-Befund. Durch Einbeziehen des Tonaudiogramms (einseitiger Hörverlust), des Stapediusreflexes (fehlender Reflex, „reflex-decay") und der kalorischen Prüfung (Untererregbarkeit) läßt sich die Spezifität der Aussage erheblich steigern und damit die Rate an falsch-positiven BERA-Befunden minimieren.

Es zeigt sich deutlich, daß die überschwelligen subjektiven Testmethoden nicht dem Nachweis oder Ausschluß eines Akustikusneurinoms dienen, sondern lediglich dem Nachweis eines Recruitments. Der Stapediusreflex war nur in ca. $^2/_3$ der Fälle pathologisch verändert. Aufgrund dieser Resultate empfiehlt sich das in Abb. 9.27 wiedergegebene diagnostische Vorgehen bei Vorliegen eines der genannten Verdachtsmomente.

Klinische Befunde

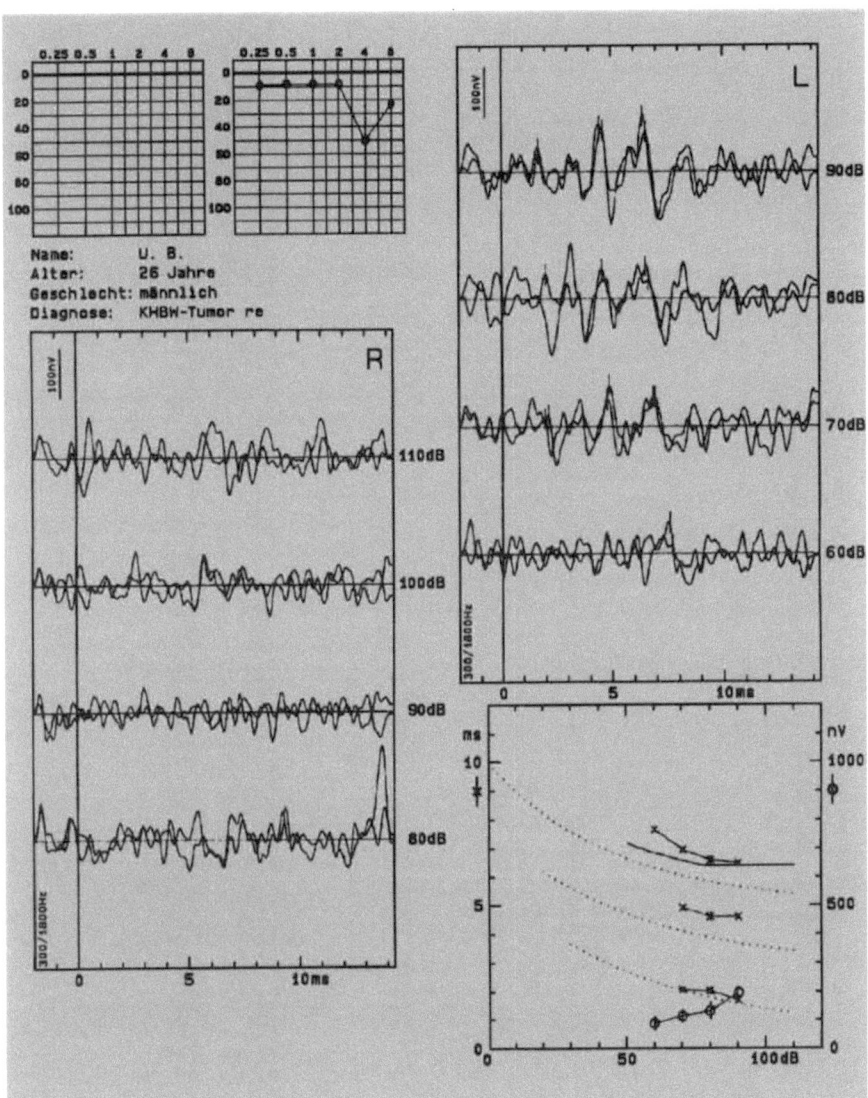

Abb. 9.23. FAEP bei rechtsseitigem Kleinhirnbrückenwinkeltumor: infolge Hirnstammkompression sind auch kontralaterale Veränderungen festzustellen (Verzögerung der Potentiale J3 und J5, Verlängerungen der Leitzeiten t_3–t_1 und t_5–t_1)

Die FAEP besitzen neben ihrer diagnostischen auch eine prognostische Bedeutung für das postoperative Hörvermögen bei Akustikusneurinomen (Lenarz u. Sachsenheimer 1985). Neben der Größe des Tumors und dem Ausmaß des präoperativen Hörverlustes bestimmt das präoperative FAEP-Muster statistisch das zu erwartende postoperative Hörvermögen. Bei kleinen und mittelgroßen Tumoren kann das Hörvermögen mit hoher Wahrscheinlichkeit dann erhalten werden, wenn die FAEP-Typen 1, 2 oder 5 vorliegen. Bei Abbruch der Potentialkette (Typ

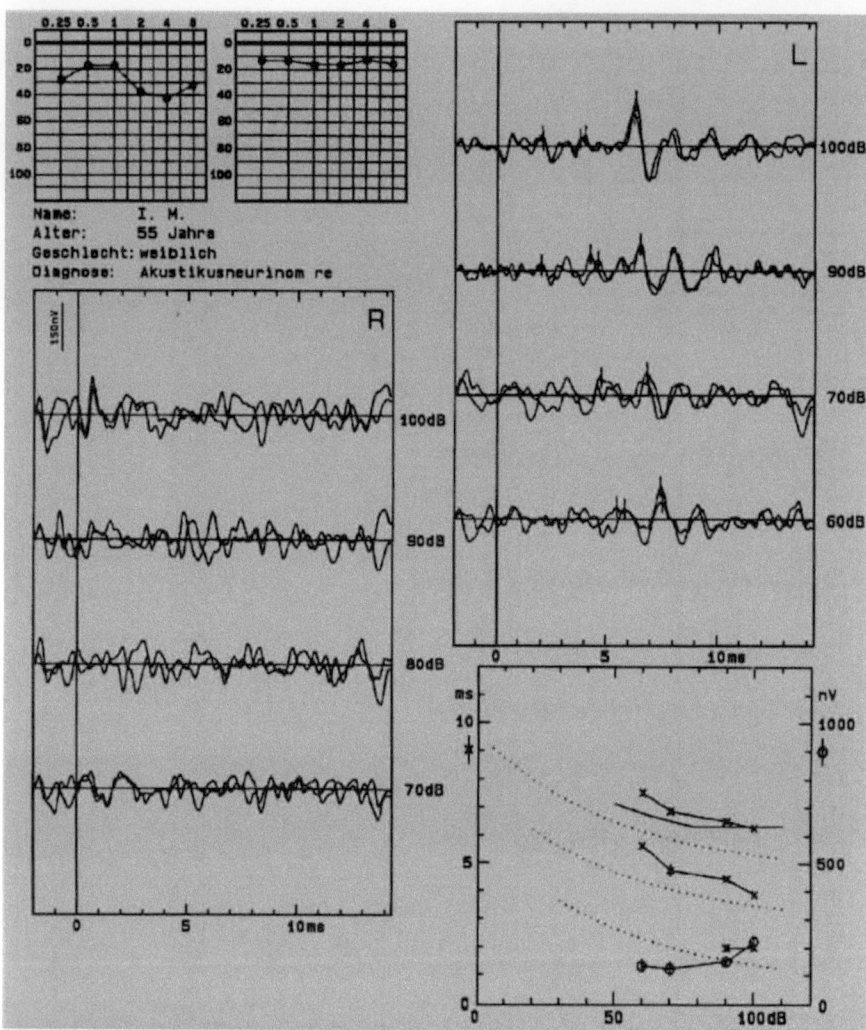

Abb. 9.24. FAEP bei Akustikusneurinom rechts: Typ 4a mit vollständigem Potentialverlust bei noch relativ gutem Hörvermögen. Im Vergleich dazu sind auf der Gegenseite alle Potentiale vorhanden

3) oder komplettem Potentialverlust (Typ 4) ist von einer bereits erheblichen präoperativen tumorbedingten Schädigung der Hörnervenfasern und der kochleären Durchblutung auszugehen. Beide Strukturen sind damit empfindlicher gegenüber der zusätzlichen Schädigung durch die operative Manipulation. Im Einzelfall bestimmen zusätzliche Faktoren das postoperative Ergebnis, so daß dieser statistische Zusammenhang für die individuelle Prognose mit Vorsicht anzuwenden ist.

Zusätzlich ist die diagnostische Effizienz der BERA als Screeningverfahren zu beachten. Bei einer an 752 Fällen mit sensorineuraler Schwerhörigkeit, Schwindel oder Tinnitus durchgeführten Untersuchung wurden durch otologische,

Klinische Befunde

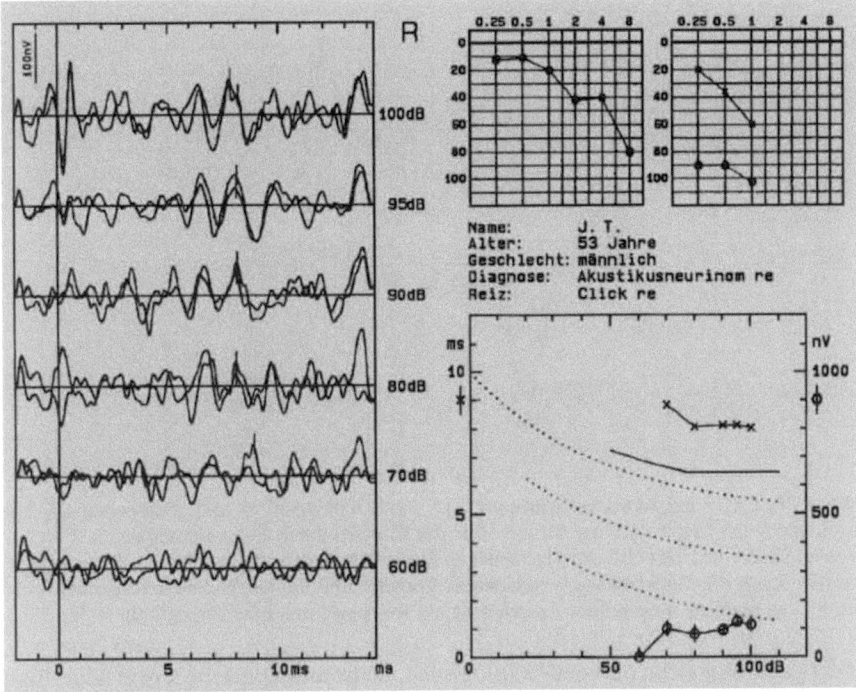

Abb. 9.25. FAEP bei Akustikusneurinom: auch bei nicht nachweisbarem Potential J1 kann auf eine retrokochleäre Schädigung geschlossen werden, wenn Potential J5 stärker verzögert ist, als es bei einer rein kochleären Störung der Fall wäre. Die Regeln für die Bereitstellung von kritischen Grenzwerten unter Berücksichtigung des tonaudiometrischen Hochtonhörverlustes (*durchgezogene* Linie im Kennlinienfeld) sind in Abschn. 10.2 beschrieben

Tabelle 9.4. Vergleich der BERA mit konventionellen Methoden im Hinblick auf die Diagnostik des Akustikusneurinoms (n = 112, Referenz = CT bzw. MRT)

Methode	Sensitivität [%]	Spezifität [%]	Effektivität [%]
BERA	78	80	79
BERA (+ ECochG)	96	88	92
SISI-Test	36	48	42
Fowler-Test	58	47	52,5
Stapediusreflex	69	73	71
Kalorische Prüfung	86	52	69
Stenvers-Aufnahme	59	66	62,5
CT, MRT	100	100	100

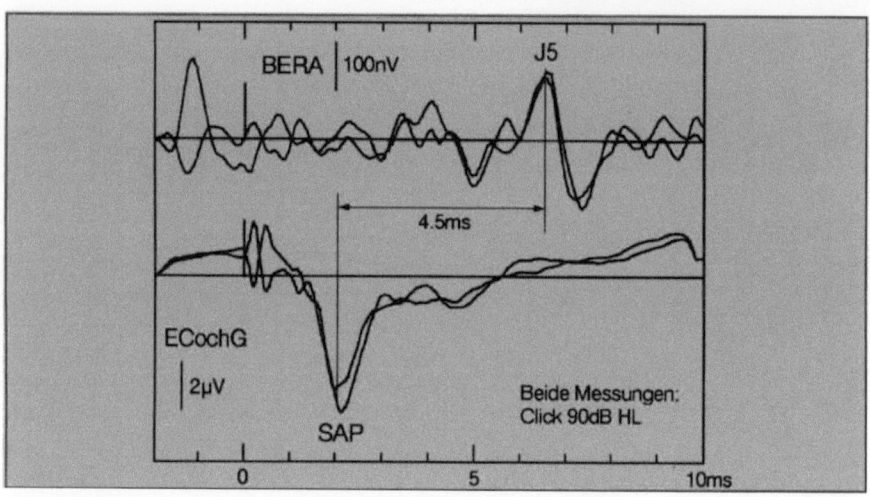

Abb. 9.26. FAEP bei Akustikusneurinom: Typ 5 mit fehlendem J1 und verzögertem J5. Die Bestimmung der Leitzeit gelingt nur mit Hilfe der ECochG durch Registrierung des SAP (= J1). Werden BERA und ECochG in verschiedenen Messungen registriert, so sind die Unterschiede, die sich durch die Verwendung verschiedener Wandler und die unterschiedliche geometrische Anordnung ergeben, wegen ihrer Auswirkung auf Reizpegel und Latenz sorgfältig zu beachten

andere audiologische und neurootologische, neuroradiologische sowie neurologische Befunde die in Tabelle 9.5 zusammengestellten Diagnosen gestellt. Retrokochleäre Verdachtsmomente waren in ca. 7% der Fälle nachweisbar, wobei die Akustikusneurinome dominierten, gefolgt von trotz umfassender Diagnostik ungeklärten Fällen.

Die BERA stellt also ein hochsensitives Screeningverfahren dar zur Auswahl der Patienten, bei denen eine weitergehende Abklärung durch neuroradiologische Verfahren wie CT oder MRT indiziert ist. Als funktionell diagnostisches Verfahren ist jedoch die Spezifität hinsichtlich des zugrundeliegenden pathologischen Prozesses gering. Somit kommen gleichartige Befunde auch bei anderen retrokochleären Läsionen vor. Die BERA wird ergänzt durch die Befunde der ECochG zur Abklärung kochleärer und neuraler Läsionen sowie der MLRA und CERA

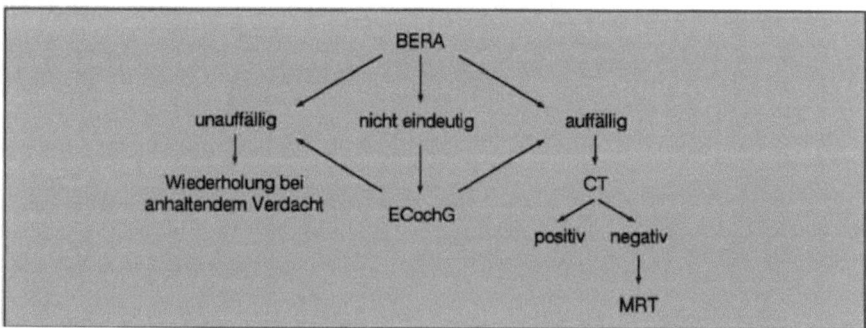

Abb. 9.27. Diagnostisches Vorgehen bei Schallempfindungsschwerhörigkeit, Tinnitus oder Schwindel

Tabelle 9.5. Diagnosen bei den wegen sensorineuraler Schwerhörigkeit durchgeführten ERA-Untersuchungen an der Universitäts-HNO-Klinik Heidelberg in den Jahren 1986/87 (n = 752)

Diagnose	(n) Häufigkeit	[%]
Normales Hörvermögen	51	6,8
Kochleäre Schwerhörigkeit	647	86,0
Retrokochleäre Schwerhörigkeit	54	7,2
Akustikusneurinom	18	2,4
andere Kleinhirnbrückenwinkel(KHBW)-Tumoren	4	0,5
Hirnstammtumoren	7	0,9
multiple Sklerose	8	1,1
andere Ursachen	3	0,4
ungeklärt, falsch-positiv?	14	1,9

zur Erfassung weiter zentral gelegener Prozesse, die aber insgesamt selten sind. MAEP und SAEP können normal ausfallen trotz pathologischer FAEP beim Akustikusneurinom, da u. U. andere Anteile der Hörbahn genutzt werden.

9.5 Befunde bei primär nicht neurootologischen Krankheitsbildern

Die Einsatzgebiete der ERA im Bereich internistischer, infektiöser, osteologischer, neurologischer und neurochirurgischer Krankheitsbilder sollen nur stichwortartig dargestellt werden, da keine qualitativ neuen Befunde zu erhalten sind und die Schwerpunkte außerhalb der Audiologie liegen. Andererseits können die Auswirkungen dieser Grunderkrankungen auf die AEP für die Anwendung der ERA in der Audiologie von großer Bedeutung sein, da sie möglicherweise entscheidend in die Befunde eingehen.

Morbus Paget

Im Falle von *M. Paget und anderen systemischen Knochenkrankheiten* kann es bei Mitbeteiligung des Felsenbeins zu Hörstörungen kommen. Einengungen des Mittelohrs und Umbauvorgänge der Gehörknöchelchen führen zu Schalleitungsschwerhörigkeiten. Häufiger sind bei M. Paget Innenohrschwerhörigkeiten durch einen Umbau der Labyrinthkapsel mit innenohrtoxischer Wirkung. Selten treten retrokochleäre Schäden auf, die auf einer Einengung des inneren Gehörgangs oder einer Zerrung des Hörnervs infolge Rotation der Längsachse des Felsenbeins beruhen (Lenarz et al. 1986b). Bei der Camurati-Engelmann-Krankheit kommt es zu einem Umbau der Diaphysen und des Felsenbeins mit Einengung des inneren Gehörgangs und des Mittelohrraums durch endostale Knochenapposition. Die Folgen sind eine fluktuierende neurale Schwerhörigkeit mit Fazialisparese und eine Schalleitungsschwerhörigkeit (Lenarz u. Gülzow 1983).

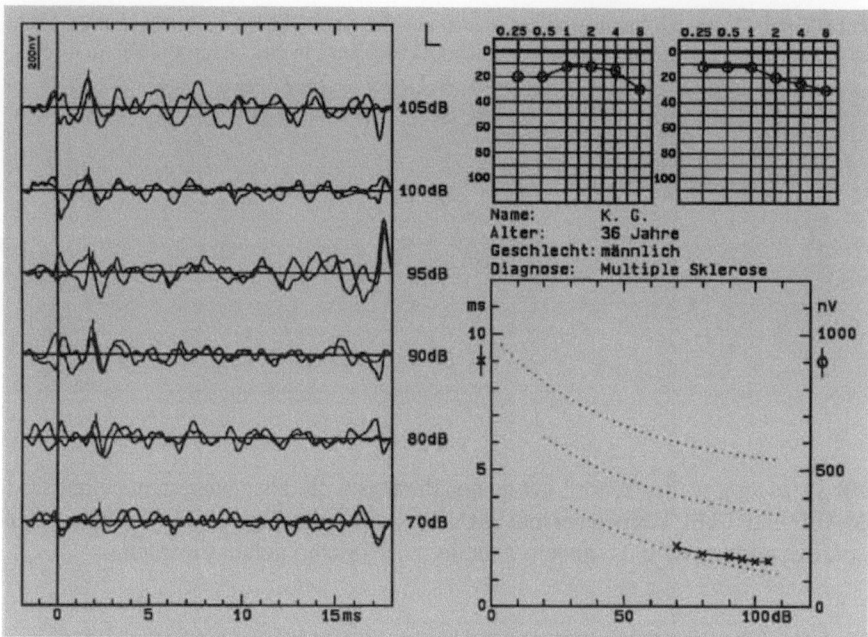

Abb. 9.28. FAEP bei MS: Typisch (aber nicht zwingend) ist der durch die mangelhafte Synchronisation der Aktionspotentiale bedingte Abbruch der Potentialkette nach J1 (die Potentialauslenkungen am Ende des Zeitfensters entstehen als Nebeneffekt der digitalen Filterung und entsprechen keiner physiologischen Aktivität)

Multiple Sklerose (MS)

Charakteristika:
- Abbruch der Potentialkette (vgl. Abb. 9.28),
- Desynchronisation der Potentiale,
- Leitzeit verlängert,
- schlechte objektive Potentialschwelle bei guter subjektiver Hörschwelle,
- rasche Befundänderung innerhalb weniger Tage,
- klinisch stumme Herde in ca. 30% der Fälle,
- pathologische BERA-Befunde in ca. 30–50% aller Fälle.

Hirnstammtumoren

Die bei Hirnstammtumoren auftretenden FAEP-Veränderungen sind ähnlich wie bei der MS, es tritt jedoch keine rasche Befundänderung ein. Häufig werden trotz subjektiv guten Hörvermögens keine oder nur undeutlich ausgeprägte Potentiale beobachtet (Abb. 9.29). Die BERA kann zur Therapiekontrolle eingesetzt werden.

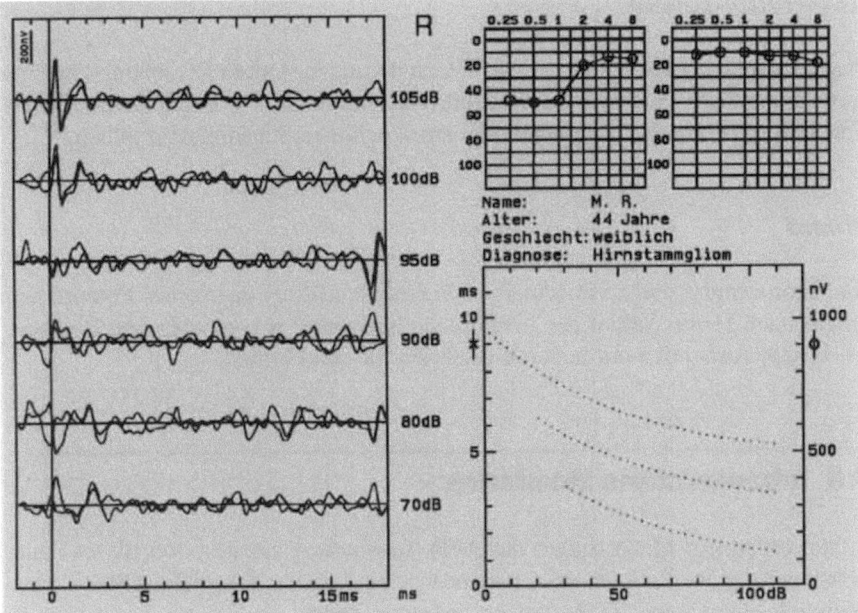

Abb. 9.29. FAEP bei Hirnstammgliom: Trotz nahezu normalen Hörvermögens im Hochtonbereich sind auch bei hohen Reizpegeln keine Potentiale zu beobachten

Neurovaskuläre Kompressionssyndrome / Vertebrobasiläre Insuffizienz (VBI)

Wenn die A. cerebelli anterior posterior oder einer ihrer Äste den N. facialis oder N. vestibulocochlearis im inneren Gehörgang als sog. Gefäßschlinge kreuzt, kann es durch die auf die Übergangsstelle von zentraler zu peripherer Nervenscheide (sog. „route entry zone") fortgeleiteten Pulsationen zu einer neuralen Schädigung mit menièriformem Symptomenkomplex oder Fazialisspasmus kommen. Durch Kompression der A. labyrinthi treten auch sensorische neben neuralen Schwerhörigkeiten auf, so daß die FAEP ein gemischtes kochleär-neurales Schädigungsmuster mit Verlängerung der Interpeaklatenzen und Recruitmentkennlinie zeigen können (Lenarz et al. 1984). Die Veränderungen sind nach Dekompressionsoperation z. T. reversibel.

In Fällen von vertebrobasilärer Ischämie ist mit Amplitudenverringerungen und Latenzverlängerungen der FAEP für die Dauer der Mangelversorgung zu rechnen (Fuse 1991). Die BERA ergibt vieldeutige, häufig auch wechselnde Befunde (in etwa 20% der Fälle Normalbefunde, bei 30% typische Anzeichen für kochleäre Störungen und bei 30% Hinweise auf retrokochleäre oder gemischte Läsionen).

Schädel-Hirn-Trauma

Das Ausmaß der beobachteten FAEP-Veränderungen steht in Beziehung zur Prognose komatöser Patienten. Bei Hirndrucksymptomatik ermöglicht die BERA eine Therapiekontrolle. Es finden sich retrokochleäre Schädigungszeichen.

Hirntod

Die Beobachtung eines vollständigen Potentialverlustes oder eines Potentialabbruchs nach J1 im Verlauf der Erkrankung bei vorher nachgewiesenen Potentialen spricht zusammen mit anderen Kriterien für den Hirntod.

9.6 Intraoperatives Monitoring

In zunehmendem Maße finden die AEP Anwendung zur intraoperativen Funktionskontrolle im Rahmen oto- und neurochirurgischer Eingriffe. Dieses intraoperative Monitoring (IOM) verfolgt folgende Ziele:

- intraoperative Funktionskontrolle des Hörvermögens durch Registrierung der AEP,
- Identifikation von Potentialveränderungen, die mit einem postoperativen Hörverlust korrelieren,
- Identifikation der pathophysiologischen Prozesse, die zum Hörverlust führen,
- Verbesserung der Funktionserhaltung durch Modifikation des operativen Vorgehens.

Einen festen Stellenwert nimmt das IOM bereits heute bei der Saccotomie und in der gehörerhaltenden Chirurgie des Akustikusneurinoms ein. Die Saccotomie dient der Druckentlastung des Endolymphraums bei Morbus Ménière. Die intraoperative transtympanale ECochG ermöglicht über die Registrierung des SP eine indirekte Erfolgskontrolle. Nimmt das präoperativ vergrößerte SP ab und normalisiert sich das SP/SAP-Verhältnis auf Werte unterhalb 0,35, kann dies als Zeichen der Eröffnung des Saccus gewertet werden. Liegt ein Abflußhindernis im Bereich des Ductus endolymphaticus vor, tritt diese Normalisierung erst nach Sondierung des Ductus auf (Höhmann 1992). Auch bei anderen Eingriffen am Mittel- und Innenohr ist ein Einsatz sinnvoll.

Im Rahmen der Chirurgie des Akustikusneurinoms, der neurovaskulären Dekompression sowie anderer Eingriffe im Kleinhirnbrückenwinkel nimmt die Gehörerhaltung eine zunehmende Bedeutung ein. Die Funktionskontrolle erstreckt sich mit Hilfe der ECochG und der BERA auf Innenohr (CM und SAP), den Hörnerv (SAP bzw. J1) und den Hirnstamm (J3 bis J5). Nach erfolgter Exposition kann zusätzlich direkt vom Hörnerv das SAP ohne Mittelung on-line abgeleitet werden (Lenarz 1991, Lenarz u. Ernst 1992). Die einzelnen Verfahren wei-

Tabelle 9.6. Intraoperatives Monitoring mit BERA und ECochG. Vergleich der Methoden

	BERA	ECochG
On-line	–	+
Kochleafunktion	(+)	+
Hörnerv	+	+
Hirnstamm	+	–
Robustheit	+	++
Kontralaterale Ableitung	+	–

sen verschiedene Vor- und Nachteile auf (Tabelle 9.6), so daß sich eine kombinierte Anwendung anbietet. Als pathophysiologisch relevante Veränderungen konnten bisher ermittelt werden:

- Latenzzunahme des SAP (N1) bzw. J1 um mehr als 1 ms,
- Amplitudendepression des SAP (N1) und J5 um mehr als 50 % des Ausgangswertes,
- plötzlicher Potentialverlust der CM, des SAP oder J5.

Diese Veränderungen sind in Abb. 9.30 an einem Beispiel dargestellt.

Die SFAEP weisen eine größere Spezifität als die FAEP auf. Dies beruht auf dem Quasi-on-line-Charakter der ECochG, die nur wenige Mittelungen und eine kurze Meßzeit benötigt. Damit besteht ein direkter zeitlicher Zusammenhang mit den chirurgisch bedingten Veränderungen der AEP. Weiterhin wird der Funktionszustand der Kochlea und des Hörnervs direkt erfaßt, was aufgrund des durch den präoperativ bedingten Hörverlust oft nicht vorhandenen J1 durch die FAEP schwieriger ist. In diese geht auch der Funktionszustand des Hirnstammes ein. Die FAEP weisen eine wesentlich größere Beeinflußbarkeit durch unspezifische Faktoren wie Duraeröffnung, Positionierung des Hirnspatels oder Temperaturänderungen auf. Weiterhin konnten Beeinträchtigungen der kochleären Blutzufuhr als wesentlicher Mechanismus des Hörverlustes ermittelt werden, so daß der direkten Funktionskontrolle des Innenohrs im Rahmen der Eingriffe im Kleinhirnbrückenwinkel und inneren Gehörgang die größere Bedeutung zukommt. Die Bedeutung der FAEP liegt in der Kontrolle der Hirnstammfunktion besonders beim subokzipitalen Zugangsweg.

Typische Befundkonstellationen, die Anlaß zur Änderung des chirurgischen Vorgehens geben, sind:
- Veränderungen der Hirnstammpotentiale bei Einsetzen des Hirnspatels können durch Repositionierung des Spatels rückgängig gemacht werden.
- Bei Potentialverlust der CM und des SAP kann durch Stoppen der Präparation und Applikation einer gefäßerweiternden Substanz eine drohende kochleäre Ischämie abgewendet werden.

Bisher konnte der gewinnbringende Effekt des IOM zur Verbesserung des Hörvermögens nur in Einzelfällen, nicht aber statistisch belegt werden.

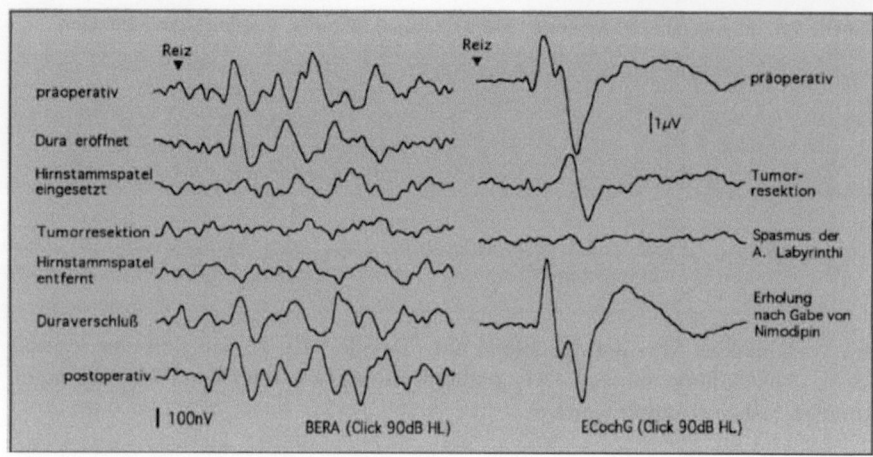

Abb. 9.30. Intraoperatives Monitoring mit ECochG und BERA: Veränderungen der Potentialkurven durch chirurgische Maßnahmen

10 Validität der ERA-Methoden

Die elektrische Reaktionsaudiometrie hat das Anfangsstadium experimenteller Forschung seit langer Zeit verlassen und sich während ihrer praktischen Anwendung in ungezählten Fällen als ein leistungsstarkes Instrument der audiologischen Diagnostik bewährt. Die zahlreichen Fragestellungen, bei denen von der ERA eine diagnostisch verwertbare Information erwartet werden kann, lassen sich einteilen in die Einsatzbereiche der Hörschwellenbestimmung und der Topodiagnostik. Dementsprechend wurde dieses Kapitel in 2 Abschnitte gegliedert.

Die Auswertung der Messungen wird bis heute fast ausschließlich durch den Untersucher und nicht durch den Rechner vorgenommen. Die in Kap. 7 vorgestellten modernen Ansätze zu einer computerunterstützten oder gar vollautomatischen Auswertung haben sich, abgesehen von wenigen im Neugeborenenscreening gründlich erprobten Systemen, aus mindestens 2 Gründen noch nicht allgemein durchgesetzt: 1) sind sie noch lange nicht in der Lage, den erfahrenen Untersucher zu ersetzen, und 2) existiert für sie in vielen Bereichen der praktischen Anwendung kein echter Bedarf. Ersteres hängt damit zusammen, daß Leistungs- und Lernfähigkeit des für die visuelle Mustererkennung ausschlaggebenden menschlichen Gehirns noch immer weit über der von Maschinen liegen; letzteres ergibt sich daraus, daß der Großteil der für eine ERA-Untersuchung erforderlichen Zeit von der *Messung* und nicht von der *Auswertung* beansprucht wird und daher eine Verringerung der für die Auswertung benötigten Zeit nicht wesentlich zu Buche schlägt. Hinzu kommt, daß die maschinellen Mustererkennungsverfahren am zuverlässigsten in solchen Fällen arbeiten, bei denen eindeutige Potentiale vorliegen und somit die visuelle Auswertung auch für den weniger erfahrenen Untersucher unproblematisch ist. Gerade die Problemfälle schlecht reproduzierbarer oder fraglicher Potentiale aber, deren Auswertung Zeit und Erfahrung beansprucht, werden von einer automatischen Auswertung nicht zuverlässig bewertet. Die Folge sind entweder falsch-positive oder falsch-negative Befunde, d. h. Spezifität oder Sensitivität der Methode bleiben hinter dem prinzipiell erreichbaren Höchstmaß zurück.

10.1 Zuverlässigkeit von Hörschwellenbestimmungen

Die Vorgehensweise bei der Erkennung von evozierten Potentialen und deren Abgrenzung gegenüber dem EEG-Restrauschen sowie die hierzu verfügbaren Hilfsmittel sind in Abschn. 7.1 beschrieben. Eng verknüpft mit der Potentialerkennung ist die Problematik der Hörschwellenbestimmung mit Hilfe der AEP.

Grundsätzlich muß streng unterschieden werden zwischen der *Hörschwelle* und der mit Hilfe der AEP festgelegten *Potentialschwelle*. Letztere ist definiert als der niedrigste Reizpegel, bei dem gerade noch akustisch evozierte Potentiale nachgewiesen werden können. Nur über die Potentialschwelle kann die ERA Auskunft erteilen, der Rückschluß auf die Lage der Hörschwelle ist nur unter Zuhilfenahme empirisch ermittelter Regeln und auch dann nur unter Vorbehalten möglich. Der Zusammenhang zwischen beiden Schwellen kann durch Bestimmung der Potentialschwelle bei Probanden und Patienten mit tonaudiometrisch gesicherter Hörschwelle ermittelt werden. Hieraus oder durch Differentiation der in Abschn. 7.1 eingeführten Nachweiswahrscheinlichkeit für Potentiale kann die statistische Wahrscheinlichkeit für die Lage der Hörschwelle berechnet (Hoth u. Weber 1990) und auf den Einzelfall angewendet werden.

Nach Festlegung des niedrigsten Reizpegels mit gerade noch nachweisbarem Potential ist dann beispielsweise in der CERA die Hörschwelle im Mittel 17 dB unterhalb dieses Pegels zu erwarten, die Halbwertsbreite der Verteilung beträgt 10 dB (Hoth 1993). Diese Sachverhalte sind in Abb. 10.1 verdeutlicht. Die CERA erweist sich damit als ein v. a. wegen ihrer Frequenzspezifität zwar unentbehrliches Werkzeug zur objektiven Hörschwellenbestimmung, ist aber von sehr beschränkter Genauigkeit. Zudem sind die Ergebnisse stark von der Vigilanz des Patienten abhängig, und Reifungsprozesse stehen der Anwendung der Methode im Kindesalter teilweise im Wege (Kevanishvili et al. 1985, vgl. auch Kap. 8).

Bei der Hörschwellenbestimmung mit Hilfe der Potentiale mittlerer Latenz sind die Probleme ähnlich gelagert wie bei den späten Potentialen: Bei Verwendung von Tonimpulsen ist zwar eine gute Frequenzspezifität gegeben, die Deut-

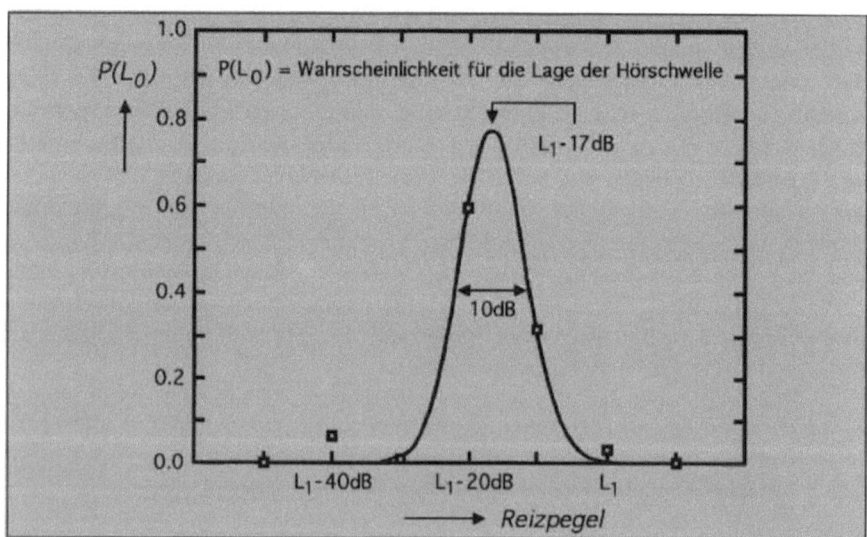

Abb. 10.1. Die größte Wahrscheinlichkeit für die Lage der Hörschwelle L_0 [$P(L_0)$] ist in der CERA ca. 17 dB unterhalb der Potentialschwelle L_1 zu erwarten. Diese erhält man aus einer Serie von SAEP-Messungen als den niedrigsten Pegel, bei dem der Potentialkomplex N1-P2-N2 noch beobachtbar ist

lichkeit der Potentiale ist aber ebenfalls von der Vigilanz des Patienten und von der Reifung der Hörbahn abhängig (Lenarz et al. 1986a). Werden dieselben Potentiale mit Hilfe der 40-Hz-Technik nachgewiesen (vgl. Abschn. 5.2), so gewinnt die Bestimmung der Potentialschwelle wegen der Potentialüberlagerung deutlich an Genauigkeit (Stürzebecher et al. 1985a), und die aus der Potentialschwelle abgeleitete Hörschwelle weicht im Mittel um etwa 10 dB von der tonaudiometrisch ermittelten Hörschwelle ab (Sammeth u. Barry 1985), wobei die Diskrepanz aber im Schlaf erheblich größer sein kann (Kankkunen u. Rosenhall 1985).

Die Ermittlung einer Hörschwelle aus den FAEP mit der BERA ist durch den Mangel an Frequenzspezifität geprägt. Aus den in Kap. 4 und 8 geschilderten Gründen ergeben sich nur bei Verwendung der breitbandigen Clickreize Reizantworten, die hinsichtlich ihrer Größe und Reproduzierbarkeit für die klinische Verwendung tauglich sind. Auch die in Kap. 5 beschriebenen Verfahren zur Erhöhung der Frequenzspezifität mittels Maskierungstechniken sind für die routinemäßige Anwendung wegen ihres teilweise enormen Zeitbedarfs nicht geeignet. Die einzige Schwelle, die aus den FAEP mit akzeptabler Zuverlässigkeit ermittelt werden kann, ist also die Potentialschwelle für Clickreizung. Mit den tonaudiometrisch ermittelten Hörschwellen korreliert sie am besten im Hochtonbereich, der von verschiedenen Autoren zwischen 1 kHz und 4 kHz (Jerger u. Mauldin 1978), zwischen 4 kHz und 8 kHz (Coats u. Martin 1977) und zwischen 2 kHz und 4 kHz (van der Drift et al. 1987) angegeben wird. Feinstrukturen im Verlauf der Hörschwelle können mit clickevozierten FAEP nicht nachgewiesen werden (Eggermont 1982). Der Nachteil der mangelnden Frequenzspezifität wird aber in der klinischen Praxis durch die vielfach nachgewiesene Unabhängigkeit der frühen Potentiale vom Vigilanzzustand häufig aufgewogen.

Zu einer Hörschwellenbestimmung mit der BERA wird vornehmlich das Potential J5 ausgewertet, weil es, wie aus Abb. 7.3 hervorgeht, als einziges der frühen Potentiale bis nahe an die Hörschwelle nachweisbar ist. Wie in Abschn. 7.1 begründet, sollte wegen der Anteile niedriger Frequenzen in diesem Potential eine möglichst breitbandige Ableitung durchgeführt werden. Die in Abb. 7.3 gezeigten Werte für die Nachweiswahrscheinlichkeit des Potentials J5 in Abhängigkeit vom Reizpegel ergeben unter diesen Voraussetzungen die in Abb. 10.2 wiedergegebene Charakteristik für die Lage der Hörschwelle L_0 bei bekannter Potentialschwelle L_1.

Zur Auffindung der Potentialschwelle wird aus der Serie von Mittelungskurven die Potentialschwelle als der niedrigste Reizpegel abgelesen, bei dem ein Potential J5 gerade noch erkennbar ist. Große Sorgfalt sollte während der Messung darauf verwandt werden, die Serie von Ableitungen nicht vorzeitig abzubrechen. Die Erfahrung zeigt, daß sich auch bei Normalhörenden oftmals um etwa 50 dB Potentialmuster ergeben, die sehr viel undeutlicher ausgeprägt sind als bei niedrigeren Reizpegeln (vgl. Abb. 9.4). Eine komplette Mittelungsserie sollte mindestens eine Ableitung enthalten, in der verläßlich keine Potentiale enthalten sind. Auf der sicheren Seite befindet man sich, wenn man eine *weitere* Messung bei nochmal niedrigerem Reizpegel anschließt und auch in dieser keine reproduzierbaren Potentiale enthalten sind. Aus der so ermittelten Potential-

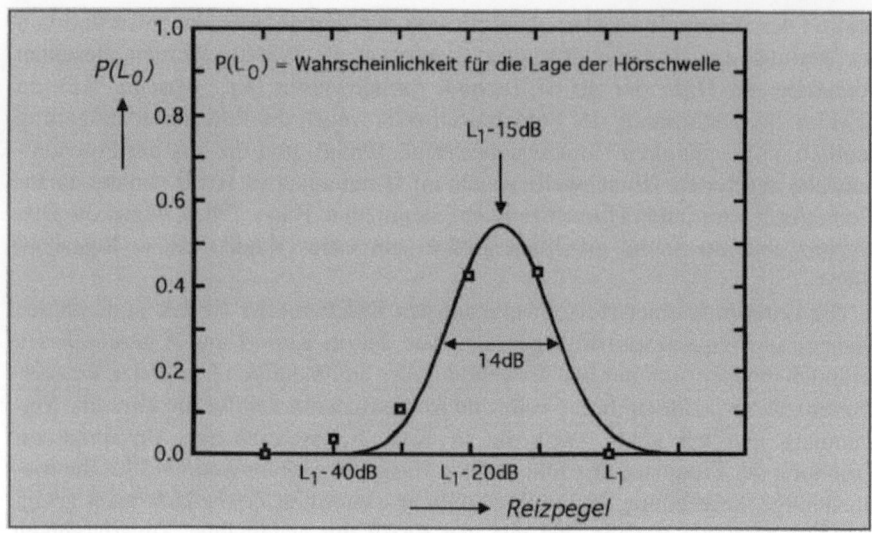

Abb. 10.2. Die größte Wahrscheinlichkeit für die Lage der Hörschwelle L_0 [$P(L_0)$] ist in der BERA ca. 15 dB unterhalb der Potentialschwelle L_1 zu erwarten. Diese erhält man aus einer Serie von FAEP-Messungen als den niedrigsten Pegel, bei dem das Potential J5 noch beobachtbar ist

schwelle ergibt sich nach Abb. 10.2 eine um 15 dB niedriger liegende Hörschwelle. Diese ist im Audiogramm im Bereich 2 – 4 kHz anzusiedeln.

Die den Abb. 7.3 und 10.2 zugrundeliegenden Daten wurden aus einer Untersuchung gewonnen, bei der die FAEP an 29 normalhörenden Erwachsenen ohne eine Sedierung abgeleitet wurden. Nur ein Teil der Probanden verfiel während der Messung in Spontanschlaf. Es ist wegen des im Schlaf günstigeren Signal/Rausch-Verhältnisses zu erwarten, daß sich bei genereller Anwendung einer Sedierung die Nachweisbarkeit der Potentiale erhöht und sich dadurch der mittlere Abstand zwischen Potentialschwelle und Hörschwelle verringert. In der Literatur finden sich hinsichtlich dieses Abstandes Angaben, die den hier vorgestellten Zahlen gut entsprechen; sie bewegen sich im Bereich von 0 dB (van der Drift et al. 1987) über 5 dB (Elberling u. Don 1987a) bis 16 dB (Deacon-Elliott et al. 1987). Ein signifikanter Unterschied im Abstand zwischen Potentialschwelle für J5 und Hörschwelle ergibt sich eigenen Daten zufolge zwischen weiblichen und männlichen Probanden, nämlich 15 dB bzw. 19 dB. Das ist eine direkte Folge der Tatsache, daß die an normalhörenden Frauen gemessenen Potentialamplituden bei allen Reizpegeln signifikant ($p \leq 1$ %) größer sind als bei normalhörenden Männern. Streng genommen muß daher bei der Extrapolation von der Potentialschwelle auf die Hörschwelle das Geschlecht des Patienten mitberücksichtigt werden.

Verantwortlich für den endlich großen Abstand zwischen Potential- und Hörschwelle ist die Tatsache, daß schwache Reize, wie sie für die Auffindung der Wahrnehmungsschwelle notwendig sind, nur schwache evozierte Potentiale zur Folge haben und diese im EEG-Grundrauschen schwer nachweisbar sind. Durch

Verbesserung der statistischen Voraussetzungen, d. h. durch Erhöhung der Zahl von Mittelungen oder mehrfache Wiederholung der Messung, läßt sich die Nachweisbarkeit erhöhen und der Abstand zwischen Potential- und Hörschwelle verringern. Annähernd derselbe Effekt, jedoch unter Umgehung des zusätzlichen Zeitaufwandes, kann durch eine mehrkanalige Messung, etwa die simultane Registrierung der ipsi- und der kontralateralen Ableitung, erzielt werden. Nebenbei erhält der Untersucher gleichzeitig Informationen für das Studium der binauralen Interaktion (Thodi u. Katbamna 1993).

Die praktische Ermittlung der Hörschwelle mit Hilfe der FAEP wird zusätzlich dadurch erschwert, daß bei sensorineuralen Hörstörungen der Abstand zwischen Potentialschwelle und Reintonschwelle (als Mittelwert der Hörverluste bei 1 kHz, 2 kHz und 4 kHz berechnet) mit steigendem Hörverlust stark zunimmt (Jerger u. Mauldin 1978): Bei tonaudiometrischen Hörverlusten von 25 dB liegt die Clickpotentialschwelle im Mittel bei 40 dB, beträgt der tonaudiometrische Hörverlust dagegen 60 dB, so liegt die Potentialschwelle im Mittel erst bei 100 dB. Andererseits ergeben psychoakustische Untersuchungen eine *Abnahme* des Abstandes zwischen Dauertonschwelle und Pulstonschwelle mit zunehmendem Hörverlust (Elberling u. Don 1987a). Die Erkenntnisse hinsichtlich der psychoakustischen und elektrophysiologischen Wirkungen von Kurzzeitreizen sind also nicht frei von Widersprüchen, und die Verwendung des Clickreizes zur Hörschwellenbestimmung muß daher als problematisch gewertet werden.

Die Problematik der mangelnden Frequenzspezifität bei Verwendung des Clickreizes ist von Döring (1981) aufgegriffen worden und hat zur Erstellung eines Modells für die Informationsverarbeitung im Innenohr geführt, mit dessen Hilfe aus den bei Clickreizung ermittelten Latenzen die Beiträge einzelner Abschnitte der Basilarmembran abgeschätzt werden können. Aus den beobachteten Latenzkennlinien werden für einzelne Frequenzbänder Nomogramme konstruiert, die eine Rekonstruktion des Audiogramms ermöglichen. Außer bei extrem steilen Flanken läßt sich dem Autor zufolge die tonaudiometrisch ermittelte Hörschwellenkurve auf diese Weise in vielen Fällen zufriedenstellend rekonstruieren.

Trotz der beschriebenen methodischen Mängel ist die Hirnstammaudiometrie in vielen Fällen, z. B. bei Säuglingen und Kleinkindern, das einzige verläßlich arbeitende Verfahren zur Abschätzung des Hörvermögens. Es ist daher naheliegend, die mit der BERA erhältliche Information über Hörschwelle und Dynamikbereich für die schwierige Aufgabe der Hörgeräteanpassung in frühen Lebensjahren heranzuziehen. Die in dieser Hinsicht unternommenen Versuche (Kießling 1982, 1983; Kileny 1982; Stecker 1982) leiten die nötige Verstärkung des Hörgerätes aus den für Click- und 500-Hz-Reize ermittelten Hörverlusten ab. Die Reizpegelabhängigkeit der Potentialamplitude gibt Hinweise auf das Vorliegen eines Recruitments und somit auf die Notwendigkeit einer Verstärkungsregelung. Die aus der FAEP-Ableitung ermittelte Amplitudenkennlinie wird mit ihrem Normalverlauf (vgl. Abb. 7.12) verglichen und die beiden Linien durch ein Projektionsverfahren ineinander übergeführt. Als Ergebnis erhält man Richtwerte für die nötige Verstärkung und die Dynamikkompression. Aufgrund der vielen mit diesem Verfahren verbundenen Unsicherheiten – sowohl in der frequenzspezifischen Hörschwellenbestimmung als auch in der zwar bekannten, aber sehr groben Korrelation zwischen den Eigenschaften der frühen Potentiale und den subjektiven Wahrnehmungen (Steffens u. Kießling 1991) – muß die Hörgeräteauswahl mit Hilfe der BERA sehr vorsichtig angewandt werden und vorläufig den Fällen vorbehalten bleiben, in denen keine alternativen Anpaßverfahren zur Verfügung stehen. Auch die objektive Überprüfung des Anpaßerfolges mit Hilfe der FAEP ist problematisch, da die akustische Wellenform des Clickreizes vom Reizpegel und den Zeitkonstanten der Regelungen abhängig ist.

Um der ERA als Verfahren zur Hörschwellenbestimmung innerhalb der Audiometrie einen angemessenen Platz zuweisen zu können, müssen ihre Nachteile, nämlich die begrenzte Genauigkeit und der teilweise Mangel an Frequenzspezifität, gegen den Vorteil der nicht erforderlichen Kooperation abgewogen werden. Die ERA kann nicht grundsätzlich als ein Ersatz – und schon gar nicht als ein *überlegener* Ersatz – für die psychoakustische Schwellenbestimmung angesehen werden. Ihr praktischer Einsatz muß sich an der Gesamtheit der audiometrischen Methoden und deren spezifischen Stärken und Schwächen orientieren. Ohne Zweifel kommt der ERA bei der Früherkennung von Hörstörungen im Säuglings- und Kleinkinderalter ein hoher Stellenwert zu, weil der Anwendung der subjektiven Methoden hier sehr enge Grenzen gesetzt sind. Umfangreiche, auf Screening- und Follow-up-Untersuchungen basierende Studien (Hyde et al. 1991) belegen die hohe Sensitivität (90%) und Spezifität (95%) dieser Methode. Die Effektivität kann durch ein enges Netz von Nachuntersuchungen, wie sie bei Kindern mit besonderen Risikofaktoren als notwendig angesehen werden (Hess et al. 1991), weiter gesteigert werden.

10.2 Zuverlässigkeit der Topodiagnostik

Zu einer Topodiagnostik im weitesten Sinne, d. h. zur Feststellung des genauen Ortes einer Hörstörung innerhalb des gesamten Hörsystems, sind die ERA-Methoden nur begrenzt geeignet. Praktisch relevant ist v. a. die Unterscheidung zwischen sensorischer (kochleärer) und neuraler (retrokochleärer) Hörstörung. Hierzu werden die mit der BERA gemessenen FAEP herangezogen. Die für die Differentialdiagnose wichtigste Meßgröße ist die oftmals mit Hirnstammlaufzeit bezeichnete Latenzdifferenz t_5-t_1.

Wie alle biologischen Größen ist auch die Latenzdifferenz t_5-t_1 natürlichen Streuungen unterworfen, die ihren Einsatz als Indikator für retrokochleäre Läsionen problematisch gestalten. In Abb. 10.3 sind die Verteilungen dieser Meßgröße für 2 Patientengruppen aufgetragen und miteinander verglichen. Die erste Gruppe besteht aus 38 Patienten mit operativ gesichertem Akustikusneurinom (AN), die Kontrollgruppe besteht aus ebenfalls 38 Patienten, die in der Alters- und Geschlechtsverteilung mit den Patienten aus der AN-Gruppe übereinstimmen und unterschiedliche Innenohrerkrankungen ohne retrokochleäre Beteiligung aufweisen. Für die Erstellung der Histogramme wurden die verfügbaren Daten aller Reizpegel verwendet. Man erhält 2 deutlich voneinander getrennte Häufigkeits-

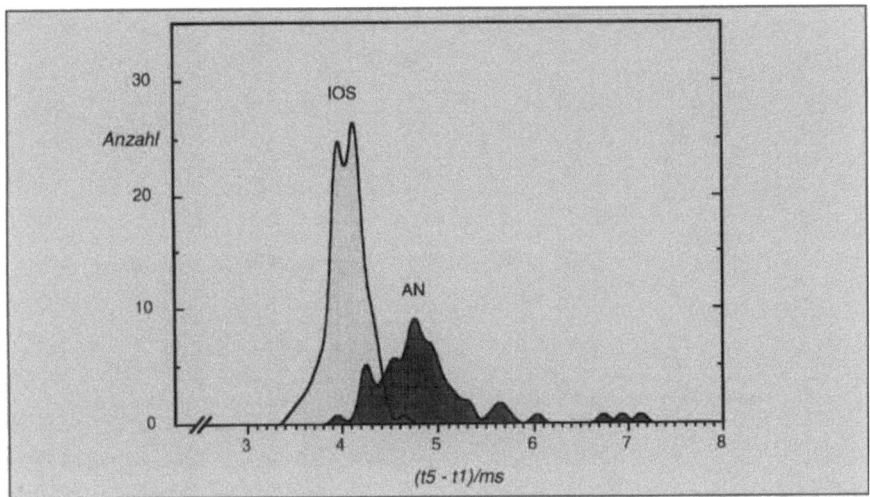

Abb. 10.3. Verteilungen der Latenzdifferenz t_5-t_1 für eine Patientengruppe mit operativ gesichertem Akustikusneurinom (AN) und eine aus Patienten mit Innenohrschwerhörigkeiten (IOS), aber ohne retrokochleäre Schädigungen bestehende Kontrollgruppe. Beide Gruppen enthielten 38 Patienten beiderlei Geschlechts

verteilungen für t_5-t_1, wobei die Latenzdifferenzen im Fall retrokochleärer Prozesse im Mittel größer sind. Im Einzelfall kann aber, wie die Überlappung der 2 Verteilungen zeigt, ein Patient *ohne* neurale Läsion durchaus eine größere Hirnstammlaufzeit aufweisen als ein Patient *mit* einer solchen Schädigung.

Bei der Beurteilung eines individuellen Meßergebnisses für die Latenzdifferenz t_5-t_1 muß anhand eines Grenzwertes entschieden werden, ob der erhaltene Zahlenwert dafür spricht, den Patienten der Gruppe ohne oder der Gruppe mit neuraler Hörstörung zuzurechnen. Liegt der als Maßstab dienende Grenzwert sehr niedrig, so werden ungerechtfertigt viele Patienten einer retrokochleären Störung verdächtigt (falsch-positive Ergebnisse), und Patienten mit tatsächlich vorliegenden neuralen Schädigungen werden auf keinen Fall übersehen (hohe Sensitivität). Setzt man einen hohen Grenzwert als Kriterium z. B. für eine weiterführende Diagnostik an, so werden viele tatsächlich vorliegende retrokochleäre Läsionen übersehen (falsch-negative Ergebnisse), und die meisten positiven Befunde sind gerechtfertigt (hohe Spezifität). Die Überlappung der Verteilungskurven hat also die unausweichliche Konsequenz, daß die Methode nicht gleichzeitig eine hohe Sensitivität und eine hohe Spezifität aufweisen kann. Dieser Sachverhalt ist in Abb. 10.4 anhand derselben Daten nochmal in anderer Weise dargestellt: Eine Erniedrigung der Rate falsch-positiver Befunde bewirkt automatisch eine Erhöhung der Rate falsch-negativer Befunde, und es obliegt der Verantwortung des Auswerters, zwischen beiden Möglichkeiten den geeigneten Kompromiß zu finden. Aus Abb. 10.4 kann direkt abgelesen werden, daß bei der Verwendung eines Grenzwertes von ca. 4,3 ms falsch-positive und falsch-negative Aussagen in etwa 10% der Fälle auftreten werden.

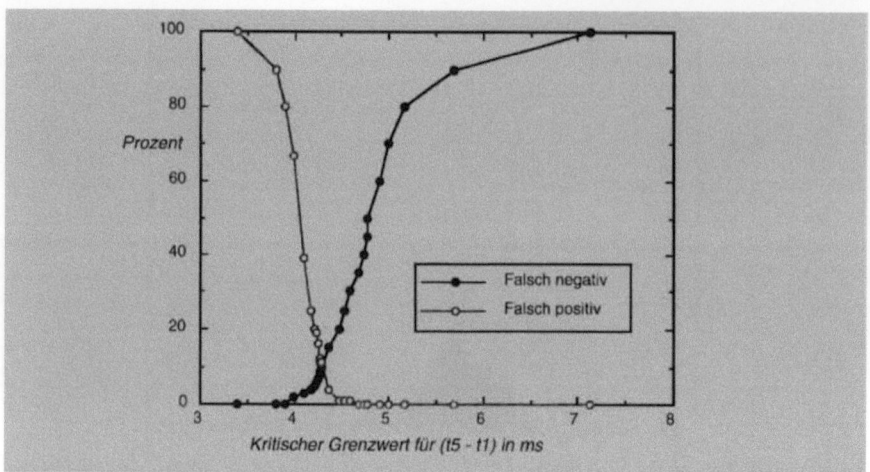

Abb. 10.4. In Abhängigkeit vom gewählten Grenzkriterium liefert die Auswertung der Latenzdifferenz t_5-t_1 entweder beliebig wenige falsch-positive oder beliebig wenige falsch-negative Aussagen, niemals aber beides gleichzeitig. Die gezeigten Fehlerquoten wurden aus den in Abb. 10.3 gezeigten Verteilungen berechnet

Das Auftreten von überdurchschnittlich großen Werten für die Hirnstammlaufzeit t_5-t_1 bei Patienten ohne retrokochleäre Störung ist eine unmittelbare Folge der biologisch und meßtechnisch bedingten Streuungen. Sinngemäß gilt das gleiche für die Beobachtung, daß Patienten mit einer nachgewiesenen Hörstörung neuralen Ursprungs nicht zwangsläufig eine signifikant verlängerte Hirnstammlaufzeit aufweisen müssen. Es kommt aber – außer der trivialen Feststellung, daß ein Neurinom des 8. Hirnnervs nicht zwangsläufig die Signalverarbeitung im *kochleären* Teil dieses Nervs beeinträchtigen muß – ein weiterer Effekt hinzu, welcher trotz einer Schädigung des Hörnervs eine im Normbereich liegende Latenzdifferenz t_5-t_1 zur Folge haben kann: Kochleäre Schädigungen, welche beispielsweise mit einem Akustikusneurinom zufällig oder ursächlich bedingt einhergehen, haben oftmals eine *Verkürzung* der Latenzdifferenz t_5-t_1 zur Folge (Sohmer et al. 1991). Dies kann durch die unterschiedliche Auswirkung eines peripheren Hörverlustes auf die Latenzen der Potentiale J1 und J5 gedeutet werden (vgl. Abschn. 7.3). Das *gleichzeitige* Auftreten von kochleären und retrokochleären Störungen läßt die Grenze zwischen beiden verschwimmen; bei ausschließlich *isoliert* auftretenden sensorischen oder neuralen Läsionen wäre die anhand der Hirnstammlaufzeit mögliche Unterscheidung effektiver. Der Untersucher kann dies durch eine Berücksichtigung der auf Innenohrschäden hinweisenden Befunde (z. B. Recruitment) in die Beurteilung einfließen lassen.

Die Latenzdifferenz t_5-t_1 kann als Entscheidungskriterium bei der Diagnosegewinnung nur herangezogen werden, wenn das Potential J1 nachweisbar ist. Gelingt es auch bei den höchsten einsetzbaren (und vertretbaren) Reizstärken nicht, dieses Potential darzustellen, so kann t_5-t_1 mit Hilfe der Elektrokochleographie (ECochG) ermittelt werden, indem t_5 aus dem in der BERA nachgewiesenen Potential J5 mit dem aus der ECochG erhaltenen Wert für t_1 verrechnet wird (s. Abb. 9.26). Bei der Verwendung unterschiedlicher Wandler und Abstände ist für die Differenzbildung ggf. eine Korrektur von Schallpegel und Schallweg zu berücksichtigen. Die Durchführung der invasiven ECochG-Untersuchung ist allerdings entbehrlich, wenn das mit der BERA abgeleitete Potential J5 ohne Verzögerung auftritt. In diesem Fall läßt sich eine Verlängerung von t_5-t_1 auch ohne den Nachweis von J1 ausschließen.

Die Abwesenheit des Potentials J1 ist wegen der oftmals erheblichen Hörverluste in der klinischen Praxis eine relativ häufige Situation. Es besteht deshalb Anlaß zur Frage, ob nicht die Latenzen der anderen Potentiale, v. a. des stabilen und gut nachweisbaren J5, für sich betrachtet bereits einen ähnlichen Informationsgehalt haben wie die Latenzdifferenz t_5-t_1. Wenn die Hirnstammlaufzeit verlängert ist, muß notwendigerweise das Potential J5 mit verlängerter Latenz auftreten. Umgekehrt kann eine Verzögerung von J5 aber nicht nur neurale Ursachen haben, sondern auch auf Anomalien im Mittel- oder Innenohr zurückzuführen sein. Geht man einerseits davon aus, daß Schalleitungsschwerhörigkeiten auch ohne die BERA aufgedeckt werden und daher dem Untersucher bekannt sind, und nimmt man andererseits an, daß die Latenzverzögerungen durch Innenohrstörungen wegen des Lautheitsausgleichs bei hohen Reizpegeln gering sind, so kann die weit überschwellig gemessene Latenz t_5 des Potentials J5 mit guter Berechtigung auf ihre Eignung geprüft werden, neurale Veränderungen direkt, d. h. ohne Verrechnung mit t_1, anzuzeigen.

Die statistische Untersuchung des Latenzverhaltens von J5 bei Innenohrschwerhörigkeiten (vgl. Abb. 7.16) zeigt eine starke – möglicherweise auf die Auslösung des Stapediusreflexes zurückgehende – Zunahme der Latenzen oberhalb 80 dB nHL. Die beste Diskrimination zwischen geringen (innenohrbedingten) und starken (neural bedingten) Latenzverlängerungen ist deshalb bei eben diesem Reizpegel zu erwarten. Tatsächlich zeigt eine statistische Untersuchung

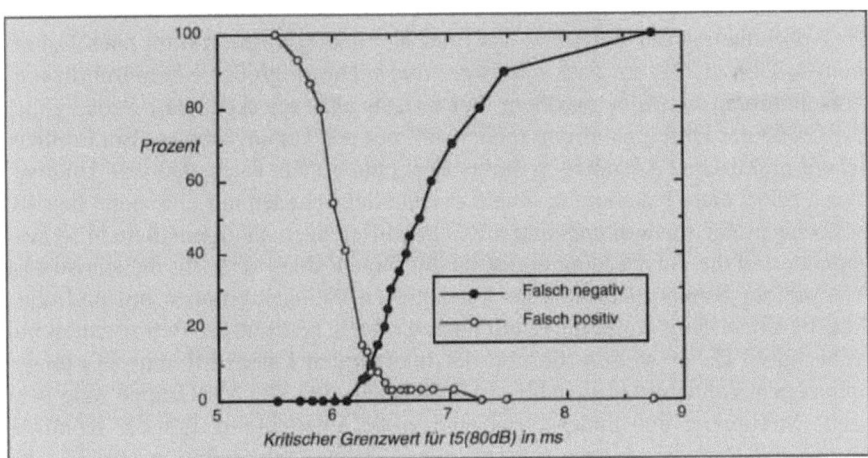

Abb. 10.5. Darstellung der Raten falsch-positiver und falsch-negativer Befunde bei Verwendung der Latenz t_5 (gemessen bei einem Reizpegel von 80 dB) zur Erkennung retrokochleärer Hörstörungen

der Daten, daß die Verteilungen der Latenzen der 2 verglichenen Patientengruppen (AN und IOS) bei einem Reizpegel von 80 dB nHL ähnlich gut getrennt sind wie die über alle Reizpegel ermittelten Verteilungen der Latenzdifferenz t_5–t_1. Die aus diesen Verteilungen sich ergebenden Quoten falsch-positiver und falschnegativer Befunde sind in Abhängigkeit vom gewählten Grenzkriterium in Abb. 10.5 dargestellt. Ein Grenzwert von 6,3 ms hat beispielsweise die Eigenschaft, daß im Falle seiner Überschreitung mit nur etwa 10% kein retrokochleärer Schaden vorliegt. Die Schärfe der Trennung zwischen den Konditionen „AN" und „Non-AN" ist, wie die Steilheit der in Abb. 10.4 und 10.5 gezeigten Kurven zeigt, für den Parameter t_5 (80 dB) nicht ganz so gut wie für t_5–t_1. In Ermangelung der Latenz von J1 ist die erzielbare Trennschärfe jedoch durchaus akzeptabel. Dieses Ergebnis deckt sich mit Aussagen in der Literatur (Kreutzwald 1987; Berg et al. 1985b).

Weiter verbessern kann man die Aussagekraft des Latenzwertes von Potential J5, wenn der tonaudiometrisch ermittelte Hochtonhörverlust des untersuchten Ohres in die Auswertung einbezogen wird (Mathe et al. 1991). Ausgehend von der plausiblen und mehrfach bewiesenen Vorstellung, daß im Falle einer innenohrbedingten Hörstörung das Ausmaß der Verzögerung von J5 durch die Stärke des Hörverlustes bestimmt wird (Selters u. Brackmann 1977; Hyde u. Blair 1981; Stürzebecher et al. 1989), können reizpegelabhängige Grenzkurven berechnet werden, anhand derer die gemessenen Latenzwerte eine sehr viel effektivere Unterscheidung zwischen sensorisch und neural bedingten Potentialverzögerungen zulassen (Hoth 1991a). Insbesondere vermeidet die Berücksichtigung des Hochtonhörverlustes bei der Beurteilung der Latenz von J5 das gehäufte Zustandekommen falsch-positiver Befunde in Fällen hochgradiger Hochtonschwerhörigkeit.

Als ein wichtiges Merkmal retrokochleärer Störungen wird häufig die Seitendifferenz verschiedener Parameter angesehen. Einer der bei den FAEP gut auswertbaren Parameter ist die Latenz des Potentials J5. Dessen Seitendifferenz, d. h. der Absolutbetrag der Differenz aus t_5(rechts) und t_5(links), nimmt nach Eggermont u. Don (1986) im Fall einseitiger und nicht zu großer Kleinhirnbrückenwinkeltumoren signifikant größere Werte an als ohne retrokochleäre Schädigung. Die Größe der Differenz nimmt tendenziell mit der Tumorgröße zu. Ein Problem bei der praktischen Ausnützung dieses Konzepts besteht darin, daß dem Untersucher a priori nicht bekannt ist, ob ein eventueller Schaden nur eine Seite betrifft. Bei beidseitiger Auswirkung sind die Seitendifferenzen naturgemäß nicht so ausgeprägt, und die Auswertung ergibt unauffällige Zahlenwerte. In die statistische Analyse der bereits mehrmals herangezogenen Patientengruppen mit und ohne Akustikusneurinom wurden bewußt auch die Fälle beidseitiger Betroffenheit mit einbezogen. Daher weisen die von der interauralen Latenzdifferenz IT_5 eingenommenen Zahlenwerte in Abb. 10.6 einerseits für die AN-Gruppe eine sehr große Streubreite und andererseits eine große Überlappung mit der Kontrollgruppe auf. Darüber hinaus müssen zur korrekten Interpretation von IT_5 die innenohrbedingten Hörverluste beider Seiten berücksichtigt werden. Unabhängig davon zeigt sich aber, daß sich bei den Patienten ohne retrokochleäre Störung die an beiden Ohren ermittelten Latenzen von J5 niemals um mehr als 0,5 ms unter-

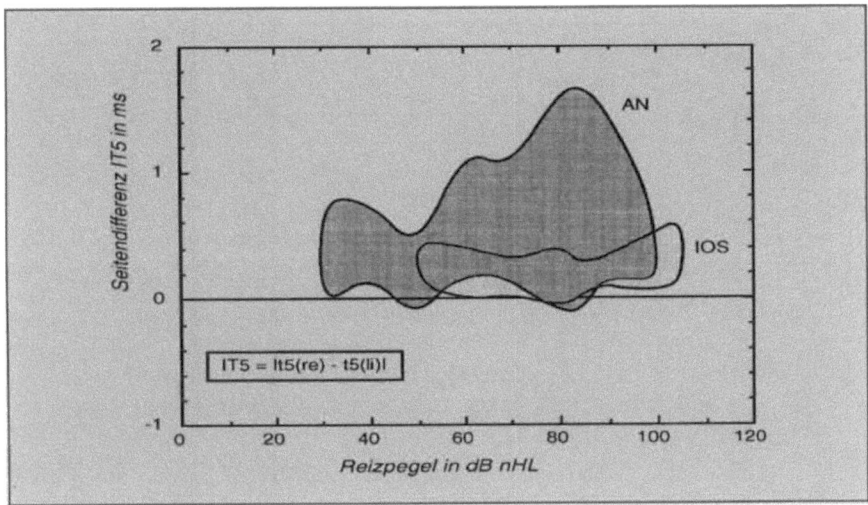

Abb. 10.6. Seitendifferenz der Latenz von Potential J5 in Abhängigkeit vom Reizpegel für die Patientengruppe mit Akustikusneurinom (*AN*) und für die Kontrollgruppe mit Innenohrschwerhörigkeiten (*IOS*) ohne retrokochleäre Beteiligung. Eingezeichnet sind die Bereiche, die sich aus Mittelwert ± Standardabweichung ergeben

scheiden. Der Parameter IT_5 ist also für die Erkennung retrokochleärer raumfordernder Prozesse mit Einschränkungen geeignet.

Der in Abb. 10.6 erkennbaren Abhängigkeit der interauralen Latenzdifferenz IT_5 vom Reizpegel sollte keine große Bedeutung beigemessen werden. Vielmehr wird sie, aufgrund der geringen Fallzahl, v. a. von statistischen Streuungen verursacht. Zumindest bei rein neuralen Schäden sollte aber eine einseitige Latenzverlängerung nicht vom Reizpegel abhängen, da nur kochleäre Mechanismen eine solche Abhängigkeit bewirken können.

Analog zum interauralen Latenzvergleich IT_5 kann ein Seitenvergleich der Latenzdifferenz t_5-t_1 durchgeführt werden. Auch hier liegt der Gedanke zugrunde, daß die auf neurale Schäden empfindliche Hirnstammlaufzeit vornehmlich auf der betroffenen Seite verlängert sein wird. Gegenüber IT_5 bietet die so berechnete Differenz IT_{5-1} den Vorteil größerer Stabilität gegenüber seitenverschiedenem Hörverlust (Stürzebecher et al. 1985b, 1989). Da bereits die auf einer Seite berechnete Latenzdifferenz t_5-t_1 in sehr guter Näherung nicht von der Reizintensität abhängt, gibt es keinen Anlaß, von der Seitendifferenz IT_{5-1} eine Reizpegelabhängigkeit zu erwarten. Dies wird von der Auswertung der Daten einzelner Patienten gut bestätigt. Die Verteilungen der bei unterschiedlichen Reizpegeln erhaltenen Seitendifferenzen der Hirnstammlaufzeit sind für die Gruppe von 38 operativ nachgewiesenen Akustikusneurinomen und die ebenfalls 38 Fälle umfassende Kontrollgruppe in Abb. 10.7 wiedergegeben. Zwar kommen unter den Patienten mit retrokochleären Schäden größere Werte für die Seitendifferenz häufiger vor als in der Kontrollgruppe, insgesamt sind die 2 Verteilungskurven aber nicht deutlich voneinander abgesetzt. Das geht wiederum darauf zurück, daß in der AN-Population 6 Patienten mit beidseitigen Tumorauswirkungen enthalten

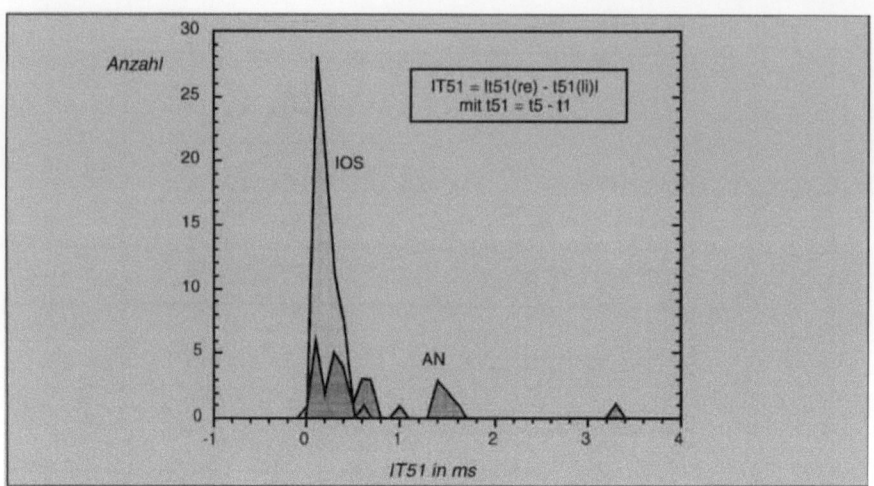

Abb. 10.7. Histogramme für die Seitendifferenz der Latenzdifferenz t_5-t_1, berechnet aus den Potentialen J5 und J1 für die Patientengruppe mit Akustikusneurinom (*AN*) und für die Kontrollgruppe mit Innenohrschwerhörigkeiten (*IOS*) ohne retrokochleäre Beteiligung

sind, bei denen die Seitendifferenzen unauffällig sind. Nach Elimination dieser 6 Fälle ergibt sich eine deutlich bessere Trennschärfe, die aber keine praktische Relevanz besitzt, da eine beidseitige Beteiligung zum Zeitpunkt der Untersuchung i. allg. nicht bekannt ist.

Die Auswertung der Seitendifferenz der Hirnstammlaufzeit t_5-t_1 setzt voraus, daß sich für zumindest einen Reizpegel ein Zahlenwert für t_5-t_1 aus den FAEP-Ableitungen beider Seiten ermitteln läßt. In diesem günstigen Fall liegt aber insbesondere ein Wert für t_5-t_1 auf der betroffenen Seite vor, und er gibt bereits für sich allein einen sehr brauchbaren Hinweis auf eine retrokochleäre Störung. Nur wenn dieser Einzelwert die kritische Grenze *nicht* überschreitet, ist von der Seitendifferenz eine zusätzliche Information zu erwarten. Da solche Konstellationen durchaus anzutreffen sind, sollte aus den verfügbaren Werten von t_5-t_1 die Seitendifferenz berechnet und ausgewertet werden, wann immer dies möglich ist.

Viele in der Praxis angetroffenen Fälle retrokochleärer Hörstörungen sind dadurch gekennzeichnet, daß die Hirnstammlaufzeit t_5-t_1 wegen des nicht nachweisbaren Potentials J1 nicht bestimmt werden kann, eine mehr oder weniger ausgeprägte Verzögerung des Potentials J5 beobachtet wird und die Seitendifferenz der Latenzwerte unauffällig ist. In solchen Fällen kann der Auswerter versuchen, anhand der Latenzkennlinie von J5 und ihrer in den Abschn. 7.2 und 7.3 beschriebenen Merkmale zwischen rein sensorischen und neuralen Hörstörungen zu unterscheiden. Voraussetzung hierzu ist das Vorliegen vieler Meßwerte für t_5 bei verschiedenen Reizpegeln. Das Problem bei der Interpretation der Latenzkennlinie besteht darin, daß das Spektrum der kochleären Hörstörungen sehr breit ist und die Auswirkungen auf die Latenzkennlinie daher vielfältig sind. Durch Einbeziehung der aus frequenzspezifischen Latenzbestimmungen bekannten Daten lassen sich jedoch für eine pankochleäre oder basokochleäre Schwerhörigkeit sowie für den Fall einer Hochtonsenke Vergleichskurven konstruieren, deren Vergleich mit der gemessenen Latenzkennlinie die richtige Einordnung erleichtert (Heltriegel et al. 1992; Mathe et al. 1991; Janssen et al. 1988).

Die in der Amplitudenkennlinie enthaltene Information trägt in der Praxis nur selten wesentlich zur Diagnose bei. Die Zusammenfassung des reizpegelabhängigen Latenz- und Amplitudenverhaltens zu einer (vom Reizpegel unabhängigen) Amplituden-Latenz-Kennlinie A(t) kann aber durchaus aufschlußreich sein. Das normale gleichzeitige Vorliegen großer Amplituden A und kleiner Latenzen t bei hohen Reizintensitäten bewirkt, daß die solchermaßen erzeugten Kennlinien eine von links oben nach rechts unten abfallende Charakteristik aufweisen. Der Nutzen der A(t)-Kennlinien für die Elektrokochleographie ist von Eggermont (1976) ausführlich beschrieben worden und sinngemäß auf die FAEP übertragbar. Die bei retrokochleären Läsionen generell beobachtete Verlängerung der Latenz von Potential J5 und das tendenzielle Auftreten kleiner Amplituden ergeben für diese Fälle eine gegenüber der Norm (und gegenüber rein kochleären Schädigungen) nach rechts verschobene Amplituden-Latenz-Kennlinie $A_5(t_5)$. Dieser Trend ist in Abb. 10.8 gut zu erkennen. Die breite Überlappung zwischen den von den beiden Patientengruppen eingenommenen Regionen demonstriert allerdings die eingeschränkte Tauglichkeit der A(t)-Kennlinien zur Identifizierung neuraler Hörstörungen. Der Informationsgehalt der konstituierenden Kennlinien A(L) und t(L) ist naturgemäß größer, und die getrennte Betrachtung der Latenz- und Amplitudenkennlinie ist daher auch diagnostisch aussagekräftiger als die Auswertung der Amplituden-Latenz-Kennlinie.

Die klinisch relevanten Veränderungen der FAEP bei retrokochleären Störungen lassen sich, in der Reihenfolge ihrer Signifikanz, folgendermaßen zusammenfassen:

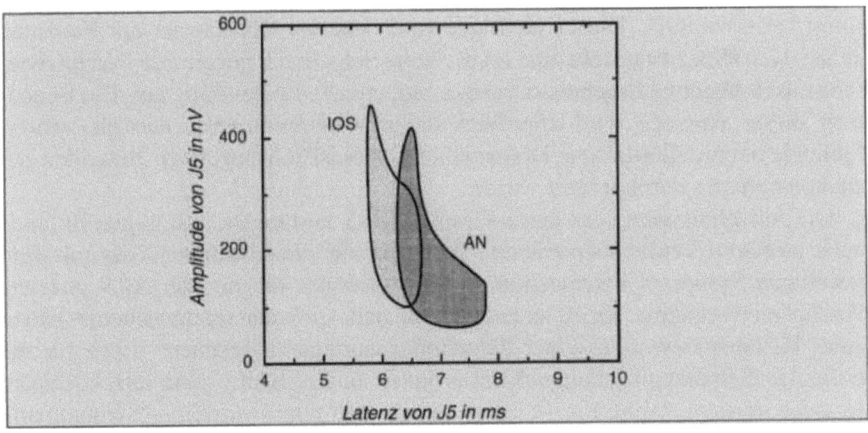

Abb. 10.8. Die Amplituden-Latenz-Kennlinien der Patienten mit Akustikusneurinom (*AN*) und der Patienten einer Kontrollgruppe ohne retrokochleäre Störung (*IOS*) nehmen in einem Amplituden-Latenz-Diagramm unterschiedliche, aber nicht vollständig voneinander getrennte Bereiche ein

▶ 1) Verlängerung der Latenzdifferenz t_5-t_1,
▶ 2) verändertes Potentialmuster (z B fehlende Potentiale),
▶ 3) Verzögerung des 5. Potentials,
▶ 4) falls Latenzdifferenz t_5-t_1 nicht bestimmbar: Verlängerungen in peripherer (t_3-t_1) oder zentraler (t_5-t_3) Komponente der Hirnstammlaufzeit,
▶ 5) auffällige Seitendifferenz der Hirnstammlaufzeit,
▶ 6) auffällige Seitendifferenz der Latenz von Potential J5,
▶ 7) Latenzkennlinie gegenüber der Normkennlinie parallel nach oben verschoben,
▶ 8) Amplitude des 5. kleiner als die des 1. Potentials,
▶ 9) flacher Verlauf der Amplitudenkennlinie,
▶ 10) große Diskrepanz zwischen Hörschwelle und Reizantwortschwelle.

Nicht alle der aufgezählten Kriterien begründen *für sich allein* bereits den Verdacht auf eine retrokochleäre Läsion, und nicht alle Kriterien müssen bei einer wirklich vorliegenden retrokochleären Läsion erfüllt sein. Die Wahrscheinlichkeit für eine retrokochleäre Störung steigt aber mit der Zahl von auffälligen Merkmalen. Es obliegt dem Auswerter, die einzelnen Faktoren zu wichten und zu einem Gesamtergebnis zusammenzufügen. Am Ende einer solchen differenzierten Abwägung kann nur noch eine Aussage darüber stehen, ob das Ergebnis der Untersuchung im Sinne einer retrokochleären Störung als auffällig oder unauffällig zu werten ist.

Zwangsläufig ergibt sich für die praktische Anwendung die Frage nach der mit einer derart vielschichtigen Auswertung verbundenen Quote richtig-positiver Befunde. Bei der Auswertung von etwa 1300 BERA-Untersuchungen wurde in 29% der Fälle aufgrund der oben formulierten Auswertekriterien der Verdacht auf eine retrokochleäre Störung ausgesprochen. Bei den anschließend einer Computer- oder Kernspintomographie zugeführten Patienten bestätigte sich dieser Verdacht in nur etwa 18% der Fälle. Die Quote falsch-positiver BERA-Befunde liegt somit bei etwa 80%. Dieser niedrigen (und von der Vorauswahl der Patienten abhängigen) Spezifität steht eine relativ hohe Sensitivität gegenüber: Nachgewiesene falsch-negative Ergebnisse traten in nur etwa 0,4% der Fälle auf. Die Bedeutung dieser Aussage wird allerdings dadurch eingeschränkt, daß die weiterführende neuroradiologische Diagnostik bei den BERA-negativen Befunden nur stichprobenartig durchgeführt wurde.

Die Aufschlüsselung der durch CT oder MRT bestätigten auffälligen Befunde nach primären Verdachtsmomenten (bezogen auf die Gesamtzahl der mit dem jeweiligen Symptom untersuchten Patienten) ergibt die in Abb. 10.9 gezeigte Häufigkeitsverteilung. Ihr ist zu entnehmen, daß – von den relativ seltenen Fällen einer Fazialisparese oder einer Trigeminusneuralgie abgesehen – v. a. für die einseitige Schallempfindungsschwerhörigkeit relativ häufig eine retrokochleäre Ursache vorliegt. Weiterhin ist zu erkennen, daß eine *beidseitige* Symptomatik bei Hörverlust, Tinnitus oder Hörsturz sehr viel seltener mit retrokochleären Störungen einhergeht als *einseitige* Beschwerden. Diese Aussagen können unmittelbar in praktisch anwendbare Indikationsregeln umgesetzt werden.

Zuverlässigkeit der Topodiagnostik

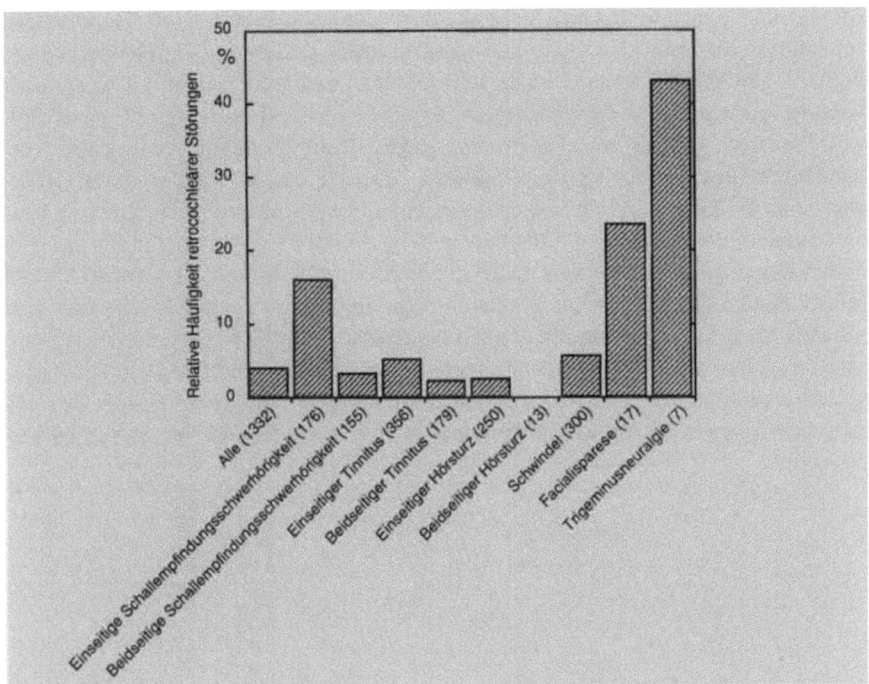

Abb. 10.9. Nach primären Verdachtsmomenten aufgeschlüsselte Häufigkeitsverteilung bestätigter auffälliger BERA-Befunde, erhalten aus der Auswertung und diagnostischen Weiterverfolgung der Daten von 1332 Patienten der Universitäts-HNO-Klinik Heidelberg

Beim Vergleich der Effektivität von BERA und bildgebenden Verfahren in Hinblick auf die Erkennung retrokochleärer Hörstörungen muß die Tatsache berücksichtigt werden, daß es sich bei ersterer um eine Funktionsprüfung des Hörnervs und des Hirnstamms handelt, die sich durch eine hohe Sensitivität auszeichnet. Die weitaus schlechtere Spezifität erklärt sich z. T. daraus, daß mit Hilfe bildgebender Verfahren nicht bei allen Krankheitsbildern ein morphologisches Substrat nachweisbar ist. Während Tumoren, Gefäßmißbildungen und Entmarkungsherde bei der multiplen Sklerose gut sichtbar gemacht werden können, trifft dies für zahlreiche neurodegenerative Krankheiten – diffuse Vaskulopathien, diffuse Hirnstammschäden oder Ganglienzellverluste sowie nichtfokale Schädigungen der Myelinscheiden – keineswegs zu. Sie müssen durch den klinischen Befund und weitere Funktionsprüfungen verifiziert werden. Zusätzlich steht zu vermuten, daß sich bereits subklinische Schäden in den FAEP niederschlagen, die jedoch nicht zu einem manifesten Krankheitsbild führen müssen. Die BERA ist eine auf vielfältige Funktionsstörungen empfindliche Hörprüfung. In Anbetracht deutlich verbesserter bildgebender Verfahren, besonders der Kernspintomographie, relativiert sich der Stellenwert der BERA als Screeningmethode zum Nachweis tumoröser retrokochleärer Schäden. So können kleine intrameatale Akustikusneurinome bereits ab einer Größe von 3 mm im MRT nachgewiesen werden, während die Hirnstammaudiometrie keinen retrokochleären Schaden nachzuweisen vermag. Unter dem Gesichtspunkt einer funktionserhaltenden Tumorresektion kommt der Früherkennung eine entscheidende Bedeutung zu. Dennoch kann die MRT die BERA als Screeningmethode nicht ersetzen, da sie mit wesentlich weniger Aufwand und preisgünstiger an jedem Ort und beliebig oft wiederholt werden kann. Liegen trotz normalem FAEP-Befund andere zwingende Verdachtsmomente für einen retrokochleären Schaden vor, so wird eine MRT indiziert sein. BERA und MRT liefern unterschiedliche Informationen, die sich häufig komplementär ergänzen. Die Anwendung zweier Diagnosemethoden auf dieselben Fragestellungen fordert zwar zu einem Vergleich ihrer Leistungsfähigkeit heraus, doch kann ein solcher Vergleich nicht eindeutig zugunsten der einen oder anderen Methode ausfallen. Die zunehmende Anwendung der Kernspintomographie bei der Aufklärung bestimmter Störungen des Hör- und Gleichgewichtssinnes wird dem Einsatz der elektrischen Reaktionsaudiometrie in diesem Bereich zwar Grenzen setzen, keine der Methoden wird jedoch die andere vollständig verdrängen.

Literatur

Ainslie PJ, Boston JR (1980) Comparison of brain stem auditory evoked potentials for monaural and binaural stimuli. Electroencephal Clin Neurophysiol 49: 291–302
Békésy G von (1960) Experiments in hearing. McGraw-Hill, New York
Berg M, Burlein R (1985a) Frequency specific access to the „hörfeld" by means of selectively masked brain stem potentials. IX Biennial Int. Symp. Int. ERA Study Group, p 54
Berg M, Kreutzwald A, Fischermeier J, Hoth S (1985b) ROC-analysis of BAEP data for defined groups of clinical patients. IX Biennial Int. Symp. Int. ERA Study Group, p 44
Böckmann RD, Winter M (1985) Durchführungshilfen zur Medizingeräteverordnung. Verlag TÜV Rheinland, Köln
Boenninghaus HG (1993) Hals-Nasen-Ohrenheilkunde, 9. Aufl. Springer, Berlin Heidelberg New York
Böhme G, Welzl-Müller K (1993) Audiometrie. Hörprüfungen im Erwachsenen- und Kindesalter, 3. Aufl. Huber, Bern
Borg E, Löfqvist L (1982) Auditory brainstem response (ABR) to rarefaction and condensation clicks in normal and abnormal ears. Scand Audiol 11: 227–235
Burdo S (1989) Auditory brainstem response in normal and pathological subjects: case study of 692 adults. Acta Otorhinolaryngol It Suppl 24: 1–39
Chiappa KH (1990) Evoked potentials in clinical medicine, 2nd edn. Raven, New York
Chiarenza GA, D'Ambrosio GM, Cazzullo AG (1988): Sex and ear differences of brain-stem acoustic evoked potentials in a sample of normal full-term newborns. Normative study. Electroencephal Clin Neurophysiol 71: 357–366
Coats AC (1974) On electrocochleographic electrode design. J Acoust Soc Am 56: 708–711
Coats AC, Martin JL (1977) Human auditory nerve action potentials and brain stem evoked responses. Arch Otolaryngol 103: 605–622
Cooper R, Osselton J W, Shaw J C (1974) Elektroenzephalographie. Fischer, Stuttgart
Dauman R, Aran JM, Portmann M (1986) Summation potential and water balance in Ménière's disease. Ann Otol Rhinol Laryngol 95: 389–395
Dauman R, Aran JM, de Sauvage RC, Portmann M (1988) Clinical significance of the summating potential in Ménière's disease. Am J Otol 9: 31–38
David E, Finkenzeller P, Kallert S, Keidel WD (1971) Korrelationsanalyse von gemittelten und ungemittelten evozierten Potentialen. Kybernetik 9: 22–26
Davis H (1973) Sedation of young children for ERA. Audiology 12: 55
Davis H (1976) Principles of electric response audiometry. Ann Otol Rhinol Laryngol 85, Suppl 28: 1–96
Deacon-Elliott D, Bell I, Campbell KB (1987) Estimation of auditory threshold during sleep using brainstem auditory-evoked potentials. Audiology 26: 363–368
Debruyne F (1986) Influence of age and hearing loss on the latency shifts of the auditory brainstem response as a result of increased stimulus rate. Audiology 25: 101–106
Dobie RA, Berlin CI (1979) Binaural interaction in brainstem evoked responses. Arch Otolaryngol 105: 391–398
Dobie RA, Wilson MJ (1985) Binaural interaction in auditory brain-stem responses: effects of masking. Electroencephal Clin Neurophysiol 62: 56–64
Don M, Allen AR, Starr A (1977) Effect of click rate on the latency of auditory brain stem responses in humans. Ann Otol Rhinol Laryngol 86: 186–195
Don M, Elberling C, Waring M (1984) Objective detection of averaged auditory brainstem responses. Scand Audiol 13: 219–228

Don M, Eggermont JJ (1978) Analysis of the click-evoked brainstem potentials in man using high-pass noise masking. J Acoust Soc Am 63: 1084–1092

Döring WH (1981) Über die Messung und Auswertung akustisch evozierter Hirnstammpotentiale des Menschen und ihre Simulation durch Modellstrukturen. Diss, Technische Hochschule Darmstadt

Döring WH (1985) Der Einfluß unterschiedlicher Artefakt-Unterdrückungs-Verfahren auf die Qualität früher akustisch evozierter Potentiale. 5. ERA-Symp, Magdeburg

Döring WH, Cleuvers W (1984) Akustisch evozierte Hirnstammpotentiale bei binauraler Beschallung. Arch Otorhinolaryngol Suppl II: 120–121

Drift JFC van der, Brocaar MP, van Zanten GA (1987) The relation between the pure-tone audiogram and the click auditory brainstem response threshold in cochlear hearing loss. Audiology 26: 1–10

Drift JFC van der, Brocaar MP, van Zanten GA (1988a) Brainstem response audiometry. I. Its use in distinguishing between conductive and cochlear hearing loss. Audiology 27: 260–270

Drift JFC van der, Brocaar MP, van Zanten GA (1988b) Brainstem response audiometry. Ii. Classification of hearing loss by discriminant analysis. Audiology 27: 271–278

Eggermont JJ (1976) Electrocochleography. In: Keidel WD, Neff WD (eds) Handbook of sensory physiology, vol V/3. Springer, Berlin Heidelberg New York, pp 625–705

Eggermont JJ (1982) The inadequacy of click-evoked auditory brainstem responses in audiological applications. Ann NY Acad Sci 388: 707–709

Eggermont JJ, Don M (1986) Mechanisms of central conduction time prolongation in brain-stem auditory evoked potentials. Arch Neurol 43: 116–120

Elberling C (1979) Auditory electrophysiology. The use of template and cross correlation functions in the analysis of brain stem potentials. Scand Audiol 8: 187–190

Elberling C, Don M (1984) Quality estimation of averaged auditory brainstem responses. Scand Audiol 13: 187–197

Elberling C, Don M (1987a) Threshold characteristics of the human auditory brain stem response. J Acoust Soc Am 81: 115–121

Elberling C, Don M (1987b) Detection functions for the human auditory brainstem response. Scand Audiol 16: 89–92

Elberling C, Wahlgreen O (1985) Estimation of auditory brainstem response, ABR, by means of Bayesian inference. Scand Audiol 14: 89–96

Elton M, Scherg M, von Cramon D (1984) Effects of high-pass filter frequency and slope on BAEP amplitude, latency and wave form. Electroencephal Clin Neurophysiol 57: 490–494

Flock Å (1965) Transducing mechanisms in the lateral line canal organ receptors. Cold Spring Harbor Symp Quant Biol 30: 133–144

Flock Å (1986) Mechanical properties of hair cells. Hear Res 22: 80

Flock Å, Flock B, Ulfendahl M (1986) Mechanisms of movement in outer hair cells an a possible structural basis. Arch Otorhinolaryngol 243: 83–90

Furst M, Levine RA, McCalligan PM (1985) Click lateralization is related to the beta component of the dichotic brainstem auditory evoked potentials of human subjects. J Acoust Soc Am 78: 1644–1651

Fuse T (1991) ABR findings in vertebrobasilar ischemia. Acta Otolaryngol (Stockholm) 111: 485–490

Gabor D (1947) Acoustical quanta and the theory of hearing. Nature (London) 159: 591–595

Galambos R, Hecox K (1977) Clinical applications of the brain stem auditory evoked potentials. In: Desmedt JE (eds) Auditory evoked potentials in man. Psychopharmacology correlates of EPs. Progress in Clinical Neurophysiology, vol 2. Karger, Basel, pp 1–19

Galambos R, Makeig S, Talmachoff PJ (1981) A 40 Hz auditory potential recorded from the human scalp. Proc Natl Acad Sci USA 78: 2643–2647

Gerling IJ, Finitzo-Hieber T (1983) Auditory brainstem response with high stimulus rates in normal and patient populations. Ann Otol Rhinol Laryngol 92: 119–123

Gerull G, Mrowinski D (1984) Brain stem potentials evoked by binaural click stimuli with differences in interaural time and intensity. Audiology 23: 265–274

Gerull G, Giesen M, Mrowinski D, Rudolph N (1972) Untersuchung eines frühen, von der Kopfhaut ableitbaren Potentials für die objektive Audiometrie. HNO 20: 339–343

Literatur

Glasscock ME, Jackson CG, Josey AF (1987) The ABR handbook: auditory brainstem response, 2nd edn. Thieme, Stuttgart New York

Gülzow J, Lenarz T, Hönerloh HJ (1983) Die Nasopharynxelektrode zur BERA-Ableitung. Laryng Rhinol Otol 62: 532–534

Hecox K, Galambos R (1974) Brain stem auditory evoked responses in human infants and adults. Arch Otolaryngol 99: 30–33

Heltriegel V, Mathe F, Gerull G, Mrowinski D (1992) Der Einfluß von Hochtonsenken und -abfällen auf die Latenz der akustisch evozierten Hirnstammreaktion. Laryngo Rhino Otol 71: 407–411

Henningsen H, Lenarz T, Kessler C, Christian W (1986) Zur Aussagekraft auditorischer und neurootologischer Untersuchungsmethoden bei antiepileptischer Langzeittherapie. Akta Neurol 13: 126–130

Hess MH, Lamprecht A, von Kries R (1991) Erfassung einer Hörstörung bei frühgeborenen Säuglingen – ist eine einmalige Hörschwellenbestimmung ausreichend? Otorhinolaryngol Nova 1: 87–93

Hesse G, Mausolf A (1988) Vergrößerte Summationspotentiale bei Morbus-Ménière-Patienten. Laryng Rhinol Otol 67: 129–131

Höhmann (1992) Intraoperatives Monitoring mit der transtympanalen Elektrokochleographie. HNO 40: 133–139

Hoke M, Lütkenhöner B, Wickesberg R (1984a) Verschärfung der Frequenzspezifität durch Nachverdeckung und Adaptation bei Stimulation mit Pulsserien absteigender Trägerfrequenz in der BERA (Brain-stem evoked response audiometry). Arch Otorhinolaryngol Suppl II: 237–240

Hoke M, Ross B, Wickesberg R, Lütkenhöner B (1984b) Weighted averaging – theory and application to electric response audiometry. Electroencephal Clin Neurophysiol 57: 484–489

Hoke M, Wickesberg RE, Lütkenhöner B (1984c) Die Bedeutung der kontralateralen Ableitung in der BERA für die Frühdiagnostik kindlicher Hörstörungen. Arch Otorhinolaryngol Suppl II: 122–124

Hoke M, Wickesberg RE, Lütkenhöner B (1984d) Time- and intensity-dependent low-pass filtering of auditory brain stem responses. Audiology 23: 195–205

Hoke M, Pantev C, Ansa L, Lütkenhöner B, Herrmann E (1991) A timesaving BERA technique for frequency-specific assessment of the auditory threshold through tone-pulse series stimulation (TOPSTIM) with simultaneous gliding high-pass noise masking. Acta Otolaryngol (Stockholm) Suppl 482: 45–56

Hönerloh HJ (1969) Objektive Audiometrie in elektrisch ungünstigen Räumen. Laryng Rhinol Otol 48: 314–320

Hönerloh HJ, Kletti J (1978) Filterung und Glättung von ERA-Potentialen. Arch Otorhinolaryngol 221: 135–141

Hönerloh HJ, Kletti J (1981) Ein Verfahren zur Objektivierung von ERA-Messungen. Laryng Rhinol Otol 60: 178–180

Hoth S (1985) Zur Reizpegelabhängigkeit der BERA-Potentialamplituden. Laryng Rhinol Otol 64: 368–374

Hoth S (1986) Reliability of latency and amplitude values of auditory-evoked potentials. Audiology 25: 248–257

Hoth S (1987) Die Kategorisierung von Hörstörungen anhand der Latenzabweichung in der BERA. Laryng Rhinol Otol 66: 655–660

Hoth S (1991a) Veränderungen der frühen akustisch evozierten Potentiale bei Akustikusneurinom. HNO 39: 343–355

Hoth S (1991b) Zeitlich differentielle Analyse des Korrelationskoeffizienten: eine Bereicherung bei der Auswertung von akustisch evozierten Potentialen. Audiol Akust 30: 214–220

Hoth S (1993) Computer aided hearing threshold determination from cortical auditory evoked potentials. Scand Audiol 22: 165–177

Hoth S, Weber C (1990) Kritische Wertung der Hörschwellenbestimmung mittels der Hirnrindenpotentiale. Audiol Akust 29: 190–200; 244–257

Hyde ML, Blair RL (1981) The auditory brainstem response in neuro-otology: perspectives and problems. J Otolaryngol 10: 117–125

Hyde ML, Malizia K, Riko K, Alberti W (1991) Audiometric estimation error with the ABR in high risk infants. Acta Otolaryngol (Stockholm) 111: 212–219

Janssen T, Steinhoff HJ, Böhnke F (1988) Pegel-Latenz-Kennlinienfelder zur HNO-ärztlichen Befundhilfe bei der BERA. HNO 36: 318–323

Janssen T, Steinhoff HJ, Böhnke F (1991) Zum Entstehungsmechanismus der Frequenzfolgepotentiale. Otorhinolaryngol Nova 1: 16–25

Jerger J, Mauldin L (1978) Prediction of sensorineural hearing level from the brain stem evoked response. Arch Otolaryngol 104: 456–461

Jerger J, Mauldin L, Anthony L (1978) Brain-stem evoked response audiometry. Audio Hear Educ 4: 17–24

Jerzinski P, Stürzebecher E, Wagner H (1985) Automatische Latenzmessung an Hirnstammpotentialen. HNO-Praxis Leipzig 10: 35–39

John ER, Baird H, Fridman J, Bergelson M (1982) Normative values for brain stem auditory evoked potentials obtained by digital filtering and automatic peak detection. Electroencephal Clin Neurophysiol 54: 153–160

Jörg J, Hielscher H (1991) Evozierte Potentiale in Klinik und Praxis, 2. Aufl. Springer, Berlin Heidelberg New York

Kankkunen A, Rosenhall U (1985) Comparison between thresholds obtained with pure-tone audiometry and the 40–Hz middle latency response. Scand Audiol 14: 99–104

Karnahl T, Benning CD (1972) Effect of sedation upon evoked response audiometry: amplitude and latency vs sound pressure level. Arch Klin Exp Ohr Nasen Kehlkopfheilkd 201: 181–188

Keidel WD (1976) The physiological background of the electric response audiometry. In: Keidel WD, Neff WD (eds) Handbook of sensory physiology, vol V/3, Springer, Berlin Heidelberg New York, pp 105–231

Keidel WD (1985) The physiological basis of hearing. Thieme-Stratton, New York 1983

Keller F (1966) Audiometerräume. Z Instr 74: 372–376

Kelly-Ballweber D, Dobie RA (1984) Binaural interaction measured behaviorally and electrophysiologically in young and old adults. Audiology 23: 181–194

Kevanishvili ZS, Specht H von, Freigang B (1985) Probleme der objektiven Hörschwellenbestimmung mittels später akustisch evozierter Potentiale während des Schlafs. HNO-Praxis Leipzig 10: 267–273

Kießling J (1982) Hearing aid selection by brainstem audiometry. Scand Audiol 11: 269–275

Kießling J (1983) Clinical experience in hearing-aid adjustment by means of BER amplitudes. Arch Otorhinolaryngol 238: 233–240

Kileny P (1982) Auditory brainstem responses as indicators of hearing aid performance. Ann Otol 91: 61–64

Kim DO (1986) Active nonlinear cochlear biomechanics and the role of outer-hair-cell subsystem in the mammalian auditory system. Hear Res 22: 105–114

Kletti J (1980) Ein On-line Verfahren zur Extraktion von Akustisch Evozierten Potentialen aus dem Elektroenzephalogramm. Diss, Univ Karlsruhe

Klinke R (1986) Neurotransmission in the inner ear. Hear Res 22: 235–243

Kreutzwald A (1987) Bewertung verschiedener Parameter der Hirnstammaudiometrie mit Hilfe der „Receiver-Operating-Characteristic". Eine klinische Fallstudie an vier Krankheitsbildern. Diss, Univ Erlangen-Nürnberg

Krüger H, Jerzynski P, Stürzebecher E, Wagner H (1986) Automatische Latenzmessung an Hirnstammpotentialen. Realisierung und Anwendung. HNO-Praxis Leipzig 11: 115–120

Lasky RE (1984) A developmental study on the effect of stimulus rate on the auditory evoked brain-stem response. Electroencephal Clin Neurophysiol 59: 411–419

Lehnhardt E (1987) Praxis der Audiometrie, 6. Aufl. Thieme, Stuttgart

Leitner H (1975) Ein neues Verfahren zur automatischen Auswertung der ERA mit Hilfe der stochastisch-ergodischen Konversion (SEC). Laryng Rhinol Otol 54: 677–688

Lenarz T (1988a) ERA bei retrokochleären Hörstörungen. Laryng Rhinol Otol 67: 123–128

Lenarz T (1988b) Tinnitus and hearing loss related to diabetes mellitus and hyperuricaemia. In: Claussen CF, Kirtane MV, Schlitter K (eds) Vertigo, nausea and hypoacusia in metabolic disorders. Elsevier, Amsterdam, pp 375–378

Lenarz T (1989) Medikamentöse Tinnitustherapie. Klinische und tierexperimentelle Untersuchungen zur Pharmakologie der Hörbahn. Thieme, Stuttgart
Lenarz T (1989) Medikamentöse Tinnitustherapie. Klinische und tierexperimentelle Untersuchungen zur Pharmakologie der Hörbahn. Thieme, Stuttgart
Lenarz T (1991) Intraoperative monitoring of auditory function in acoustic neuroma surgery. In: Tos M, Thomsen J (eds) Proc 1st Int Conf Acoust Neuroma. Kugler, Amsterdam, pp 25–29
Lenarz T, Ernst (1992) Intraoperative monitoring by transtympanic electrocochleography and brainstem electrical response audiometry in acoustic neuroma surgery. Eur Arch Otorhinolaryngol 249: 257–262
Lenarz T, Gülzow J (1983) Neurootologische Frühsymptome der Camurati-Engelmann-Krankheit. Laryng Rhinol Otol 62: 463–467
Lenarz T, Hoth S (1985) Acute and long term effects of antiepileptic drugs on BAEP. IX Biennial Int. Symp. Int. ERA Study Group, p 54
Lenarz T, Sachsenheimer W (1985) Prognostic factors for postsurgical hearing and facial nerve function in cases of cerebellopontine angle-tumours. Acta Neurochir 78: 21–27
Lenarz T, Schackert G, Schwarz D (1984) Gefäßschlinge. Ein Beitrag zum vaskulären Kleinhirnbrückenwinkel-Syndrom. Laryng Rhinol Otol 63: 524–528
Lenarz T, Gülzow J, Grözinger M, Hoth S (1986a) Clinical evaluation of 40–Hz middle-latency responses in adults: frequency specific threshold estimation and suprathreshold amplitude characteristics. ORL 48: 24–32
Lenarz T, Hoth S, Frank K, Ziegler R (1986b) Hörstörungen bei Morbus Paget. Laryng Rhinol Otol 65: 213–217
Lenarz T, Henningsen H, Christian W (1987) Der Einfluß von Antikonvulsiva auf das auditorische System. In: Speckmann EJ (Hrsg) Epilepsie 86. Einhorn, Einbeck, S 291–297
Lenarz T, Gillich H, Maier H, Hoth S (1988) Zur Frage alkoholbedingter Schäden der Hörbahn – eine tierexperimentelle Studie. Arch Otorhinolaryngol Suppl II: 281–282
Lim DJ (1986) Functional structure of the organ of Corti: a review. Hear Res 22: 117–146
Liu XY, Jiang ZD (1991) Intensity effect on latency and interval of human BAER. Acta Otolaryngol (Stockholm) 111: 477–484
Lütkenhöner B, Kauffmann G, Pantev C, Ross B (1990) Verbesserung der Synchronisation auditorisch evozierter Hirnstammpotentiale durch Verwendung eines die kochleären Laufzeitunterschiede kompensierenden Stimulus. Arch Otorhinolaryngol Suppl II: 157–159
Madhavan GP, de Bruin H, Upton ARM, Jernigan ME (1986) Classification of brain-stem auditory evoked potentials by syntactic methods. Electroencephal Clin Neurophysiol 65: 289–296
Margolis RH, Levine SC, Fournier EM, Hunter LL, Smith SL, Lilly DJ (1992) Tympanic electrocochleography: normal and abnormal patterns of response. Audiology 31: 8–24
Mason SM (1984) On-line computer scoring of the auditory brainstem response for estimation of hearing threshold. Audology 23: 277–296
Mathe F, Gerull G, Mrowinski D (1991) Latenzverlängerung der Hirnstammreaktion bei Hochtonschwerhörigkeit. Audiol Akust 30: 156–164
Mathis A, Arnold W (1985) Zur Bedeutung der Elektrokochleographie im Rahmen der audiologischen Diagnostik. Laryng Rhinol Otol 64: 252–259
Maurer K, Leitner H, Schäfer E (1982) Akustisch Evozierte Potentiale. Enke, Stuttgart
Maurer K, Lowitzsch K, Stöhr M (1988) Evozierte Potentiale AEP-VEP-SEP. Atlas mit Einführungen. Enke, Stuttgart
Maurizi M, Paludetti G, Ottaviani F, Rosignoli M (1984) Auditory brainstem responses to middle- and low-frequency tone pips. Audiology 23: 75–84
Montandon PB, Cao MH, Engel T, Grajew T (1979) Auditory nerve and brainstem responses in the newborn and in preschool children. Acta Otolaryngol 87: 279–286
Moser M (1988) Untersuchungen zum Einsatz von Methoden der Mustererkennung zum Nachweis evozierter Potentiale. Laryng Rhinol Otol 67: 118–122
Neuwirth-Riedl K, Swoboda H, Gajsek M, Rasinger GA, Swoboda-Brunner E (1990) Über das Latenzverhalten der frühen akustisch evozierten Potentiale bei Hochtonstörungen. Laryngol Rhinol Otol 69: 479–482
Osterhammel PA, Davis H, Wier CC, Hirsh SK (1973) Adult auditory vertex potentials in sleep. Audiology 12: 116–128

Osterhammel PA, Shallop JK, Terkildsen K (1985) The effect of sleep on the auditory brainstem response (ABR) and the middle latency response (MLR). Scand Audiol 14: 47–50

Pantev C, Pantev M (1982) Derived brain stem responses by means of pure-tone masking. Scand Audiol 11: 15–22

Pantew C, Kevanishvili ZS, Galle E, Khachidze O (1975) Era-stimulation with free-programmable frequency and intensity sequence – a method to reduce the examination time. Arch Otorhinolaryngol 211: 43–49

Pantev C, Lagidze S, Pantev M, Kevanishvili Z (1985) Frequency-specific contributions to the auditory brain stem response derived by means of pure-tone masking. Audiology 24: 275–287

Pantew C, Hoke M, Hermann E (1987) Eine neuartige Stimulationsmethode zur Gewinnung frequenzspezifischer Hirnstammpotentiale mittels Hochpaßverdeckung. Arch Otorhinolaryngol Suppl II: 178–181

Pantev C, Hoke M, Lütkenhöner B (1990) Frequenzspezifische BERA-Schwellenbestimmung mittels Tonpulsserien-Stimulation bei simultaner gleitender Verdeckung mit Hochpaßrauschen. In: Heinemann M (Hrsg) Subjektive Audiometrie bei Kindern und akustisch evozierte Potentiale. Gross, Bingen, S 51–62

Pickles JO (1988) An introduction to the physiology of hearing, 2nd edn. Academic Press, London New York

Picton TW, Hillyard SA, Krausz HI, Galambos R (1974) Human auditory evoked potentials. I. Evaluation of components. Electroencephal Clin Neurophysiol 36: 179–190

Plinkert PK, Zenner HP (1992) Sprachverständnis und otoakustische Emissionen durch Vorverarbeitung des Schalls im Innenohr. HNO 40: 111–122

Pratt H, Urbach D, Bleich N (1989) Auditory brainstem evoked potentials peak identification by finite impulse response digital filters. Audiology 28: 272–283

Regan D (1989) Human brain electrophysiology: evoked potentials and evoked magnetic fields in science and medicine. Elsevier, Amsterdam

Rosenhamer HJ, Holmkvist C (1983) Latencies of ABR (waves III and V) to binaural clicks: effects of interaural time and intensity differences. Scand Audiol 12: 201–207

Rothenberger A (1987) EEG und evozierte Potentiale im Kindes- und Jugendalter. Springer, Berlin Heidelberg New York

Salomon G (1974) Electric response audiometry (ERA) based on rank correlation. Audiology 13: 181–194

Sammeth CA, Barry SJ (1985) The 40–Hz event-related potential as a measure of auditory sensitivity in normals. Scand Audiol 14: 51–55

Scherg M (1982a) Distortion of the middle latency auditory response produced by analog filtering. Scand Audiol 11: 57–60

Scherg M (1982b) Simultaneous recording and separation of early and middle latency auditory evoked potentials. Electroencephal Clin Neurophysiol 54: 339–341

Scherg M (1991) Akustisch evozierte Potentiale. Grundlagen, Entstehungsmechanismen, Quellenmodell. Kohlhammer, Stuttgart

Schimmel H (1967) The [±] reference: accuracy of estimated mean components in average response studies. Science 157: 92–93

Schimmel H, Rapin J, Cohen MM (1974) Improving evoked response audiometry with special reference to the use of machine scoring. Audiology 23: 33–65

Schneider E (1988) Vorteile der „seitenalternierenden" Click-(Pip)-Reizung bei der BERA-Routine-Untersuchung gegenüber der monauralen Reizung – eine vergleichende Untersuchung. Vortrag Tagung AGERA, Göttingen

Schneider E (1991) Neue Möglichkeiten der objektiven Gehördiagnostik mit Hilfe einer modifizierten BERA-Reizmethode. Saarl Ärztebl 12: 716–720

Schramm J (1985) Evozierte Potentiale in der Praxis. Springer, Berlin Heidelberg New York

Sellick PM, Patuzzi R, Johnstone BM (1982) Measurement of basilar membrane motion in the guinea pig using the mössbauer technique. J Am Soc Am 72: 131–141

Selters WA, Brackmann DE (1977) Acoustic tumor detection with brain stem electric response audiometry. Arch Otolaryngol 103: 181–187

Sohmer G, Gafni M, Chisin R (1978) Auditory nerve and brain stem responses: comparison in awake and unconscious subjects. Arch Neurol 35: 228

Literatur

Sohmer H, Freeman S, Friedman I, Lidan D (1991) Auditory brainstem response (ABR) latency shifts in animal models of various types of conductive and sensori-neural hearing losses. Acta Otolaryngol (Stockholm) 111: 206–211

Specht H von, Kevanishvili ZS (1977) The reliability of averaging technique in registration of slow evoked potentials in man. Arch Otorhinolaryngol 214: 185–190

Specht H von, Kevanishvili ZS (1985) Erweiterung des Mittelungsverfahrens zur Registrierung evozierter Potentiale durch Einbeziehung quadratischer Mittelwerte. HNO-Praxis Leipzig 10: 145–156

Spreng M, Keidel WD (1971) Problems of simple averaging of electro-physiological recordings and the use of additional methods. Rev Laryng Suppl: 722–738

Stange G (1979) Electrical response audiometry. In: Berendes J, Link R, Zöllner F (Hrsg) Hals-Nasen-Ohren-Heilkunde in Praxis und Klinik, 2. Aufl. Thieme, Stuttgart, S 13.1–13.50

Stearns SD (1984) Digitale Verarbeitung analoger Signale. Oldenbourg, München

Stecker M (1982) Objektive Hörgeräte-Anpassung. Laryng Rhinol Otol 61: 678–682

Stecker M (1990) Frühe akustisch evozierte Potentiale bei Knochenschallreizung. In: Heinemann M (Hrsg) Subjektive Audiometrie bei Kindern und akustisch evozierte Potentiale. Gross, Bingen, S 63–77

Steffens T, Kießling J.(1991) Korrelationsanalytische Betrachtungen der Parameter aus Hörfeld-Skalierung und Hirnstammaudiometrie. Audiol Akust 30: 22–28; 40–46

Stockard JJ, Stockard JE, Sharbrough W (1978) Nonpathologic factors influencing brainstem auditory evoked potentials. Am J EEG Technol 18: 177–209

Stone JL, Hughes JR, Kumar A, Meyer D, Subramanian KS, Zalkind MS, Fino J (1986) Electrocochleography recorded non-invasively from the external ear. Electroencephal Clin Neurophysiol 63: 494–496

Stürzebecher E, Kühne W, Berndt H (1985a) Detectability of the acoustically evoked composite response (40 Hz potential) near threshold. Scand Audiol 14: 23–25

Stürzebecher E, Kevanishvili Z, Werbs M, Meyer E, Schmidt D (1985b) Interpeak intervals of auditory brainstem response. Interaural differences in normal-hearing subjects and patients with sensorineural hearing loss. Scand Audiol 14: 83–87

Stürzebecher E, Werbs M, Wagner H (1989) Sensitivität und Spezifität verschiedener ABR-Kriterien für die Diagnostik des Akustikusneurinoms. Audiol Akust 28: 188–195

Suzuki T, Kobayashi K, Takagi N (1986) Effects of stimulus repetition rate on slow and fast components of auditory brain-stem responses. Electroencephal Clin Neurophysiol 65: 150–156

Thodi C, Katbamna B (1993) Binaural interaction in the auditory brainstem response. Multichannel recordings. Scand Audiol 22: 205–208

Walter DO (1969) A posteriori „Wiener Filtering" of averaged evoked responses. Electroencephal Clin Neurophysiol Suppl 27: 61–70

Weerd JPC de (1981) A posteriori time-varying filtering of averaged evoked potentials. Biol Cybernet 41: 211–222

Wong PKH, Bickford RG (1980) Brain stem auditory evoked potentials: the use of noise estimate. Electroencephal Clin Neurophysiol 50: 25–34

Worden FG, Marsh JT (1968) Frequency-following (microphone-like) neural responses evoked by sound. Electroencephal Clin Neurophysiol 25: 42–52

Wrege, KS, Starr A (1981) Binaural interaction in human auditory brainstem evoked potentials. Arch Neurol 38: 572–580

Yanz JL, Dodds, HJ (1985) An ear-canal electrode for the measurement of the human auditory brainstem response. Ear Hearing 6: 98–104

Yoshie N, Ohashi T, Suzuki T (1967) Non-surgical recording of auditory nerve action potentials in man. Laryngoscope (St. Louis) 77: 76–85

Zanten GA van, Brocaar MP (1984) Frequency specific auditory brainstem responses to clicks masked by notched noise. Audiology 23: 253–264

Zenner HP (1986) Aktive Bewegungen von Haarzellen: Ein neuer Mechanismus beim Hörvorgang. HNO 34: 133–138

Zenner HP (1990) Die Schallverarbeitung im Innenohr – neue Erkenntnisse zur Zellbiologie der Haarzelle. Steiner, Stuttgart

Zöllner C, Karnahl T (1975) Elektrokochleographisches Potentialmuster an verschiedenen Ableitungsorten registriert. Laryng Rhinol 54: 681

Zöllner C, Karnahl T, Stange G (1976) Input-output function and adaptation behaviour of the five early potentials registered with the earlobe-vertex pick-up. Arch Otorhinolaryngol 212: 23–33

Zwicker E, Feldtkeller R (1967) Das Ohr als Nachrichtenempfänger, 2. Aufl. Hirzel, Stuttgart

Anhang A: Indikationsregeln für ERA-Untersuchungen

1) Differenzierung kochleäre – retrokochleäre – zentrale Störung bei
   - einseitiger (beidseitiger) sensorineuraler Schwerhörigkeit
     (cave: bei akuter Schwerhörigkeit mindestens 14 Tage warten),
   - einseitigem (beidseitigem) Tinnitus,
   - unklaren Schwindelbeschwerden.
   Methode: BERA, evtl. unter Einbeziehung der ECochG.

2) Hörschwellenbestimmung im Kindesalter,
   Reifungszustand der Hörbahn.
   Methoden: BERA, ergänzend MLRA und ECochG.

3) Hörschwellenbestimmung im Erwachsenenalter,
   Verdacht auf Aggravation oder Simulation im Rahmen der Begutachtung,
   unklare tonaudiometrische Befunde.
   Methoden: CERA (LL und KL) vor MLRA, BERA und ECochG.

4) Menière-Diagnostik,
   Nachweis des endolymphatischen Hydrops (Glyceroltest).
   Methode: ECochG.

5) Intraoperatives Monitoring (IOM),
   AN-Exstirpation,
   Saccotomie.
   Methoden: ECochG und BERA.

Anhang B: Apparative Parameter und deren Einstellung

Die Techniken zur Ableitung früher, mittlerer und später akustisch evozierter Potentiale unterscheiden sich voneinander nicht grundsätzlich, sondern nur in den Details. Daher können im Prinzip die Potentiale aller Zeitbereiche mit verschiedenen Einstellungen einer einzigen Meßapparatur registriert werden. Für die Durchführung einer ECochG, BERA, MLRA oder CERA müssen lediglich einzelne Parameter der Apparatur verändert werden. Diese Parameter betreffen den Reiz und die (analoge und digitale) EEG-Verarbeitung. Spezielle Untersuchungstechniken, wie die Messung der überlagerten Potentiale mittlerer Latenz mit der 40-Hz-Methode oder der Nachweis der sehr späten Erwartungspotentiale, erfordern über die Veränderung einzelner Parameter hinaus eine Abweichung vom standardisierten Vorgehen. Richtwerte für die Einstellung der Apparatur bei den einzelnen Standardmethoden sind in Tabelle 1 zusammengefaßt.

Tabelle 1. Richtwerte für die Einstellung einzelner Parameter der Meßapparatur bei der Ableitung früher, mittlerer und später akustisch evozierter Potentiale

Parameter	ERA-Methode ECochG	BERA	MLRA	CERA
Reizform	Burst Click	Click Blopp	Burst Click	Burst
Reizdauer [ms]	0,1–10	0,1–1	0,1–10	200–500
Reizrate [Hz]	10–30	10–30	1–6	0,2–1
Elektrodenanordnung + −	Promontorium Mastoid	Vertex Mastoid	Vertex Mastoid	Mastoid Vertex
EEG-Verstärkung	50000	200000	100000	50000
Untere Grenzfrequenz [Hz]	1–10	20–100	1–10	0,1–1
Obere Grenzfrequenz [Hz]	2000–5000	1500–2000	100–300	15–30
Abtastrate [kHz]	20	15	2	0,5
Zeitfenster [ms]	10	15	100	500
Mittelungen (n)	300	2000	600	50

Anhang C: Normalwerte für Latenzen und Amplituden

Die Latenzzeiten und Amplituden der einzelnen Potentialkomponenten sind besonders im Fall der FAEP für die Gewinnung einer Diagnose von großer Bedeutung. Zur Beurteilung der aus einer Untersuchung abgeleiteten Zahlenwerte muß ein Vergleichsnormal vorhanden sein. Dieses entsteht in der Regel aus der Untersuchung einer möglichst großen Anzahl normalhörender Personen. Falls Alter oder Geschlecht die Latenz- oder Amplitudenwerte beeinflussen, muß die Normalpopulation in definierte Alters- und Geschlechtsgruppen aufgeteilt werden. Insbesondere muß die Reifung der Hörbahn in den ersten Lebensjahren und die dadurch bedingte Verkürzung der Latenzzeiten berücksichtigt werden (vgl. Hecox u. Galambos 1974; Liu u. Jiang 1991 sowie Tabelle 9).

Ein besonderes Problem stellt in der ERA die Tatsache dar, daß die aus der Auswertung abgeleiteten Meßgrößen Latenz und Amplitude in starkem Maße von den Details der verwendeten Apparatur abhängig sind. Die hier angegebenen Werte wurden mit einer an der Heidelberger Universitäts-HNO-Klinik verwendeten ERA-Meßapparatur gewonnen. Sie besteht aus den folgenden Komponenten:

- programmierbarer akustischer Stimulator mit einem Dynamikbereich von 120 dB,
- dynamischer Kopfhörer Beyer DT-48,
- akustisch und elektrisch abgeschirmte Kammer mit Reflexionsdämpfung,
- Isolationsverstärker mit 120 dB Gleichtaktunterdrückung und wählbarer Verstärkung,
- 4polige analoge Bandpaßfilter mit wählbaren Grenzfrequenzen,
- Analog/Digital-Konverter mit 12 Bit Auflösung, Q-Bus-Anschluß und DMA,
- Digitalrechner DEC™ LSI-11/23 mit Meß- und Auswerteprogrammen.

Die Werte der Reiz- und Ableitparameter bewegten sich in den in Tabelle 1 in Anhang B angegebenen Bereichen. Alle Potentialmittelungen wurden einer digitalen A-posteriori-Filterung mit einem 4poligen laufzeitkorrigierten rekursiven Bessel/Butterworth-Filter (Hönerloh u. Kletti 1978) unterzogen. In der BERA wurde ein Bandpaßfilter mit den Grenzfrequenzen 300 Hz/1800 Hz und in der CERA ein Tiefpaß mit der Grenzfrequenz 15 Hz angewandt.

Die Verschiedenheit der an verschiedenen Apparaturen gültigen Normalwerte für Latenzen und Amplituden geht auf Variationen in der Reizform und der Definition des Zeitnullpunktes sowie auf Unterschiede in der Verstärkung und Filterung des EEG zurück. Eine allgemeingültige Normungsvorschrift wäre zur Überwindung dieses Zustandes sehr dienlich und daher dringend erforderlich. Gegenwärtig sind Normalwerte nur auf Messungen mit Apparaturen jeweils gleicher

Tabelle 1. Mittelwerte µ und Standardabweichungen σ der Latenzen früher akustisch evozierter Potentiale nach Clickreizung in Abhängigkeit vom Reizpegel für eine Gruppe von 15 *weiblichen* normalhörenden Probanden im Alter zwischen 25 und 30 Jahren

Reizpegel [dB HL]	t_1 [ms] µ	σ	t_3 [ms] µ	σ	t_5 [ms] µ	σ
10					8,61	1,35
20			6,14	0,70	8,02	0,75
30	3,64	0,68	5,53	0,73	7,40	0,70
40	3,06	0,63	5,08	0,58	6,85	0,65
50	2,78	0,65	4,78	0,73	6,47	0,45
60	2,32	0,58	4,23	0,25	6,10	0,35
70	1,96	0,33	3,98	0,20	5,84	0,38
80	1,79	0,23	3,83	0,23	5,68	0,35

Bauart anwendbar. Die relativen Abweichungen liegen bei den Latenzen im Bereich einiger Prozent, bei den Amplituden können die Normalwerte v. a. wegen unterschiedlicher Filterung um bis zu 100% schwanken. Daher sollte jede Anlage mit Messungen an etwa 30 normalhörenden Probanden beiderlei Geschlechts kalibriert werden. Als Richtwerte können die in den Tabellen 1 und 2 in Anhang C angegebenen Daten dienen.

Die Abweichungen zwischen den Latenzmittelwerten von weiblichen und männlichen Probanden werden um so größer, je später das Potential auftritt. Nach Maßgabe des t-Tests sind die Abweichungen bei allen Reizpegeln signifikant für das Potential J3 und hochsignifikant für J5, nicht jedoch für J1. Die Werte für t_1 können daher zur Erhöhung der statistischen Genauigkeit über beide Geschlechter gemittelt werden. Da für manche Zwecke die Unterscheidung der Mittelwerte nach dem Geschlecht nicht erforderlich oder sinnvoll ist, sind in der Tabelle 3 für J1, J3 und J5 die aus den Latenzen der *gemischten* Normalpopulation berechneten Mittelwerte und Standardabweichungen aufgeführt.

Tabelle 2. Mittelwerte µ und Standardabweichungen σ der Latenzen früher akustisch evozierter Potentiale nach Clickreizung in Abhängigkeit vom Reizpegel für eine Gruppe von 15 *männlichen* normalhörenden Probanden im Alter zwischen 25 und 30 Jahren

Reizpegel [dB HL]	t_1 [ms] µ	σ	t_3 [ms] µ	σ	t_5 [ms] µ	σ
10						
20					8,49	0,90
30	3,57	0,50	5,55	0,75	7,55	0,80
40	3,18	0,88	5,21	0,65	7,13	0,53
50	2,73	0,58	4,66	0,60	6,56	0,53
60	2,38	0,50	4,34	0,38	6,30	0,38
70	1,97	0,35	4,05	0,23	6,02	0,43
80	1,82	0,25	3,93	0,25	5,88	0,35

Anhang

Tabelle 3. Mittelwerte µ und Standardabweichungen σ der Latenzen früher akustisch evozierter Potentiale nach Clickreizung in Abhängigkeit vom Reizpegel für eine Gruppe von 30 normalhörenden Probanden *beiderlei Geschlechts* im Alter zwischen 25 und 30 Jahren

Reizpegel [dB HL]	t_1 [ms]		t_3 [ms]		t_5 [ms]	
	µ	σ	µ	σ	µ	σ
10					8,53	1,17
20			6,16	0,69	8,19	0,99
30	3,63	0,57	5,54	0,73	7,47	0,77
40	3,12	0,76	5,15	0,63	6,98	0,68
50	2,76	0,61	4,72	0,68	6,51	0,51
60	2,35	0,55	4,28	0,34	6,19	0,45
70	1,97	0,34	4,02	0,23	5,93	0,45
80	1,81	0,24	3,87	0,26	5,78	0,42

In der Praxis besteht die häufigste Fragestellung im Zusammenhang mit den Latenzen der frühen Potentiale darin, eine signifikante Abweichung des gemessenen Zahlenwertes vom Normalwert festzustellen. Unter der (näherungsweise gültigen) Annahme einer normalverteilten Grundgesamtheit befinden sich im Bereich „Mittelwert ± 2,5 Standardabweichungen" 99% der Normalwerte. Ein Verlassen dieses Bereiches hat also eine hohe Signifikanz. Die Kenntnis der Grenzen der Bereiche µ ± 2,5 · σ ist daher für die Bewertung der Meßergebnisse oftmals nützlicher als die explizite Angabe von µ und s. In den Tabellen 4–6 sind diese Grenzen für weibliches, männliches und gemischtes Normalkollektiv aufgeführt.

Aus den Daten in den Tabellen 1–3 lassen sich für alle Reizpegel die Latenzdifferenzen t_3-t_1, t_5-t_3 und t_5-t_1 berechnen. Es zeigt sich, daß diese für die diagnostische Interpretation der Messungen sehr wichtigen Größen in sehr guter Näherung nicht vom Reizpegel abhängen. Daher ist es berechtigt, aus den Zahlenwerten aller Reizpegel einen gemeinsamen Mittelwert zu berechnen und diesen als Normalwert für die neuralen Leitzeiten heranzuziehen. Auch hier zeigen sich, v.a. bei den Differenzen t_5-t_3 und t_5-t_1, signifikant größere Werte bei männlichen Normalhörenden. Daher sind in den Tabellen 7 und 8 die Mittelwerte, Standardabweichungen und Toleranzbereiche auch nach Geschlechtern getrennt aufgeschlüsselt.

Tabelle 4. Grenzen der Bereiche „Mittelwert ± 2,5 Standardabweichungen" der Latenzen früher akustisch evozierter Potentiale in Abhängigkeit vom Reizpegel für eine Gruppe von 15 *weiblichen* normalhörenden Probanden im Alter zwischen 25 und 30 Jahren

Reizpegel [dB HL]	t_1 [ms]		t_3 [ms]		t_5 [ms]	
	µ − 2,5 σ	µ + 2,5 σ	µ − 2,5 σ	µ + 2,5 σ	µ − 2,5 σ	µ + 2,5 σ
10						
20			5,44	6,84	7,27	8,77
30	2,96	4,32	4,80	6,26	6,70	8,10
40	2,43	3,69	4,50	5,66	6,20	7,50
50	2,13	3,43	4,05	5,51	6,02	6,92
60	1,74	2,90	3,98	4,48	5,85	6,45
70	1,63	2,29	3,78	4,18	5,46	6,22
80	1,56	2,02	3,60	4,06	5,33	6,03

Tabelle 5. Grenzen der Bereiche „Mittelwert ± 2,5 Standardabweichungen" der Latenzen früher akustisch evozierter Potentiale in Abhängigkeit vom Reizpegel für eine Gruppe von 15 *männlichen* normalhörenden Probanden im Alter zwischen 25 und 30 Jahren

Reizpegel [dB HL]	t_1 [ms]		t_3 [ms]		t_5 [ms]	
	$\mu - 2{,}5\sigma$	$\mu + 2{,}5\sigma$	$\mu - 2{,}5\sigma$	$\mu + 2{,}5\sigma$	$\mu - 2{,}5\sigma$	$\mu + 2{,}5\sigma$
10						
20					7,59	9,39
30	3,07	4,07	4,80	6,30	6,75	8,35
40	2,30	4,06	4,56	5,86	6,60	7,66
50	2,15	3,31	4,06	5,26	6,03	7,09
60	1,88	2,88	3,96	4,72	5,92	6,68
70	1,62	2,32	3,82	4,28	5,59	6,45
80	1,57	2,07	3,68	4,18	5,53	6,23

Tabelle 6. Grenzen der Bereiche „Mittelwert ± 2,5 Standardabweichungen" der Latenzen früher akustisch evozierter Potentiale in Abhängigkeit vom Reizpegel für eine Gruppe von 30 normalhörenden Probanden *beiderlei Geschlechts* im Alter zwischen 25 und 30 Jahren

Reizpegel [dB HL]	t_1 [ms]		t_3 [ms]		t_5 [ms]	
	$\mu - 2{,}5\sigma$	$\mu + 2{,}5\sigma$	$\mu - 2{,}5\sigma$	$\mu + 2{,}5\sigma$	$\mu - 2{,}5\sigma$	$\mu + 2{,}5\sigma$
10					7,36	9,70
20			5,47	6,85	7,20	9,18
30	3,06	4,20	4,81	6,27	6,70	8,24
40	2,36	3,88	4,52	5,78	6,30	7,66
50	2,15	3,37	4,04	5,40	6,00	7,02
60	1,80	2,90	3,94	4,62	5,74	6,64
70	1,63	2,31	3,79	4,25	5,48	6,38
80	1,57	2,05	3,61	4,13	5,36	6,20

Tabelle 7. Mittelwerte und Standardabweichungen der Latenzdifferenzen t_3-t_1, t_5-t_3 und t_5-t_1 bei Normalhörenden. Die Mittelung erstreckt sich über alle 30 Fälle (je 15 weibliche und männliche Probanden im Alter zwischen 25 und 30 Jahren) und – wegen der Unabhängigkeit der Latenzdifferenzen von der Reizintensität – über alle Reizpegel im Bereich 10–80 dB HL

	t_3-t_1 [ms]		t_5-t_3 [ms]		t_5-t_1 [ms]	
	μ	s	μ	s	μ	s
Weiblich	1,99	0,17	1,84	0,18	3,83	0,25
Männlich	2,03	0,18	1,94	0,18	3,95	0,24
Beide	2,01	0,17	1,89	0,19	3,89	0,25

Tabelle 8. Grenzen der Bereiche „Mittelwert ± 2,5 Standardabweichungen" für die Latenzdifferenzen t_3-t_1, t_5-t_3 und t_5-t_1 bei Normalhörenden. Die Mittelung erstreckt sich über alle 30 Fälle (je 15 weibliche und männliche Probanden im Alter zwischen 25 und 30 Jahren) und – wegen der Unabhängigkeit der Latenzdifferenzen von der Reizintensität – über alle Reizpegel im Bereich 10–80 dB HL

	t_3-t_1 [ms]		t_5-t_3 [ms]		t_5-t_1 [ms]	
	$\mu - 2{,}5\sigma$	$\mu + 2{,}5\sigma$	$\mu - 2{,}5\sigma$	$\mu + 2{,}5\sigma$	$\mu - 2{,}5\sigma$	$\mu + 2{,}5\sigma$
Weiblich	1,57	2,42	1,39	2,29	3,21	4,46
Männlich	1,58	2,48	1,49	2,39	3,35	4,55
Beide	1,59	2,44	1,42	2,37	3,27	4,52

Tabelle 9. Normalwerte für die Latenzen der Hirnstammpotentiale J1, J3 und J5 (bei 70 dB HL Clickpegel) und für die Latenzdifferenzen (in Klammern stehen die Werte für die einfache Standardabweichung) in Abhängigkeit vom Lebensalter

Alter [Monate]	t_1 [ms]	t_3-t_1 [ms]	t_3 [ms]	t_5-t_3 [ms]	t_5 [ms]	t_5-t_1 [ms]
3	2,00	2,39 (26)	4,39	2,21 (39)	6,60	4,60 (40)
6	1,90	2,30 (23)	4,20	2,09 (31)	6,29	4,39 (34)
9	1,83	2,25 (20)	4,08	1,97 (22)	6,05	4,22 (29)
12	1,81	2,14 (20)	3,95	1,99 (20)	5,94	4,13 (25)

Die Latenzen der FAEP erreichen erst im Alter von etwa 3 Jahren die Werte, die auch beim Erwachsenen angetroffen werden. Dies muß bei der Untersuchung von Säuglingen und Kleinkindern beachtet werden, sowohl dann, wenn das Vorliegen einer retrokochleären Störung abgeklärt werden soll, als auch im Falle möglicher Reifungsverzögerungen. In der Tabelle 9 sind die in den ersten Lebensmonaten bei einem Reizpegel von 70 dB HL gültigen Normalwerte für die Latenzen sowie die (vom Reizpegel unabhängigen) Normalwerte für die Latenzdifferenzen angegeben (vgl. auch Hecox u. Galambos 1974 sowie Liu u. Jiang 1991).

Die Auswertung der Amplituden der Potentiale J1, J3 und J5 deutet darauf hin, daß die Amplituden bei weiblichen Probanden tendenziell größer sind als bei männlichen Probanden. Dieser Trend ist am stärksten ausgeprägt beim Potential J5. Die großen interindividuellen Streuungen der Amplitudenwerte und die (teilweise darauf zurückzuführende) geringe diagnostische Bedeutung des Amplitudenmaßes lassen eine geschlechtsspezifische Auswertung nicht sinnvoll erscheinen. Daher enthält Tabelle 10 die aus der Mittelung zwischen den Geschlechtern resultierenden Daten.

Im Gegensatz zu den FAEP zeigen die SAEP eine schwächer ausgeprägte Abhängigkeit der Latenzen von der Reizintensität. Zur Auswertung und Deutung einer Messung werden daher die Latenzkennlinien selten herangezogen. Für Vergleichszwecke können die in den Tabellen 11–14 zusammengefaßten Normwerte

Tabelle 10. Mittelwerte μ und Standardabweichungen σ der Amplituden früher akustisch evozierter Potentiale nach Clickreizung in Abhängigkeit vom Reizpegel für eine Gruppe von 30 normalhörenden Probanden beiderlei Geschlechts im Alter zwischen 25 und 30 Jahren

Reizpegel [dB HL]	A1 [nV] μ	A1 [nV] σ	A3 [nV] μ	A3 [nV] σ	A5 [nV] μ	A5 [nV] σ
10					87	21
20			85	23	124	46
30	90	20	106	27	175	50
40	107	60	128	48	218	51
50	91	43	104	43	191	62
60	93	45	133	55	278	91
70	192	71	231	73	348	130
80	324	100	298	100	383	158

Tabelle 11. Mittelwerte μ und Standardabweichungen σ der Latenzen später akustisch evozierter Potentiale nach Reizung mit Sinusbursts der Frequenz 500 Hz in Abhängigkeit vom Reizpegel für eine Gruppe von 30 normalhörenden Probanden beiderlei Geschlechts im Alter zwischen 25 und 30 Jahren

Reizpegel [dB HL]	t(N1) [ms] μ	σ	t(P2) [ms] μ	σ	t(N2) [ms] μ	σ
10	170	17	246	12	326	41
20	133	19	215	23	317	29
30	116	11	186	18	297	26
40	108	9	176	15	285	20
50	103	8	168	12	276	20
60	99	12	166	15	274	22
70	96	10	160	10	268	23
80	92	12	156	11	271	25

dienen. Sie wurden, da keine Abhängigkeit vom Geschlecht der Versuchspersonen festgestellt werden konnte, über beide Geschlechter gemittelt.

Aus dem Vergleich der Zahlen in den Tabellen 11–14 kann der Schluß gezogen werden, daß die Latenzen der SAEP N1, P2 und N2 nur insofern von der Reizfrequenz abhängen, als bei niedrigen Reizpegeln eine Tendenz zu kürzeren Latenzen bei höheren Frequenzen besteht. Im überschwelligen Bereich sind die Latenzzeiten im Rahmen der statistischen Schwankungen von der Reizfrequenz unabhängig.

Die Amplitude der SAEP kann durch die Differenz der Potentialwerte zwischen dem vertexnegativen Extremwert N1 und dem vertexpositiven Extremwert P2 charakterisiert werden. Die solchermaßen gewonnenen Zahlenwerte für A(N1-P2) sind für die vier Oktavfrequenzen 500 Hz bis 4 kHz in Tabelle 15 angegeben.

Tabelle 12. Mittelwerte μ und Standardabweichungen σ der Latenzen später akustisch evozierter Potentiale nach Reizung mit Sinusbursts der Frequenz 1000 Hz in Abhängigkeit vom Reizpegel für eine Gruppe von 30 normalhörenden Probanden beiderlei Geschlechts im Alter zwischen 25 und 30 Jahren

Reizpegel [dB HL]	t(N1) [ms] μ	σ	t(P2) [ms] μ	σ	t(N2) [ms] μ	σ
10	166	40	259	19	363	32
20	119	13	207	22	314	30
30	107	9	182	20	287	22
40	104	12	171	12	286	29
50	105	7	172	12	277	27
60	97	10	166	12	271	21
70	98	8	167	11	271	17
80	96	9	157	15	267	23

Tabelle 13. Mittelwerte μ und Standardabweichungen σ der Latenzen später akustisch evozierter Potentiale nach Reizung mit Sinusbursts der Frequenz 2000 Hz in Abhängigkeit vom Reizpegel für eine Gruppe von 30 normalhörenden Probanden beiderlei Geschlechts im Alter zwischen 25 und 30 Jahren

Reizpegel [dB HL]	t(N1) [ms]		t(P2) [ms]		t(N2) [ms]	
	μ	σ	μ	σ	μ	σ
10	136	21	229	20	335	17
20	115	14	200	27	300	31
30	106	9	180	15	286	23
40	103	10	175	15	295	27
50	102	9	172	17	281	29
60	98	6	162	9	275	21
70	95	11	165	18	266	28
80	94	7	160	14	280	25

Tabelle 14. Mittelwerte μ und Standardabweichungen σ der Latenzen später akustisch evozierter Potentiale nach Reizung mit Sinusbursts der Frequenz 4000 Hz in Abhängigkeit vom Reizpegel für eine Gruppe von 30 normalhörenden Probanden beiderlei Geschlechts im Alter zwischen 25 und 30 Jahren

Reizpegel [dB HL]	t(N1) [ms]		t(P2) [ms]		t(N2) [ms]	
	μ	σ	μ	σ	μ	σ
10	128	20	210	35	323	38
20	110	12	187	22	292	33
30	108	17	179	16	293	29
40	100	11	171	17	278	26
50	100	12	174	20	293	25
60	98	12	167	19	277	24
70	98	10	168	20	273	26
80	97	9	168	16	275	26

Anhang D: Empfehlungen zur Durchführung der ERA

Die Arbeitsgemeinschaft Deutschsprachiger Audiologen und Neutootologen (ADANO) hat im Jahr 1994 die folgenden Empfehlungen zur Durchführung der Elektrischen Reaktionsaudiometrie ausgesprochen. Sie sollen bewirken, daß die Qualität der Meßgeräte sowie die fachliche Qualifikation der Anwender genau definierten Mindestanforderungen genügen müssen, wenn die Meßmethode zur Erstellung audiologischer Diagnosen angewendet wird. Ein nützlicher und beabsichtigter Nebeneffekt besteht darin, daß aufgrund der für die Reiz- und Meßparameter vorgeschriebenen Toleranzbereiche eine Standardisierung der Methode und damit eine Unabhängigkeit der Meßergebnisse von der verwendeten Apparatur erzielt wird.

Empfehlungen der Arbeitsgemeinschaft Deutschsprachiger Audiologen und Neuro-ootologen (ADANO) zur Durchführung der Elektrischen Reaktionsaudiometrie

Verabschiedet auf der Geschäftssitzung der ADANO am 19. 3. 1994

Elektrische Reaktionsaudiometrie (ERA) ist der Oberbegriff für die Verfahren zur Untersuchung von Gehöreigenschaften mit Hilfe der Registrierung elektrischer Spannungen physiologischen Ursprungs, die durch einen akustischen oder elektrischen Reiz ausgelöst werden können und üblicherweise als akustisch evozierte Potentiale (AEP) bezeichnet werden. In den folgenden Empfehlungen werden die Bedingungen festgelegt, die bei der Durchführung der ERA als Teil der audiologischen Diagnostik eingehalten werden sollten. Sie berühren nicht die elektrische Sicherheit, den Schutz vor gehörschädigenden Schalldruckpegeln, die elektromagnetische Verträglichkeit und die technische Dokumentation, soweit hierfür gesetzliche Vorschriften (Medizingeräteverordnung bzw. Medizinproduktegesetz) bestehen.

In Abschn. 1 werden die *verbindlichen Mindestanforderungen* formuliert, denen ein Gerät zur Durchführung der ERA genügen muß. In Abschn. 2 werden *zusätzliche Anforderungen* ausgesprochen, die über die Mindestanforderungen hinausgehen und eine technische Zusatzausstattung, die Handhabung des Gerätes sowie die Möglichkeiten der Auswertung betreffen. Nur Geräte, die neben den Mindestanforderungen auch den zusätzlichen Anforderungen in allen Punkten gerecht werden, können als vollwertige ERA-Meßplätze für klinische Audiometrie und Pädaudiologie anerkannt werden. Abschn. 3 enthält Anforderungen an die *fachliche Qualifikation* der Anwender.

Anhang

1 Technische Mindestanforderungen an ein System zur Messung akustisch evozierter Potentiale

Die in diesem Abschn. beschriebenen Komponenten sind notwendige Bestandteile eines ERA-Meßplatzes. Sie müssen die jeweils genannten Anforderungen erfüllen.

1.1 Akustischer Reizgeber

1.1.1 In Abhängigkeit vom Untersuchungsverfahren müssen die in Tabelle 1 (s. Abschn. 1.11) aufgezählten Schallsignale verfügbar sein.

1.1.2 Schallpegelbereich für die CERA wie in der Reintonaudiometrie, für alle anderen Verfahren 0 bis mindestens 100 dB HL. Die Pegelangaben in dB müssen hinsichtlich der zugrundeliegenden Bezugsgröße eindeutig sein. Zumindest wahlweise müssen die Angaben in einer auf psychoakustischer Kalibrierung an Normalhörenden beruhenden Skala erfolgen.

1.1.3 Die vom Gerät bei Beginn einer Messung vorgegebenen Reizpegel dürfen nicht über 80 dB HL liegen, die Anwendung höherer Reizpegel darf nur nach zusätzlicher Bestätigung möglich sein.

1.1.4 Bei Kurzzeitreizen (nach IEC-Norm 645-3) muß die Reizpolarität als initiale Sogphase, initiale Druckphase oder alternierende Polaritätsfolge einstellbar sein.

1.1.5 Inter-Stimulus-Intervall (ISI = Kehrwert der Reizrate) in Abhängigkeit vom Untersuchungsverfahren innerhalb der in Tabelle 1.11 angegebenen Grenzen.

1.1.6 Möglichkeit zur Vertäubung des Gegenohrs mit Breitband- oder Terzbandrauschen.

1.1.7 Vorrichtung zur Dämpfung der elektromagnetischen Signaleinstreuung des elektroakustischen Wandlers auf Elektroden und Anschlußleitungen.

1.2 Elektroden und Anschlußleitungen

1.2.1 Oberflächenelektroden mit geringem Elektrodenpotential und geringer Polarisierbarkeit – z. B. Edelmetallelektrode, deren Oberfläche mit einem unlöslichen Salz desselben Metalls bedeckt ist – kombiniert mit geeigneter Elektrolytpaste. Nadelelektroden nur für Spezialuntersuchungen (z. B. ECochG, intraoperatives Monitoring).

1.2.2 Die Übergangsimpedanz (s. unten, Abschn. 1.7.1 und 1.13.1) zwischen Verstärkereingang und Körpergewebe muß bei Verwendung von Flächenelektroden unter normalen Bedingungen Werte unterhalb 5 kΩ erreichen können: $|Z| \leq 5$ kΩ.

1.3 Biosignalverstärker

1.3.1 Erfüllung der allgemeinen Vorschriften zur Sicherheit elektromedizinischer Geräte nach DIN VDE 0750 Teil 1 (identisch mit IEC 601-1).
1.3.2 Maximal ±0,1 % Abweichung von linearer Verstärkungscharakteristik. Bei größerer Nichtlinearität: anschließende Signalverarbeitung zur Erzielung eines innerhalb der angegebenen Toleranz linearen Übertragungsverhaltens.
1.3.3 Frequenzbandbegrenzung des Biosignals mit Analogfiltern. Tiefpaß mit phasenlinearer Übertragung (konstante Gruppenlaufzeit) unterhalb der Grenzfrequenz. Hochpaß einer maximalen Flankensteilheit von 6 dB/Oktave. Grenzfrequenzen in Abhängigkeit vom Untersuchungsverfahren gemäß Tabelle 1 in Abschn. 1.11.

1.4 Signalverarbeitungssystem

1.4.1 Größe des Meßzeitfensters in Abhängigkeit vom Untersuchungsverfahren mindestens gleich den in Tabelle 1 angegebenen Werten.
1.4.2 Die zeitliche Beziehung zwischen dem Zeitnullpunkt (0-ms-Angabe) und dem im künstlichen Ohr (nach IEC 318) mit akustischem Kuppler (nach IEC 303) gemessenen akustischen Schalldruckverlauf muß für alle zum Lieferumfang gehörenden Reize und Wandler eindeutig dokumentiert sein.
1.4.3 Zeitauflösung in Abhängigkeit vom Untersuchungsverfahren besser oder gleich den in Tabelle 1 angegebenen Minimalwerten, jedoch auf obere Grenzfrequenz und Flankensteilheit des Biosignalverstärkers derart abgestimmt, daß die Aliasing-Fehler unterhalb der Auflösung des Analog/Digital-Wandlers liegen.
1.4.4 Dargestellter Amplitudenbereich variabel einstellbar innerhalb der in Tabelle 1 angegebenen Grenzen.
1.4.5 Amplitudenauflösung ≤1 % des gemäß Abschn. 1.4.4 eingestellten Meßbereiches.
1.4.6 Vorrichtung zur automatischen Artefaktunterdrückung (s. Abschn. 1.13.4) mit variabler Artefakterkennungsschwelle.
1.4.7 Störbefreiungsgewinn in Abhängigkeit vom Untersuchungsverfahren gemäß Tabelle 1 in Abschn. 1.11.
1.4.8 Bei Verwendung von Kurzzeitreizen (vgl. Abschn. 1.1.4): Möglichkeit zur getrennten Summation der Antworten auf Druck- und Sogreize in verschiedene Speicherbereiche und zur Bildung von Summen- und Differenzkurven.

1.5 Einrichtungen zur visuellen Kontrolle der Signale

1.5.1 Möglichkeit zur Sichtkontrolle des Biosignals (s. Abschn. 1.13.7) vor und während der Messung.

Anhang

1.5.2 Möglichkeit zur Sichtkontrolle des verarbeiteten Signals während der Messung.

1.6 Dokumentationseinrichtungen

1.6.1 Möglichkeit zur graphischen Ausgabe der Potentialkurven auf Papier mit einer Auflösung von 1–2 % des genutzten Meßbereiches pro mm für die Zeitachse und 2–4 % des genutzten Meßbereiches pro mm für die Amplitude. Die Zeit- und Amplitudenkalibrierung muß auf jeder graphischen Ausgabe angegeben werden.
1.6.2 Nur bei FAEP: automatische Erstellung eines Kennliniendiagramms (Darstellung der Latenzen von J1, J3 und J5 und der Amplitude von J5 in Abhängigkeit vom Reizpegel) zur Dokumentation einer vom Auswerter vorgenommenen Potentialzuordnung. Das Kennliniendiagramm muß die für die verwendete Apparatur gültigen Normalkurven enthalten.
1.6.3 Möglichkeit zur α-numerischen Ausgabe von Patientendaten, Reizparametern sowie Meß- und Auswertungsergebnissen.
1.6.4 Zwischen der graphischen und α-numerischen Ausgabe muß eine eindeutige Zuordnung möglich sein.

1.7 Test- und Kalibriereinrichtungen

1.7.1 Messung der Elektrodenimpedanzen (s. Abschn. 1.13.1) bei 80 Hz.
1.7.2 Möglichkeit zur Sichtkontrolle der Aussteuerung des Biosignalverstärkers.
1.7.3 Vorrichtung zur Überprüfung der Störeinflüsse unter normalen Ableitbedingungen gemäß Abschn. 1.12.2 mit einem passiven Netzwerk nach Abschn. 1.8.1.
1.7.4 Vorrichtung zur Überprüfung der Zeit- und Amplitudenkalibrierung gemäß Abschn. 1.12.3 mit einem Patientensimulator nach Abschn. 1.8.2.

1.8 Meßobjekte für Testmessungen

Für die Durchführung der in Abschn. 1.12 beschriebenen Kontrollen und Funktionsprüfungen werden die im folgenden beschriebenen Meßobjekte an den für die Elektrodenleitungen vorgesehenen Klemmen an den Eingang des Biosignalverstärkers angeschlossen.

1.8.1 Für die Prüfung des Einflusses von Störfeldern und der Wirksamkeit von Abschirmungsmaßnahmen: ebenes Netzwerk aus Widerständen und Kondensatoren zur möglichst realistischen Nachbildung des frequenzabhängigen komplexen Wechselstromwiderstandes (Impedanz Z) von Elektroden und Gewebe.

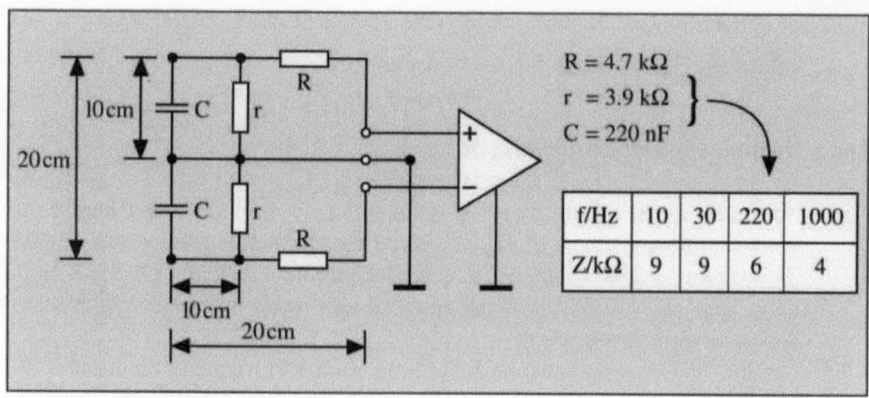

1.8.2 Für einen Funktionstest des gesamten Gerätes sowie für die Überprüfung von Zeit- und Amplitudenkalibrierung: aktiver, akustisch getriggerter Patientensimulator, der an den Elektrodenklemmen an das ERA-Gerät angeschlossen wird. Eine für die FAEP mögliche technische Realisierung hierfür ist im Anhang (Abschn. 4) dieser Empfehlungen beschrieben.

1.9 Meßraum

1.9.1 Störschallpegel ≤40 dB (A), falls ausschließlich über Kopfhörer gereizt wird und nur Messungen im Reizpegelbereich oberhalb 50 dB HL durchgeführt werden. Für Hörschwellenbestimmungen sowie bei Reizung über freies Schallfeld oder Knochenleitung müssen die Anforderungen nach ISO 6189 erfüllt werden.
1.9.2 Möglichkeit zur Beobachtung des Patienten während der Messung.
1.9.3 Möglichkeit zu entspannter Lagerung des Patienten.
1.9.4 Abschirmung gegen elektromagnetische Störfelder, falls dies für die Einhaltung der in Abschn. 1.12 definierten Grenzwerte erforderlich ist.

1.10 Bedienungsanleitung und Begleitinformation

1.10.1 Ausführliche Gerätebeschreibung mit technischen Kennwerten und Gebrauchsanweisung in deutscher Sprache.
1.10.2 Musterableitungen und Kalibrierkurven (Messungen mit Testobjekt nach Abschn. 1.8.1 und Simulator nach Abschn. 1.8.2), Spezifikation von Zeitverlauf und Frequenzspektrum der verfügbaren Reize unter Verwendung des zugehörigen Wandlers, akustisch gemessen im künstlichen Ohr (nach IEC 318) mit akustischem Kuppler (nach IEC 303).
1.10.3 Angabe von Referenzwerten für die wichtigsten Meßgrößen (z. B. Latenzen der FAEP in Abhängigkeit vom Reizpegel).
1.10.4 Angabe von Name und Anschrift des Herstellers sowie einer Telefonnummer für Wartung, Service und Reparatur.

Anhang

1.11 Grenzwerte für die Meßparameter

Die in Tabelle 1 angegebenen Werte für die einzelnen Parameter müssen, wenn nicht Bereichsgrenzen explizit angegeben sind, mit einer Toleranz von maximal ±10 % eingehalten werden. Soweit ein Intervall eingetragen ist, muß die Einstellung zumindest eines Wertes innerhalb der angegebenen Grenzen möglich sein.

Tabelle 1. Grenzwerte der Meßparameter

Parameter		Untersuchungsverfahren			
Bezeichnung	Bezugs-abschnitt	ECochG (SFAEP)	BERA (FAEP)	MLRA (MAEP)	CERA (SAEP)
Erforderliche Schallsignale	1.1.1; 1.13.8; 1.13.9	Click; Tonimpulse	Click	Click; Tonimpulse	Tonimpulse
Inter-Stimulus-Intervall ISI [ms]	1.1.5	40–200	25–100	25–300	1000–5000
Untere Grenzfrequenz f_{gu} [Hz]	1.3.3; 1.13.2	3 und 30 (umschaltbar)	30 und 100 (umschaltbar)	3 und 15 (umschaltbar)	1
Obere Grenzfrequenz f_{go} [Hz]	1.3.3; 1.13.2	5000	1500 u. 3000 (umschaltbar)	100 u. 300 (umschaltbar)	30
Größe des Meßzeitfensters t_F [ms]	1.4.1	8–15	10–30	60–100	500–1000
Zeitauflösung Δt [ms] (Minimalwert)	1.4.3	0,1	0,1	1	2
Amplitudenbereich A_F [µV]	1.4.4	±5···±10	±0,3···±1,0	±0,5···±5,0	±10···±20
Minimaler Störbefreiungsgewinn G [dB]	1.4.7; 1.13.5	30	36	30	20

1.12 Grenzwerte für den Einfluß von Störgrößen

Bei Messungen nach den in den Abschn. 1.12.1 und 1.12.2 gezeigten Anordnungen dürfen unter Berücksichtigung der Parameter gemäß der Tabelle 1 (s. Abschn. 1.11) entsprechend dem anzuwendenden Untersuchungsverfahren bei eingeschaltetem Schallreizgeber die in den folgenden Abschnitten angegebenen Grenzwerte nicht überschritten werden. Die Messungen müssen ohne Hardware- oder Softwareänderungen durchgeführt werden können.

Die unten definierten Spannungen u_0, u_1 und u_2 werden gleichspannungsfrei gemessen als Effektivwerte (RMS) für das jeweils verwendete Zeitfenster. Die aus den Meßvorschriften der folgenden 2 Abschnitte resultierenden Grenzwerte von u_1 und u_2 sind vom Hersteller an den Anwender mit einem einfach zu handhabenden Kontrollverfahren weiterzugeben.

1.12.1 Prüfung des Biosignalverstärkers
Messung nach folgender Anordnung:

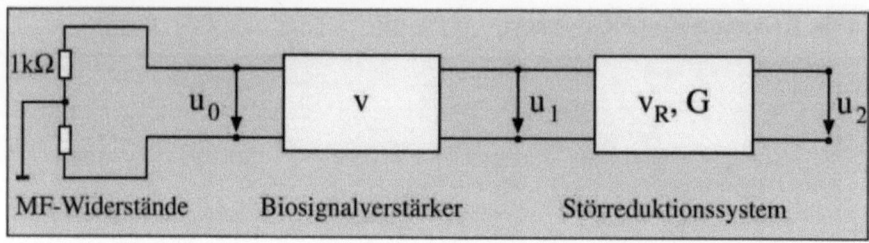

Zur Begrenzung des Einflusses von Störungen, die durch das Eigenrauschen des Verstärkers entstehen, muß das quadratische Mittel des verstärkten Signals (u_1) des mit 2 rauscharmen Metallfilmwiderständen beschalteten Eingangsdifferenzverstärkers mindestens den 1,4fachen Wert des bei kurzgeschlossenen Eingangsklemmen vorliegenden Signals betragen (näherungsweise Ermittlung des Rauschfaktors nach Abschn. 1.13.10).

1.12.2 Prüfung des Störreduktionssystems
Messung nach folgender Anordnung mit Testobjekt nach Abschn. 1.8.1:

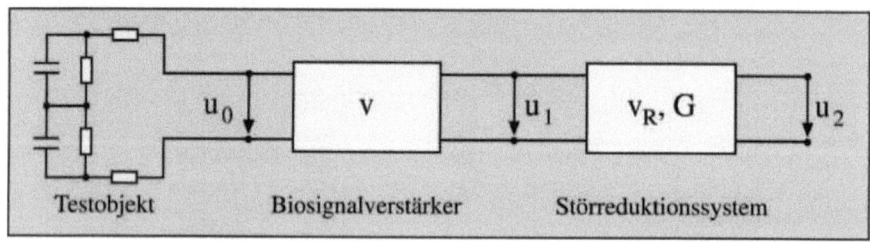

Zur Begrenzung des Einflusses reizkorrelierter Störungen (z. B. Triggersignal, Stimulusartefakt) darf das Verhältnis der Ausgangsspannung u_2 zur Eingangsspannung u_1 des Störreduktionssystems um maximal 3 dB oberhalb des für reines (d. h. von reizkorrelierten Störungen freies) Rauschen zu erwartenden Idealverstärkungsfaktors v_R liegen:

$$20 \cdot \log (u_2/u_1) - 20 \cdot \log v_R \leq 3.$$

Dies ist genau dann der Fall, wenn das Verhältnis der Varianzen von Ausgangsspannung u_2 und Eingangsspannung u_1 weniger als das Doppelte der für reines Rauschen zu erwartenden Varianzzunahme ausmacht:

Anhang

$\text{Var}(u_2) / \text{Var}(u_1) \leq 2 \cdot v_R^2.$

Bei Anwendung der reizsynchronen linearen Mittelwertbildung („averaging") mit n Mittelungsschritten gilt $v_R = 1/\sqrt{n}$ (s. Abschn. 1.13.5). Zur Simulation des Stimulusartefaktes ist der Kopfhörer auf das Testobjekt zu legen und für die Messung ein Clickreiz mit einem Pegel von 80 dB HL einzuschalten. Das Prüfprotokoll dieser vom Hersteller durchgeführten Messung (Zeitverlauf von u_1 und u_2, jeweils gemessen mit Reizpegeln von 0 dB HL und 80 dB HL) ist dem Gerät beizufügen.

1.12.3 Überprüfung von Zeit- und Amplitudenkalibrierung

Messung nach folgender Anordnung mit Patientensimulator nach Abschn. 1.8.2:

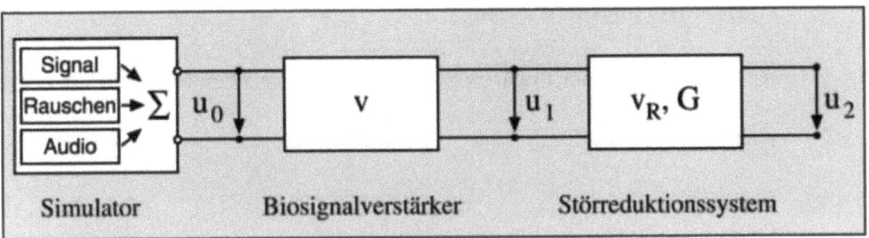

Das Ausgangssignal des Patientensimulators wird mit den für die AEP-Messung am Patienten verwendeten Standardparametern registriert. Toleranzgrenzen für Abweichungen: 0,5% (Zeitachse), 5% (Amplitudenachse).

1.13 Definitionen

ECochG: Elektrokochleographie,
SFAEP: sehr frühe akustisch evozierte Potentiale,
BERA: „brainstem electric response audiometry",
FAEP: frühe akustisch evozierte Potentiale
MLRA: „middle latency response audiometry",
MAEP: mittlere akustisch evozierte Potentiale,
CERA: „cortical electric response audiometry",
SAEP: späte akustisch evozierte Potentiale.

1.13.1 Übergangsimpedanz der Elektroden

Betrag der elektrischen Impedanz zwischen 2 Elektroden in der anzuwendenden Elektrodenposition ($[|Z|] = \Omega$).

1.13.2 Ableitfrequenzbereich

Durchlaßbereich des für das Biosignal wirksamen Frequenzbegrenzungsfilters mit den Grenzfrequenzen fgu [untere Grenzfrequenz (–3 dB), Hochpaß] und fgo [obere Grenzfrequenz (–3 dB), Tiefpaß].

1.13.3 Phasenlineares Filter
Filter mit linearer Phasenverschiebung (bzw. frequenzunabhängiger Zeitverschiebung) im Durchlaßbereich.

1.13.4 Artefaktunterdrückung
Automatische Erkennung und Eliminierung von Signalabschnitten, die charakteristische Merkmale für technisch oder physiologisch bedingte Störungen aufweisen.

1.13.5 Störbefreiungsgewinn
Verhältnis (SNR) der Leistung (Varianz, vgl. Abschn. 1.13.6) des Signals zur Leistung des Rauschens, ausgedrückt als logarithmisches Verhältnis der Messungen vor (SNR_1) und nach (SNR_2) Anwendung des Störreduktionsprozesses:

$$G/dB = 10 \cdot \log (SNR_2/SNR_1)$$

Bei Anwendung der linearen Signalmittelung (n Mittelungsschritte) gilt:

$$G/dB = 10 \cdot \log n.$$

1.13.6 Varianz
Über einen Zeitbereich T gemittelte quadratische Abweichung einer zeitabhängigen Spannung u(t) von ihrem zeitlichen Mittelwert <u>:

$$Var(u) = \frac{1}{T} \int_0^T (u(t) - <u>)^2 \, dt.$$

1.13.7 Biosignal
Am Biosignalverstärkereingang wirksam werdende Spannung, die von den Elektroden zugeführt wird.

1.13.8 Click
Transienter breitbandiger akustischer Reiz, dessen Eigenschaften und Parameter in der IEC-Norm 645-3 definiert sind.

1.13.9 Tonimpulse
Begrenzte Folge von elektrischen Sinusschwingungen konstanter Frequenz am Wandlereingang mit definierten Werten für Anstiegs- und Abfallzeit sowie Plateaudauer.

1.13.10 Rauschfaktor und Rauschzahl
Der Rauschfaktor eines Verstärkers ist gleich dem Faktor, um den die eingangsbezogene Rauschleistung des beschalteten Verstärkers größer ist als die minimale, von den Quellwiderständen bestimmte Rauschleistung. Der Rauschfaktor ist vom Quellwiderstand und der Bandbreite des Verstärkers abhängig. Der ideale, rauschfreie Verstärker hätte den kleinstmöglichen Rauschfaktor $F^* = 1$. Die Rauschzahl ist der 10fache dekadische Logarithmus des Rauschfaktors.

Anhang

2 Zusätzliche Anforderungen an ein System zur Messung akustisch evozierter Potentiale

2.1 Apparative Komponenten

2.1.1 Möglichkeit zur Reizung über Knochenhörer.
2.1.2 Möglichkeit zur Randomisierung oder Pseudorandomisierung des Inter-Stimulus-Intervalls (vgl. ISI in Abschn. 1.1.5).
2.1.3 Zwei- oder mehrkanalige Verstärkung und Verarbeitung des EEG-Signals.
2.1.4 Möglichkeit zur Einspeisung des akustischen Kopfhörersignals (mit Hilfe eines Kupplers und eines Meßmikrophons) in das Signalverarbeitungssystem zur Kontrolle des Reizverlaufs und der effektiven relativen Verstärkung reizkorrelierter Signale.
2.1.5 Programmgesteuerte und wahlweise vor jeder ERA-Messung automatisch durchgeführte Messung der Elektrodenimpedanz. Warnsignal bei unzulässig hohen Werten.

2.2 Signalverarbeitung

2.2.1 Signalmittelung in 2 Speicherbereichen zur quasisimultanen Gewinnung zweier Teilmittelwertkurven für *alle* verfügbaren Reizsignale.
2.2.2 Möglichkeit zur Veränderung der für die Artefaktunterdrückung (s. Abschn. 1.13.4) maßgebenden Amplitudenschranken *während* des Meßvorgangs.
2.2.3 Statistische Verarbeitung des Biosignals (wie z. B. Amplitudenhistogramm des EEG, Vorzeichenmittelung, stochastisch-ergodische Konversion, Phasenspektrenanalyse, Abschätzung des Restrauschens, Bereitstellung von Abbruchkriterien) als Option.
2.2.4 Verfügbarkeit eines steilflankigen Digitalfilters ohne Phasenverschiebung mit wählbaren Grenzfrequenzen zur nachträglichen Filterung der gemittelten Reizantworten ohne Verlust der Originaldaten.

2.3 Auswertung

2.3.1 Sortierte Darstellung der registrierten Kurven in der Reihenfolge abnehmender oder zunehmender Reizpegel.
2.3.2 Möglichkeit zur Vertikalverschiebung, Vergrößerung, Verkleinerung, Addition und Subtraktion von Meßkurven für die graphische Darstellung.
2.3.3 Vergrößerte Darstellung einer Kurve für die Bewertung der Potentiale. Möglichkeit zur Einblendung von Normwerten bei der Latenzauswertung.
2.3.4 Erstellung einer Tabelle mit den Zahlenwerten von Reizpegel, Latenzen, Amplituden und Latenzdifferenzen zur Dokumentation einer vom Auswerter vorgenommenen Potentialzuordnung (nur bei FAEP).

2.3.5 Tabellarische und graphische Ausgabe der Seitendifferenzen der Latenz von Potential J5 in Abhängigkeit vom Reizpegel (nur bei FAEP).
2.3.6 Berechnung und Angabe eines Standardfehlers bei Latenz- und Amplitudenwerten. Mittelwertbildung (gewichtet), falls mehrere Messungen unter denselben Reiz- und Ableitbedingungen durchgeführt wurden.
2.3.7 Verfügbarkeit der gemessenen Daten über eine genormte Standardschnittstelle.

2.4 Bedienung des Gerätes

2.4.1 Die Gebrauchsanweisung sollte Hinweise zur Erkennung technischer Störungen und deren Beseitigung enthalten.
2.4.2 Bedienungshilfen ohne Abbruch des Meßprogramms am Bildschirm aufrufbar.
2.4.3 Standardoperationen (z. B. Darstellung und Speicherung der Ergebnisse nach Beendigung einer Messung) sollten ohne gesonderte Befehlseingabe ablaufen.
2.4.4 Gespeicherte Parameterpakete (die der Nutzer gestalten und ändern kann) für spezielle Untersuchungsverfahren.

2.5 Dokumentation

2.5.1 Die Ergebnisse der Untersuchung eines Patienten sollen in übersichtlicher Form auf *einem* Blatt Papier (möglichst DIN A4) ausgegeben werden.
2.5.2 Möglichkeit zur Ein- und Ausgabe von Text (z. B. für Befund und Kommentare).
2.5.3 Die auf der Dokumentation befindliche Kennzeichnung muß ein eindeutiges Auffinden der auf Datenträger gespeicherten Meßergebnisse zulassen.
2.5.4 Die Dateistruktur der gespeicherten Daten soll in einer Form beschrieben sein, die es dem spezialisierten Anwender prinzipiell ermöglicht, mit eigenen Programmen auf die Daten zurückzugreifen.

3   Empfehlungen zur fachlichen Qualifikation der Anwender

3.1 Durchführung der Messungen

3.1.1 Das Gerät darf der Medizingeräteverordnung (MedGV) zufolge nur von Personen angewendet werden, die aufgrund ihrer Ausbildung oder ihrer Kenntnisse und praktischen Erfahrungen die Gewähr für eine sachgerechte Handhabung bieten (§ 6 MedGV). Der/die Anwender/in muß von fachkundigen Personen unter Berücksichtigung der Gebrauchsanweisung in die sachgerechte Handhabung eingewiesen worden sein (§ 10 MedGV).

Anhang

3.1.2 Der/die Anwender/in muß über audiologische Grundkenntnisse verfügen.

3.2 *Auswertung und Befundung der Meßergebnisse*

3.2.1 Zur Auswertung und Beurteilung der Potentialkurven sind nur Personen berechtigt, die mit den Grundlagen der Audiologie und Akustik vertraut sind und umfangreiche audiometrische Erfahrung, insbesondere auch mit der ERA, nachweisen können. Soweit die Ausbildungsordnung der entsprechenden Anwender eine Weiterbildung in den Belangen der ERA nicht vorschreibt oder eine solche Weiterbildung nicht stattgefunden hat, sind während einer mindestens 3monatigen ständigen oder mindestens einjährigen begleitenden Tätigkeit unter Anleitung eines in der ERA qualifizierten Anwenders Nachweise darüber zu erbringen, daß eine Mindestzahl von 100 Untersuchungen und deren Befundung einschließlich der Dokumentation stattgefunden hat.
3.2.2 Unbeeinflußt hiervon werden die Fachgesellschaften der an der ERA beteiligten Anwender aufgefordert, Richtlinien für die fachlichen Voraussetzungen zur Anwendung der ERA zu erarbeiten und in Kraft zu setzen. Diese berühren nicht die vorausgehenden Empfehlungen, sofern sie nicht einen Teil der Richtlinien darstellen.

4 Anhang

Patientensimulator und Kalibrator
(nach M. Ziese, H. von Specht und S. Hoth[1])

Der im folgenden beschriebene ERA-Kalibrator ermöglicht die Überprüfung von Zeit- und Amplitudenkalibrierung, Störreduktionssystem und Reizpolarität. Sein Ausgang bildet die Impedanzen von Elektroden und Gewebe nach und wird an die Eingangsklemmen des Biosignalverstärkers angeschlossen. Zur Triggerung des Kalibrators wird der auf 80 dB HL eingestellte akustische Reiz des Meßplatzes benutzt. Er wird über ein Mikrophon aufgenommen und verstärkt. Nach der Verstärkung bildet eine Schaltung aus Inverter, Schmitt-Triggern und sich gegenseitig verriegelnden Monoflops ein System zur Erkennung der Reizpolarität. Abhängig davon, ob der Kopfhörer mit initialer Druck- oder Sogphase betrieben wird, gibt der Simulator einen oder 2 Rechteckimpulse ab. Das Signal wird dann über eine optische Trennung auf die Impedanznachbildung geschaltet, um ein Einkoppeln des Reizartefaktes über gemeinsame Massen zu verhindern. Die Amplitude am Ausgang beträgt 500 nV, die Impulsdauer 1 ms, und die erste Flanke nach der Reizanstiegsflanke erscheint nach 1 ms. Zur

---

[1] Vortrag auf der Arbeitstagung der AGERA am 27. 11. 1993 in Magdeburg.

Simulation des EEG-Signals läßt sich über ein Summationsglied ein gefiltertes (Bandpaß 100 Hz/600 Hz mit 12 dB/Oktave) weißes Rauschen mit einer Amplitude von 20 µV dazuschalten. Der Kalibrator ist batteriebetrieben (RG = Rauschgenerator, HP = Hochpaßfilter, TP = Tiefpaßfilter).

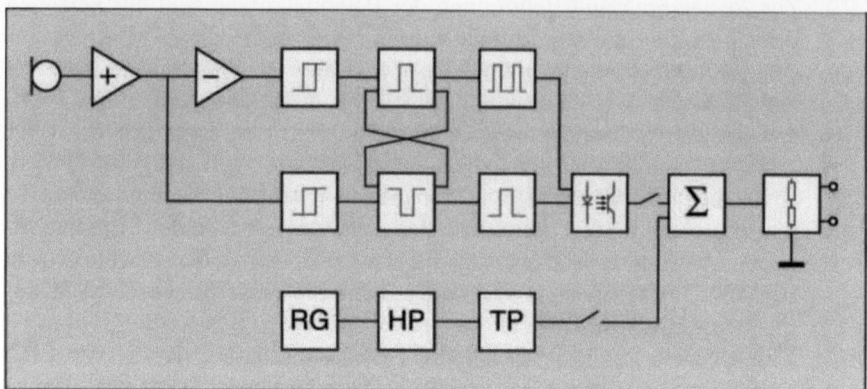

Anhang E: Hinweise zur Sedierung

Eine Sedierung ist bei der Messung der FAEP immer dann indiziert, wenn nach Ausschluß technisch bedingter Artefakte das biologische Rauschen und die biologisch bedingten Artefakte (Muskelpotentiale, Bewegungsartefakte, Unruhe des Patienten, EEG) die Meßqualität so reduzieren, daß das Meßergebnis unbrauchbar wird. Die Wahl der Maßnahme hängt in erster Linie vom Lebensalter ab. Während bei Erwachsenen oftmals ein erklärendes Gespräch, die Beseitigung einer unbequemen Lagerung, eine Wiederholung der Messung zu einem anderen Zeitpunkt oder bei älteren Kindern die Anwesenheit einer vertrauten Person ausreichen, sind brauchbare Meßbedingungen bei Kleinkindern meistens nur unter Zuhilfenahme von Sedativa zu erreichen. Der Einsatz einer Narkose nur zur Durchführung einer ERA-Untersuchung ist nur dann erforderlich, wenn bei entsprechendem Allgemeinzustand eine Sedierung nicht so angesetzt werden kann, daß damit eine ausreichende Meßqualität zu erzielen ist. Nach der eigenen Erfahrung aus der Untersuchung mehrerer hundert Kinder (einschließlich Risikokinder) ist eine solche Maßnahme in weit weniger als 1% der Fälle erforderlich. Die Durchführung der BERA im Zusammenhang mit einer Adenotomie oder Parazentese ist möglich. Dabei ist jedoch zu beachten, daß nach Absaugen eines Paukenhergusses eine Schalleitungsschwerhörigkeit zwar gebessert, jedoch aufgrund der noch bestehenden Blutungen und Schleimhautveränderungen keineswegs völlig beseitigt ist und somit in das Meßergebnis eingeht.

In den anderen Altersgruppen gehört die Sedierung zur Ausnahme. Bei ihrem Einsatz sollten jedoch einige Punkte beachtet werden:

Einfluß auf das Meßergebnis

Eine Sedierung hat auf die SFAEP und FAEP keinen und auf die MAEP einen je nach verwendetem Medikament unterschiedlichen Einfluß. So werden die Amplituden der MAEP kleiner, während die Potentialschwellen und die Latenzen sich in der Regel nicht ändern. Anders bei den SAEP, deren Morphologie, Latenzen, Amplituden und Potentialschwellen in entscheidendem Maß vom Stadium der Vigilanz und damit verbunden dem Aussehen des EEG abhängen. Sie lassen sich reproduzierbar nur im entspannten Wachzustand mit vorherrschendem α-Rhythmus im EEG ableiten. Daher sind bei der CERA sedierende Medikamente zu vermeiden. Hier sind eher die Aufmerksamkeit steigernde Methoden einzusetzen, die bei Kindern gleichzeitig die motorische Unruhe zu kontrollieren vermögen, wie z. B. die „Videosedierung" nach Finkenzeller. Dies wird durch Darbietung eines tonlosen, aber spannenden Videofilms erreicht.

Auswahl der Medikamente und Vorsichtsmaßnahmen

Es sollten nur Sedativa mit großer therapeutischer Breite ohne Gefahr der Atemdepression eingesetzt werden. In Zweifelsfällen ist die Zusammenarbeit mit dem Kinderarzt oder dem Anästhesisten von Vorteil. Ein Notfallbesteck sollte griffbereit sein. Der Patient ist bei ambulanter Untersuchung darüber aufzuklären, daß er nicht mehr verkehrstüchtig ist und deswegen geeignete Verkehrsmittel u. U. mit Begleitung zu wählen hat.

Sedierungsrichtlinien für ECochG, BERA und MLRA in Abhängigkeit vom Lebensalter

Die Angaben in der nachfolgenden Übersicht basieren auf eigenen Erfahrungen, wie sie in langjähriger Arbeit gesammelt wurden. Sie erheben keinen Anspruch auf Vollständigkeit, stellen auch keine hundertprozentige Erfolgsgarantie dar, haben sich jedoch in den allermeisten Fällen bewährt. Eine Untersuchung in Narkose ist unserer Ansicht nach nur in sehr wenigen Fällen, z. B. zur Durchführung einer ECochG bei Neugeborenen und Kleinkindern, erforderlich.

Vorschläge zur Sedierung im Rahmen von ERA-Untersuchungen

Neugeborene:	• postprandialer Spontanschlaf,
	• Atosil-Tropfen (Dosierung 1 Trpf/kg KG), + Chloralhydrat in der Rectiole;
Säuglinge:	• wie Neugeborene,
	• evtl. Chloralhydrat durch Luminalette 0,1 ersetzen,
	• bei Bedarf Luminal i.m. 100 mg;
Kleinkinder:	• Diazepam Rectiole 5–10 mg + Atosil-Tropfen wie oben,
	• Dormicum-Saft 0,2 mg/kg KG (Gefahr der Atemdepression!);
Schulkinder:	• Rohypnol oral 1–2 mg,
	• Diazepam Rectiole 10 mg;
Jugendliche, Erwachsene:	• Rohypnol oral 2–4 mg.

Grundsätzlich ungeeignet ist Ketanest in alleiniger Verabreichung, da es unwillkürliche Muskelkontraktionen und damit Artefakte erzeugt.

Anhang F: Technischer Störungsbeistand

Das primäre Ziel des Anwenders der ERA-Methoden besteht darin, Störungen in der Funktion des Gehörs seines Patienten aufzuklären. Eine eindeutige Diagnose setzt eine einwandfrei arbeitende Apparatur und die Abwesenheit externer Störungen voraus. Sind diese Voraussetzungen nicht erfüllt, so können unerwartete oder mehrdeutige Meßergebnisse auftreten. Sie zwingen den Anwender dazu, sich auf die Suche nach Störungen im Meßsystem zu begeben. Diese können sich, da das Meßsignal sehr schwach und seine Empfindlichkeit daher groß ist, auch dann auswirken, wenn kein handfester technischer Defekt vorliegt.

Externe Störsignale sind gekennzeichnet durch große Amplituden im Eingangssignal, die u. U. auch durch die Mittelung nicht in der gewohnten Weise abgeschwächt werden. Sie lassen sich von solchen Signalanteilen, die von starken myogenen oder neurogenen Aktivitäten des Patienten verursacht werden, nicht immer eindeutig unterscheiden. Stellt sich der Untersucher die Frage, zu welchem Anteil das Meßsignal aus physiologischen Signalen besteht, so kann er dies auf einfache Weise überprüfen, indem er den Patienten auffordert, die Zähne fest aufeinanderzubeißen. Auch bei unruhigem EEG muß die damit verbundene Aktivität der Kaumuskulatur die Gesamtamplitude deutlich erhöhen. Bleibt dieser Effekt aus und liegen dennoch große Signalamplituden vor, so sind externe Störungen dominant oder sogar ausschließlich vorhanden.

Die Natur und Herkunft externer Störungen läßt sich oftmals durch genaue Beobachtung von Zeitpunkt und Dauer ihres Auftretens eingrenzen. Besteht zwischen dem Auftreten von Störsignalen und der Tageszeit oder anderen Ereignissen ein zeitlicher oder ursächlicher Zusammenhang, so ist die Störquelle leicht zu identifizieren. Treten die Störungen unsystematisch oder gar ständig auf, so sollte geprüft werden, ob die ERA-Apparatur oder Teile davon (z. B. Netzteil, Bildschirm, Drucker) als Verursacher in Frage kommen. Störsignale, die im Verlauf des Mittelungsprozesses nicht nennenswert an Amplitude verlieren, sind möglicherweise mit der Reizgebung synchronisiert und können mit hoher Wahrscheinlichkeit auf eine Ursache in der Meßapparatur zurückgeführt werden. Zur Abgrenzung gegen asynchrone, externe Störungen kann die Reizrate variiert oder die Reizfolge randomisiert werden.

Einfacher und schneller als durch die Messung an einem Patienten oder Probanden lassen sich Störungen mit Hilfe eines Widerstandsnetzwerks, das an die Elektrodenklemmen angeschlossen wird, oder eines mit physiologischer Kochsalzlösung gefüllten Gefäßes, in welches die Elektroden getaucht werden, ausfindig machen. Die folgenden Gesichtspunkte sollten bei der Störsignalbekämpfung und grundsätzlich bei der Auswahl und Vorbereitung des Meßplatzes berücksichtigt werden:

- Sämtliche nicht für die ERA-Messung benötigten elektrisch betriebenen Geräte abschalten oder entfernen.
- Den EEG-Verstärker möglichst nah am Patienten und möglichst weit vom Gerät plazieren.
- Abgeschirmte Elektrodenleitungen verwenden; wenn dies nicht möglich ist: die nicht abgeschirmten Leitungen so kurz wie möglich halten.
- Die Elektrodenleitungen möglichst parallel verlegen, so daß sich keine Schleifen bilden.
- Für möglichst *gleichmäßige* (und nicht nur möglichst *niedrige*) Elektrodenimpedanzen sorgen.
- Patient und Verstärker in einem elektrisch und magnetisch abgeschirmten Raum unterbringen.

Wenn der Einfluß externer Störungen ausgeschlossen werden kann und die Situation eintritt, daß trotz offensichtlich normalen Ablaufes der Messung die vom Untersucher erwarteten AEP nicht sichtbar werden, so können hierfür Fehler in Reizgebung, Signalerfassung oder Gerätebedienung verantwortlich sein. Zur Klärung dieser Frage trägt das in Abb. 1 wiedergegebene Flußdiagramm bei. Darüber hinaus kann es bei der Entscheidung behilflich sein, ob ein selbst zu behebender Trivialfehler vorliegt oder ob der technische Kundendienst hinzugezogen werden muß.

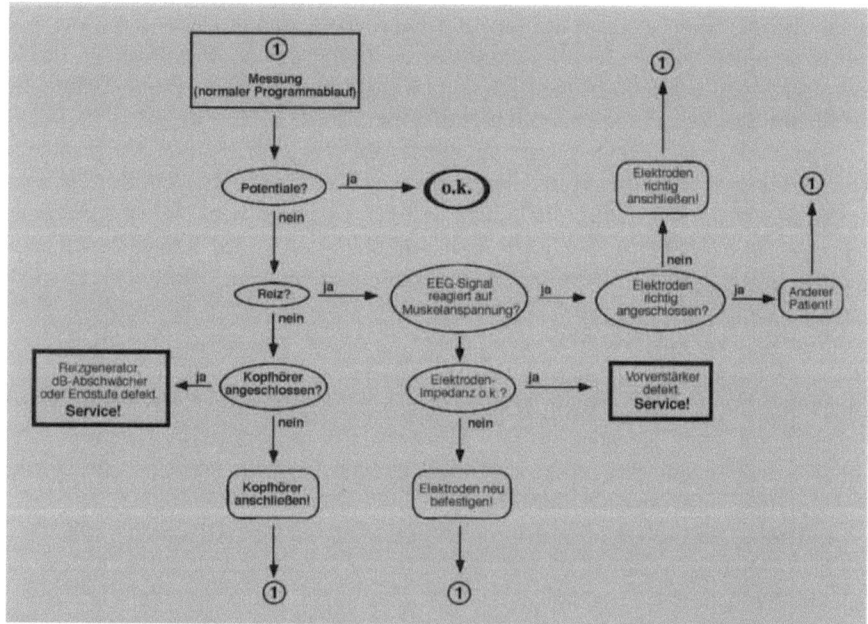

Abb. 1. Flußdiagramm für die Einkreisung möglicher Fehler bei der Messung von AEP

Sachverzeichnis

3-dB-Punkte 36
40-Hz-Methode 55 f., 116
Ableitung, kontralateral 51 f.
–, quasisimultan 74
Abschirmung 48
Abschwächer (dB-Teiler) 25, 27
Abtastfrequenz 38
Abtastintervall 37
Abtastrate 38
Abtasttheorem 38
Adaptation 54 f.
A/D-Wandler (Analog/Digitalwandler) 37 f.
ADC (analog to digital converter) 37 f.
AEP (akustisch evozierte Potentiale) 3, 5, 100
Aktinfilament 10
Aktionspotential 12 ff.
Aktomyosinfilamentskelett 7, 9
Akustikusneurinom (AN) 89, 96, 145 ff., 156, 164 ff., 169 ff., 173
Alkoholeinfluß 112
Amplitude 81 f., 84, 93
Amplituden-Latenz-Kennlinie 171
Amplitudendifferenz 89
Amplitudenhistogramm 64
Amplitudenkennlinie(n) 84, 90 ff., 123, 135 f., 145, 171 f.
Amplitudenminderung 146
Amplitudenverhältnis 145
AN s. Akustikusneurinom
Analog/Digitalwandler s. A/D-Wandler
AP (action potential) 105
Artefakt 39
Artefaktunterdrückung 39 f., 61
Assoziationsfeld 8, 117, 133
Audiometriekopfhörer 30
Auswertung 73 ff.
Axon 12

BAEP (brainstem auditory evoked potentials) 99, 107
Bandpaßfilter 36 f.
Basilarmembran 6, 9, 103 f., 125
Begutachtung 119
BERA (brainstem electric response audiometry) 3, 17, 108, 126, 133

Bestandspotential 8
Biorauschen 45
Blopp 25 f.
Burst 25

CAEP (cortical auditory evoked potentials) 99, 117
CAP (compound action potential) 13, 99, 105
CERA (cortical electric response audiometry) 3, 17, 132
Chirpreiz 25, 27
Clickreiz 25
CM (cochlear microphonics) 10, 58, 99, 101 ff.
CMRR (common mode rejection ratio) 35
CNV (contingent negative variation) 99, 117
cochlear microphonics s. CM
Colliculus inferior 7, 108
Corpus geniculatum mediale 7
CT (Computertomographie) 145, 148, 151 f., 172

dB HL (hearing level) 28
dB nHL (normalized hearing level) 28
dB SPL (sound pressure level) 28
dB-Teiler (Abschwächer) 25, 27
Dekompression, neurovaskulär 156
Dendrit 12
Depolarisation 10, 12
derived responses 53 f.
Desynchronisation 154
Dezibel 28
Diabetes mellitus 112
Differentialdiagnose 164
Differenzverstärker 31
Digitalfilter 70, 76
Dipol 16
Dipolquellenmodell 13
Dispersion 15
Dreipunktglättung 70
Druckpuls 83
Druckreiz 27
Ductus cochlearis 5 f.
– endolymphaticus 5
Durchblutungsstörung 144
Durchlaßbereich 36 f.

Eckfrequenz 36
ECochG (Elektrokochleographie) 17, 30, 48, 58, 99, 101, 129, 139, 147, 152, 156 f., 166 f.
EEG (Elektroenzephalogramm) 13, 19
- Abschnitt 39, 41
- Mittelung 40 ff.
- -, gewichtet 42
- Rauschen 66
Effektivität 148, 151, 164, 173
Eigenrauschen 35
Elektrode 30, 32
Elektroenzephalogramm s. EEG
Elektrokochleographie s. ECochG
Elektrolytpaste 30
Endolymphe 5, 7 ff.
Epilepsie 112
EPSP (exzitatorische postsynaptische Potentiale) 12, 19
ERA (electric response audiometry) 1 ff., 192
ERA-Empfehlungen 192 ff.
Ermüdung 55

FAEP (frühe akustisch evozierte Potentiale) 3, 13, 17, 99, 107 f., 133
- Generator 108
Faraday-Käfig 48
Fazialisparese 153, 172
Fernfeldpotential 5
Fernfeldtechnik 13
FFR (frequency following responses) 53
Filter 36, 83
-, adaptiv 71
Filterung 57
-, digital 76
FIR-Filter (finite impulse response) 70
Flankensteilheit 36 ff., 83
Fowler-Test 151
frequency following responses (FFR) 53
Frequenzfolgepotential 53
Frequenzselektivität 10, 52, 54
Frequenzspektrum 21, 25
Frequenzspezifität 52 ff., 111, 114, 117, 124, 128, 133, 160 ff.
Früherfassung 130

GABA (Gamma-Amino-Buttersäure, gamma-aminobutyric acid) 12
Ganglienzellverlust 173
Gefäßmißbildung 173
Gehörgangselektrode 33, 48
Gehörknöchelchen 5
Glättung 70
Gleichtaktsignal 34 f.
Gleichtaktunterdrückung 31, 35
Gliazelle 16

Glycerol 140, 142
Grenzfrequenz 36 f., 76, 83
Grenzwert 145, 148

Haarzelle(n) 8 ff., 90, 103 f., 125
-, äußere 6, 7, 9 f., 90
-, innere 6, 7, 10 f., 90
Habituation 54 f.
hearing level (dB HL) 28
Hirndrucksymptomatik 156
Hirnstammgliom 155
Hirnstammlaufzeit 95 f., 138, 140, 142 ff., 164 ff.
Hirnstammpotential (FAEP) 13, 99, 107
Hirnstammschäden 173
Hirnstammtumor 154
Hirntod 156
Hochpaß 36
Hochpaßfilterung 37, 76 f.
Hochpaßmaskierung 53 f.
Hochtonhörverlust 77, 96, 137, 168
Hochtonschwerhörigkeit 139
Hörbahn 126
-, Reifung 129 f.
Hörgeräteanpassung 163
Hörgeräteauswahl 164
Hörnervenfaser 7
Hörrestigkeit 141
Hörrinde 8
Hörschwelle 74, 80, 122 ff., 132, 160 ff., 172
Hörschwellenbestimmung 112, 121, 129 ff., 159
-, objektiv 119
Hörstörung, neural 88, 96
-, retrokochleär 145
Hörstrahlung 7
Hörsturz 172, 183
Hörverlust 172
-, pantonal 138
Hydrops 139 ff.
-, endolymphatisch 139 ff.

IIR-Filter (infinite impulse response) 70
Impedanz 31 ff., 47 f.
Indikation 183
Innenohr 5
Innenohrschwerhörigkeit (IOS) 88, 89, 91, 93 ff., 135 ff.,165, 169
Input-Output-Function 91
Interaktion, binaural 52
Interpeaklatenz 108 f., 142
Intraoperatives Monitoring s. IOM
IOM (Intraoperatives Monitoring) 156 ff.
Ionenkanäle 9
ipsilateral 33

Sachverzeichnis

IPSP (inhibitorische postsynaptische Potentiale) 12, 19
Ischämie, kochleär 157
–, vertebrobasilär 155
IT5 168 f.
IT51 169

Kalorische Prüfung 151
Kennliniendiagramm 84 ff.
Kerbfilter 36
Kernspintomographie (MRT) 145, 172 ff.
Kleinhirnbrückenwinkel (KHBW) 153, 156
Kleinhirnbrückenwinkeltumor 149
Knochenleitung 51
Knochenschall 49
Kochlea 5, 8
Konfidenzintervall 135
Kontraktion 9 f.0
kontralateral 33
Korrelation 78
Korrelationsanalyse 62
–, zeitlich differentiell 68
Korrelationsfunktion 68, 80
Korrelationskoeffizient 67 f., 75
Kortex 16, 114, 117
–, primär auditorisch 8
Kovarianz 68
Kreuzkorrelationsfunktion 69, 79

LAEP (langsame akustisch evozierte Potentiale) 99
Läsion, retrokochleär 95
Latenz 17, 76 f., 81 ff., 93, 108
Latenzabweichung 93 ff.
Latenzbestimmung 80
Latenzdifferenz 96 f., 164
–, interaural 144 f., 168 f.
Latenzkennlinie 84 ff., 92 f., 135 ff., 145, 170, 172
Latenzverzögerung 167
Lautheitsausgleich 88, 93
Leitzeit 137, 139, 142, 145 ff.

M. Paget 153
MAEP (mittlere akustisch evozierte Potentiale) 17, 99, 114 f., 130 f.
Maskierungsverfahren 53
Mastoid 32 f.
Messung 23
Meßapparatur 23 ff.
Mikrophonpotential s. CM
Mittelohrstörung 88
Mittelung 40 ff.
–, alternierend 66
MLR (middle latency responses) 99, 114
MLRA (middle latency response audiometry) 17
Morbus Menière 139 f., 156
MRT (Kernspintomographie) 145, 148, 151 f., 172 ff.
MS (multiple Sklerose) 91, 153 f., 173
Muskelpotential 46, 114
Mustererkennung 74, 80
Musterkurve 78 f.
Myelinscheide 143, 173
Myogen 19
Myosinfilament 10

Nachverdeckung 54
Nachweiswahrscheinlichkeit 77, 80
Nadelelektrode 30, 48, 101
–, transtympanal 33
Nahfeldpotential 5
Nahfeldtechnik 13
NAP (nerve action potential) 105
Narkose 47, 113, 204
Neuron 12
normalized hearing level (dB nHL) 28
Normalkennlinie 88
Normalkurve 135
Normalwert 82, 185 ff.
Normkennlinien 85
notched noise 54
Nucleus cochlearis 7, 108

OAE (otoakustische Emissionen) 121 f., 126
Oberflächenelektrode 30, 47
Off-Potential 100
Olivenkomplex 11, 108
On-Effekt 117
On-line-Auswertung 61
On-Potential 100

P300 100
p.e.SPL (peak equivalent sound pressure level) 28
Paukentreppe (Scala tympani) 5 f., 10
peak equivalent (p.e.SPL) 28
Pegel 28
Perilymphe 5, 8, 11
Phasenverschiebung 37, 70, 83
Plateau 27
PNG (perstimulatorisches negatives Gleichspannungspotential) 100
Polarität 27
Postaurikularreflex 114
Potential(e) 5
–, myogen 19
–, endogen 100
–, exogen 100
Potentialdifferenz 31
Potentialgenerator 13

Potentialgradient 9
Potentialkette, Abbruch 146, 154
Potentialschwelle 80, 117, 123 f., 132, 160 ff.
Potentialverlust 146, 150, 157
Potentialverzögerung 168
Prä-Stimulus-Intervall 69, 78, 82
Promontorium 33

Quantisierungsrauschen 38

Rampen 27
Rauschen 39, 40
Recruitment 135 f., 141, 148
Referenzkurve 133
Refraktärperiode 13
Reifung 115, 118, 126, 161
Reifungsverzögerung 127 f.
Reizantwortschwelle 80, 172
Reizartefakt 39
Reizpegel 83, 84 f., 88
Reizpolarität 83
Reizrate 83
Reproduzierbarkeit 41, 52, 62, 67 f., 74 f.
response to noise ratio 67, 69
Restrauschen 42, 66, 69, 78, 81 f.
Retikularmembran 8
retrokochleäre Störung 142 ff., 164 ff.
Rezeptorpotential 10 f.
Riskofaktoren 127

Saccotomie 156
Saccus endolymphaticus 5
SAEP (späte akustisch evozierte Potentiale, slow auditory evoked potentials) 3, 17, 99, 117, 131 f.
SAP (Summenaktionspotential) 58, 99 ff., 105 ff., 140, 152
Scala tympani (Paukentreppe) 5 f., 10
– vestibuli 5, 10
Schädel-Hirn-Trauma 156
Schalleitungsschwerhörigkeit (SLSH) 88 f., 91, 93 f., 121, 135
Schallempfindungsschwerhörigkeit 121, 135
Schlafspindeln 20
Schneckengang 5 f.
Schnürringe 15
Schwellenbestimmung 76 f., 80, 123
Schwerhörigkeit, kochleär 121, 135
–, neural 121, 142
–, retrokochleär 121 f., 142 f.
–, zentral 121, 142
Schwindel 150
Screeningverfahren 126, 150 ff.
Sedierung 46 f., 111 f., 129, 133, 162, 204
Seitendifferenz 144, 168 ff., 172

Seitenvergleich 169
Sensitivität 133, 148, 151, 164 f., 172 f.
SFAEP (sehr früh akustisch evozierte Potentiale) 17, 99, 101
Signal/Rausch-Verhältnis 40 f., 45, 75
Signifikanz 64
single point method 67
SISI-Test 151
Skala media 8
SMLR (superposed middle latency response audiometry) 55, 116
Sogpuls 83
Sogreiz 27
sound pressure level (dB SPL) 28
substained potential 100, 103, 116
SP (Summationspotential) 58, 99 ff., 104, 106, 140
SP/SAP-Verhältnis 139 f., 142, 156
Sperrbereich 36
Spezifität 148, 151 f., 164 f., 172 f.
Spontanaktivität 14
SSAEP (sehr späte akustisch evozierte Potentiale) 99 f.
Standardabweichung 82
Standardfehler 82
Stapediusreflex 121, 148, 151
steady state response 56
Stenvers-Aufnahme 151
Stereozilien 6, 8 ff.
Stoffwechselkrankheit 112
Störbefreiung 40
Störsignal 19, 34
Störung, neural 94 f.
–, retrokochleär 89, 93, 96
–, sensorisch 95
Stria vascularis 5, 8
Stützzellen 7
Summationspotential s. SP
Summenaktionspotential s. SAP
Sweep 39
Synapsen 7, 12
Synchronisation 14 f., 106
Synchronisationspotential 105
Synchronisationsverlust 143

Teilmittelwert 74 f.
Teilmittelwertkurve 41 f., 62, 69
Tektorialmembran 6
Temporallappen 8
Temporoparietalregion 117
Thalamus 114
Tiefpaßfilter 36 f.
Tieftonbereich 53, 130, 142
Tieftonhörverlust 96, 139
Tinnitus 150, 172
Tonaudiogramm, objektiv 132

Sachverzeichnis

Tonburst 27
Tonimpuls 25, 52
Tonpulsserie 54
Topodiagnostik 2, 17, 121, 133, 164, 183
Trägerfrequenz 27
Transduktion, mechanoelektrisch 9
–, elektromechanisch 10
Transmitter 11
Trapezreiz 27
Trigeminusneuralgie 172
Trommelfellelektrode 33
TTS (temporary threshold shift) 10
Tumor 173 f.
Tumorresektion 174

Übergangswiderstand 47
Überhören 49 f.
Übertragungsfunktion 36
Übervertäubung 51

Vaskulopathie 173
Verarbeitungspotential 99
Verstärker 34
Verstärkungsfaktor 35
Vertäubung 49 ff.
Vertex 32 f.
Vigilanz 46, 111, 117, 133, 161
Vorzeichenmittelung 63 ff., 78
Vorzeichentest, digital 63

Wanderwelle 9 f., 14
Wandler, elektroakustisch 25, 29

Zeitfenster 38
Zeitnullpunkt 83
Zytoplasma 8

MIX
Papier aus verantwortungsvollen Quellen
Paper from responsible sources
FSC® C105338

If you have any concerns about our products,
you can contact us on
ProductSafety@springernature.com

In case Publisher is established outside the EU,
the EU authorized representative is:
**Springer Nature Customer Service Center GmbH
Europaplatz 3, 69115 Heidelberg, Germany**

Printed by Libri Plureos GmbH
in Hamburg, Germany